나 죽을 병에 걸린 건가?!

Am I Dying?!

이 책의 편집 위원들

앤카 디누 아스카나스 (의학박사)
　　－ 류머티스학

벤자민 레브월(의학박사 , M.S.)
　　－ 소화기내과

에이미 앳커슨(의학박사)
　　－ 호흡기내과 및 수면의학과

제이슨 A. 모츠(의학박사 , F.A.C.S.)
　　－ 이비인후과

린지 보돈(의학박사 , F.A.A.D.)
　　－ 피부학과

니콜라스 모리세이(의학박사 , F.A.C.S.)
　　－ 심혈관계 수술전문의

알렌 첸(의학박사 , M.P.H., F.A.A.P.M.R.)
　　－ 재활의학과

티모시 린츠(의학박사, F.A.C.O.G)
　　－ 산부인과

브라이언 J. 원(의학박사)
　　－ 안과

나 죽을 병에 걸린 건가?!

증상을 하나하나 설명하고 대처법까지 알려주는 완벽한 의학 가이드

크리스토퍼 켈리 (의학박사)
마크 아이젠버그 (의학박사) 지음
최세민 옮김

에포케

이 책을 레아, 벡스, 블레어, 브라이스에게 바친다.
이들 덕분에 나는 "내가 죽을병에 걸린 건가?"라고 고민해본 적이 없다.

— 크리스토퍼 켈리

이 책을 어머니 해너, 아버지 앨런, 네 발 달린 친구 맥스에게 바친다.
이들의 끝없는 사랑과 지원 덕분에 나는 항상 감사한 삶을 살고 있다.

— 마크 아이젠버그

편집자의 말

요즘은 코로나-19로 인해 사회적 거리가 일상화 되고 외부활동이 제약을 받으면서 가슴이 답답해지고, 언제 어디서 코로나에 감염될지 몰라 심리적 불안이 큽니다. 마스크를 안 쓰면 밖에도 못 나가는 세상입니다. 평소에도 건강에 관심이 많던 우리들은 코로나 때문에 건강 염려증이 더 증폭되었습니다. 누구나 건강에 대해서 항상 관심을 갖고 유지 관리에 힘쓰는 것은 어쩌면 당연한 일인지 모릅니다. 특히 건강에 대한 한국인들의 염려는 참 유별난 것 같습니다. OECD '건강통계 보고서'를 보면 한국인들이 자신의 건강 상태가 양호하다고 생각하는 비율이 32.5%인데 이는 OECD평균 수치인 67.5%에 비해 상당히 낮은 수치입니다, 이는 역으로 한국인들의 건강 염려증이 다른 나라에 비해 상대적으로 심하다는 방증으로 볼 수도 있습니다. 왜 그럴까요? 야외 곳곳에 운동 시설이 설치되어 있어 체력단련도 많이 하고, 몸에 좋다는 것은 무엇이든 먹고, 주말이면 야외로 힐링하기 위해 고속도로가 꽉 차고, 경치 좋은 곳이라면 인파로 넘쳐나는데, 왜 자신의 건강 상태가 나쁘다고 생각하는 걸까요? 스트레스가 많기 때문에? 가족이나 주변에 건강이 안 좋은 사람들이 많아서? 물론 나이가 들면 아픈 데가 많고 불안감이 생기겠지만 유독 한국인이 더 많은 걱정을 하는 이유는 아무래도 설명이 안 되는 것 같습니다. 현대의학의 발전에 따라 미디어에서 지나치게 부추겨진 질병에 대한 공포가 그런 원인을 일으켰을 수도 있습니다. 건강에 대한 걱정은 어느 정도 필요하겠지만 과하면 병이 됩니다. 특별히 심각한 질병도 아닌데 어디가 좀 불편하면 덜컥 불안해합니다. 조금만 이상해도 인터넷 등에서 긁어모은 지식의 조각들을 끼워 맞춰 스스로를 진단하고 바로 병원부터 갑니다. 1차 병원에서 별 이상이 없다는데 '정말 괜찮은 걸까?'하는 생각으로 의심을 거두지 못합니다. 이쯤 되면 일종의 강박 장애라고 볼 수 있습니다.아프고 불안하다고 해서 무조건 약을 먹고 병원에 가는 것만이 능사는 아닐 것입니다. 어디가 어떻게 아픈지 정확하게 알아야하고 무분별한 약의 복용으로 인한 부작용도 생각해야 합니다. 이 모든 원인은 내가 아플 때 어떤 선택을 해야 하는지 모르기 때문일 것입니다.

〈나 죽을병에 걸린 건가?!〉는 이런 염려증을 해결하는 실질적인 안내서입니다. 아플 때 무엇을 해야 하고, 어떤 처방을 받아야하는 지, 병원에 가야할지 말아야 할지 또는 응급실로 가야할지에 대한 정보를 실효성 있게 제공합니다. 막연한 의심을 갖고 불안해하거나 공포심을 갖지 않아도 됩니다. 여러 증상들에 대해 분야별로 상세하게 설명한 〈나 죽을병에 걸린 건가?!〉는 서가에 꽂아 두고 필요할 때 꺼내보는 좋은 필독서가 될 것입니다.

정영국

목차

제1장 머리와 목

제2장 가슴, 등 그리고 허리

제3장 복부

제4장 여성만의 부위

프롤로그

진료를 하다 보면 환자들이 의사에게 간절한 답을 원하는 질문이 있다. 바로 그 질문 때문에 밤에 잠을 못 이루다가, 몇 년 만에 처음으로 상담 예약을 잡았다. 환자들은 전에 없던 이상한 증상을 겪으면 분명 아무 것도 아닐 거라고 넘기면서도 '맙소사, 혹시나 아무 것도 아닌 게 아니면 어쩌지? 진짜 무슨 심각한 병에 걸렸을 때 초기 증상인 거면 어�지? 정말로 그런 일이 나한테 일어난 거면 어쩌지?'하고 안절부절 못하게 된다. 그 질문이란…

"나 죽을 병에 걸린 건가?!"

이 질문을 "나 이러다가 죽는 거야?"라고 바꾼다면 대답은 당연히 "그렇다"이다! 우리는 태어났을 때부터 죽어가고 있고, 우리 모두는 어차피 죽으니까 말이다. 그러니 질문을 이렇게 바꿔보자. "내가 죽을 날짜가 예상보다 빠른 건가?"

천만 다행히도 우리가 살아가면서 겪는 전에 없던 증상들은 대개 별 의미가 없다. 하지만 가끔은 두통이 단순한 두통이 아니라 정말로 생명에 지장이 주는 질환(예: 뇌출혈)이 될 수 있다는 징후이기도 하다. 끔찍한 병일지도 모른다는 가능성이 단 1퍼센트라도 한밤중에 찾아오면 가능성이 98퍼센트쯤으로 높아지는 느낌이다. 이러다 죽을지도 모르겠다 싶은 증상을 무시하고 싶은 사람은 아무도 없다.

여러분은 전에 없던 증상이 느껴진다면 어떻게 반응하겠는가? 허둥지둥하며 이리저리 날뛸 것인가, 찬물을 뒤집어쓴 듯 착 가라앉을 것인가? 조그만 증상을 침소봉대하며 난리법석을 떨겠는가, 아니면 백 퍼센트 냉정하고 이성적으로 대처하겠는가? 이 책에서는 사람들이 가장 흔히 겪는 증상을 소개하고, 아무 것도 아니니 맥주 한 잔 마시고 푹 쉬게 하거나, 병원에 전화를 걸어 진료 예약을 하게 하거나, 당장 구급차를 불러야만 할 위급한 상황에 처했을 경우 어떻게 대처해야 하는지 그 단계를 제시하고 있다.

물론 요즘 같은 세상에선 구글에다 증상을 검색해 볼 수도 있다. 지금 당장 해보시기 바란다. 어떤가? 아니… '코 막힘'이라고 검색했더니 암에 걸렸다는 징후라고…? 세상에나. 삼가 애도의 뜻을 전합니다. (아참, 그런데 구글 선생님은 어느 의대를 나오셨는지요?)

대부분 사이트는 검색해 들어온 사람들에게 의도적으로 증상을 과장해서 겁을 준다. 그래야 그 사람들이 불안에 떨며 사이트 여기저기를 계속 클릭해서 조회수를 높여주거나 '기적의 치료법' 따위에 큰돈을 갖다 바치기 때문이다. 하지만 이 책에서는 사실을 그대로를 말하고 있다. 이 책에서 우리가 제시하는 조언은 의사로서 가족이나 친척에게 말해주는 조언과 똑같다. 여러분이 느끼는 증상은 대개 별 것 아닌 것 일수 있으며 안심하고 넘겨 버려도 되는 경우가 많다.

물론 여러분이 느끼는 모든 증상을 일일이 열거하고 묘사하기란 불가능하다. 이 책을 뒤져봐도 여러분이 느끼는 증상을 속 시원히 설명한 대목이 없을 수도 있다. 의심스러우면 병원을 찾는 것이 좋다. 또한 따로 명시하지는 않았지만, 우리는 이 책을 읽는 독자가 전반적으로 건강한 성인이며 지금 겪는 증상과 직접 관련된 질환이 없고, 그런 질환에 대한 치료를 받은 적이 없는 사람으로 가정했다. 2주일 전에 심장수술을 받았는데 지금 가슴에 심한 통증을 느낀다면 이 책을 뒤적거릴 게 아니라 당장 병원에 연락해야 한다! 이 책이 책임질 일이 아니다! 지금 열두 살인데 조숙한 편이라 이 책을 읽고 있다고? 그럼 이 책이 어린이나 사춘기 청소년을 대상으로 하지는 않았다는 점을 염두에 두기 바란다. 마지막으로, 이 책에서 추천하는 약품에 알레르기가 있다면 절대 복용해선 안 된다! (GPS대로 갔는데 막다른 골목이라면, 벽을 들이받고 돌파할 게 아니라 돌아서 나와야 하지 않겠는가?)

이 책에 수록된 조언이 여러분에게 유용하고 도움이 되는 (또는 불안감을 가라앉힐 수 있는) 정보가 되기를 바란다.

제1장
머리와 목

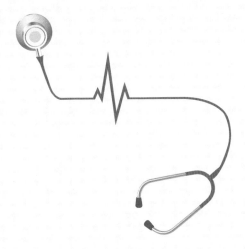

두통이 있다

―――――

두통은 대부분 사람들이 겪는다. 유난히 길고 힘든 한 주를 보낸 금요일에 찾아오는, 머리가 욱신거리는 고통. 커피를 마셔도 더 이상 도움이 되지 않고, 사방의 벽이 죄어들어오는 듯하고, 당장이라도 가까운 책상 밑에 기어들어가고 싶다. 그 주 내내 '대체 이보다 힘든 한 주가 있을까?'라고 생각했는데, 두통이 '응, 있어. 지금이야."라고 대답하는 격이다.

하지만 이렇게 익숙하기까지 한 두통이 우려했던 대로 다른 질병, 그것도 아주 심각한 사태로 발전한다면? 이러다 언젠가 동맥류가 터져버리는 거 아냐?' 했던 생각이 진짜 현실이 되어버린다면?

공포에 휩싸이기 전에 일단 마음을 가라앉히고 사실을 따져보자. 두통이 너무 심해서 응급실에 가는 사람들이 꽤 있다. 실제로 응급실 환자 50명 중 1명은 두통 때문이다. 게다가 이 사람들 대부분은 생명에 지장이 없다. 그러니 여러분도 마찬가지일 것이다.

하지만 진짜 종양이라면? 때로는 두통이 어떤 질환이나 질병의 근본적인 문제일 수 있고, 심지어는 생명을 위협하는 첫 징후일 수도 있다. 게다가 많은 사람들이 두통이 계속 나는데도 적절한 치료를 받지 않아 불필요하게 고통을 겪고 있다. 그렇다면 이 지끈거리는 머리통을 검사해 봐야 할지 아니면 그대로 둬야 할지를 어떻게 판단할 수 있을까? 다음의 경우에서 살펴 보도록 하자.

당장 병원에 갈 것까진 없다

이마 또는 안면 부위가 욱신거리고, 열이 나고, 콧물이 흐르는 등의 감기 증상이 있다

이는 부비강이 끈적한 점액으로 가득 차고 너무 부어서 점액이 제대로 빠져 나오지가 않는 것이다. 이럴 때는 따뜻한 수증기를 들이마시면 점액이 묽어진다. 과감한 성격이라면 비강 세척용으로 직접 부비강을 씻어내는 방법도 있다. 마지막으로는 의사의 처방에 따라 이부프로펜 같은 소염 진통제와 함께, 슈도에페드린이나 페닐에프린 같은 코 점막 충혈 완화제를 복용하는 방법이 있다. 두통이 갈수록 심해지고 1주일 이상 계속된다면 항생제를 복용해야 할 수도 있으므로, 전문의의 진료를 받아 보는 것이 좋다.

두통과 함께 열이 나고, 온몸이 쑤시고, 근육통이 있고, 목이 따갑다

이런 경우는 독감일 가능성이 있다. 유감스럽지만 독감 백신을 맞아도 독감 감염을 100% 막지는 못한다. 이런 증상들이 하루나 이틀 전부터 시작되었다면 의사에게 오셀타미비르나 타미플루를 처방 받아 복용하면 나아질 수 있다. (시기를 놓치면 약을 복용해도 치료 효과가 떨어진다.) 그 외의 방법으로는 휴식을 취하고, 수분을 많이 섭취하거나, 아세트아미노펜 또는 타이레놀 같은 해열 진통제를 복용하는 것도 좋은 치료법이 될 수 있다.

머리에 가시관을 두른 듯한 두통이 온다

긴장성 두통의 전형적인 증상이다. 긴장성 두통은 가장 흔하면서도 가장 위험한 유형의 두통으로, 그 이름은 두 가지 이유에서 딱 들어맞는다. 하나는 이 두통이 머리에 긴장감이나 압박감 같은 것을 주기 때문이고, 다른 하나는 이 두통이 스트레스와 수면 부족 같은 삶의 긴장을 초래하기 때문에 발생한다. 이런 두통은 너무 자주 발생해서 생활에 지장을 줄 정도가 아니라면 약을 먹거나 할 필요는 없다. 심하면 휴식을 취하면서 아세트아미노펜/타이레놀 같은 해열 진통제를 먹으면 좋아진다.

그 통증은 불편하지만 못 참을 정도는 아니며, 처음에는 약하다가 서서히 심해졌고, 다른 증상은 딱히 없다

특별한 패턴을 따르지는 않지만 우려할 만한 특징이 없는 두통이다. 이런 경우는 진통제와 함께 큰 잔에 물을 가득 따라서 마시고, 조용한 방에 누워서 휴식한다. 출근해야 한다면 최소한 한 시간 또는 두 시간 전에 약을 먹는다. 두통은 얼마 안 가 가실 것이다. 통증이 더 심해지거나 두통이 더 자주 온다면 아래 소개한 방법을 참고하기 바란다.

이럴 때 병원에 가야 한다

과거에 이런 적이 없을 정도로 두통이 자주 또는 심하게 올 때

스트레스가 심하거나, 잠을 제대로 못 이루거나, 카페인 섭취량을 갑자기 줄이면 이전에는 두통이 없던 사람도 두통이 생길 수 있다. 하지만 이렇다 할 이유가 없는데도 두통이 자주 또는 심하게 온다면 병원에 가야 한다. 두통의 유형에 따라서 검사를 몇 가지 받아야 할 수도 있다. 50세 이상이거나 HIV(인체면역 결핍 바이러스) 감염 또는 암에 대한 화학요법으로 인해 면역력이 약해진 사람이라면 심각한 문제가 생겼을 가능성이 더 높다.

편두통이 심하다

때때로 구역질과 함께 서서히 두통이 오기도 하고 빛과 소리에 민감해 진다.

이런 패턴은 전형적인 편두통이다. 몹시 괴롭지만 대개 위험하지는 않다. 편두통은 남성보다 여성에게 흔하며 20대나 30대에 시작되는 경우가 많다. 통증은 대개 머리 한쪽에만 생긴다(항상 그렇지는 않다). 편두통은 스트레스, 배고픔, 강한 냄새, 심지어 나쁜 날씨에 이르기까지 특정한 계기에 반응해서 발생하곤 한다. 어떤 사람들은 편두통 직전에 일종의 '기운'을 느낀다.

즉, 강한 냄새를 맡거나 번쩍거리는 불빛을 보면 곧 편두통이 시작된다는 일종의 경고음으로 받아들이는 것이다.

이런 두통이 있다면 병원을 찾아 편두통인지 진단을 받고 알맞은 약을 처방 받는 것이 좋다. 일반적인 편두통은 아세트아미노펜/타이레놀이나 이부프로펜/애드빌 등의 해열 진통제만으로 치료가 된다. 중요한 것은 편두통 (또는 그 '기운')이 시작되자마자 약을 복용해야 한다는 것이다. 그렇지 않으면 효과가 떨어진다. 편두통이 자주 찾아오거나 통증이 심하면 '수마트립탄'같은 약이 필요하다. 편두통이 너무 잦다면 단순히 통증을 치료하는 것보다는 전문의와의 상담을 통해 편두통을 예방해 주는 약을 복용하는 편이 좋다.

주기적으로 누군가가 눈에 못을 대고 망치로 박는 것처럼 아프다. 통증을 느끼는 것은 물론이고 눈이 충혈되고 부어 오르며, 코는 꽉 막히거나 콧물이 흐르고, 이마는 뜨겁고 땀이 난다(군발성 두통)

이렇게 지독한 증상의 집합체는 군발성 두통 혹은 '떼두통'이라고 하며, 견뎌내기가 너무나 힘들어 자살을 시도하는 환자도 있다.(농담이 아니다.) 일정한 주기를 두고 발생하며 하루에 여러 번 찾아오기도 한다. 군발성 두통은 절대 혼자만 끙끙 앓아서는 안 된다. 당장 병원에 가야 한다. 의사에게 군발성 두통이 있다고 호소하면 종양이 있는지 뇌 정밀검사를 해보자고 할 수도 있다. 이런 증상들은 종양이 있다는 의미일 수도 있어서다.

50세가 넘었고, 머리를 빗으면 두피가 아프고, 음식을 몇 분 정도 씹고 나면 턱이 아릿하다

이런 증상은 관자동맥염(측두동맥염)일 수 있다. 얼굴 한쪽의 동맥에 질환이 생겨 좁아진 것이다. 두통이 생기고, 두피가 민감해지며, 음식을 씹은 후에 턱에 피로가 느껴지고, 시력이 변하거나 나빠진다. 빨리 진단을 받고 치료하지 않으면 시력을 완전히 잃을 수 있다. 가능한 한 빨리 병원에 가서 의사에게 진찰을 받아야 한다.

응급실에 갈 것

말하는 것도 어눌해지고, 팔, 다리, 또는 얼굴 한쪽이 힘이 빠지거나 마비가 온다(뇌졸중)

이런 증상은 갑자기 뇌에 혈액이 공급되지 않아서 생기는 뇌졸중일 수 있다. 지금 당장 병원으로 가야 한다. "시간은 돈이다"라는 말이 있지만, 의료계에서는 뇌졸중을 두고 "시간은 뇌다"라고 말한다. 뇌졸중임을 알고 늦기 전에 병원을 찾는다면 병원에서 응급 진료를 통해 뇌로 가는 혈류를 개선시켜 줄 것이다. (아직도 이 책을 붙잡고 앉아 있으신가? 당장 내려놓고 병원으로 가시라!)

몸을 가누지 못할 정도로 피로하고 내 정신이 아닌 것 같다

두통이 있으면서 머릿속이 혼란스럽거나, 지나칠 정도로 잠이

쏟아지거나, 인성이 변할 정도로 괴롭다면 바이러스 감염, 종양, 또는 출혈 때문에 뇌 쪽의 혈압이 높아진 것이 원인일 수 있다. 원인이 뭐든 응급실에 가야 한다.(반면에 지극히 정상적인 이유에서 졸리는 것뿐이고 두통이 있다면, 긴장성 두통일 수 있다. 이 경우에는 크게 걱정할 것이 없다.)

열이 많이 나고 목도 뻐근하면서 아프다(뇌막염)

뇌막염은 뇌 주변이 감염된 질환으로 고열, 두통, 목이 뻣뻣해지거나 아픈 증상을 동반한다. 밝은 빛에 민감해지는 사람도 있다. 조속히 항생제 치료를 받지 않으면 발작이 일어나고 혼수상태나 사망에 이르기도 한다. 또한 전염성이 강하기 때문에, 응급실로 가는 구급차 안에서 가족에게 걱정 말라는 입맞춤은 안 하는 게 좋다.

두통이 순식간에 격해진다

두통이 생기고 단 몇 분 만에 극심하게 통증이 심해지는 경우를 벼락두통이라고 한다. 뇌출혈 같은, 급속히 진행되는 질환이 있다는 징조일 때가 많다. 얼른 응급실로 가서 뇌 검사를 받아야 한다.

머리를 호되게 부딪혔다(뇌진탕)

머리를 어디에 부딪히거나 머리에 상처를 입은 후 두통이 악화된다면 뇌진탕, 또는 뇌출혈처럼 생명이 위험한 상황일 수도 있다. 머리 부상에 대해서는 머리 부상(66페이지) 편을 참조할 것.

운동을 하는데 두통이 시작되었다

헬스클럽에서 사람들한테 멋지게 보이려고 기를 쓰다가 갑자기 누가 머리에 송곳을 찌른 것 같은 두통이 왔다면, 힘을 너무 주는 바람에 머리나 목에 있는 혈관이 파열되었을 가능성이 있다. 주로 하는 운동이 중간 광고 나오는 시간에 화장실에 잽싸게 뛰어갔다 오는 정도이거나, 트레드밀(런닝머신)에서 가볍게 뛰는 정도의 약한 운동을 하다가도 이런 두통이 생길 수 있다. 뇌 주위의 혈관이 잘못되면 생명과 직결될 수 있으니 당장 응급실로 달려가 정밀 진단을 받아봐야 한다.

성관계 도중이나 관계를 마친 후에 두통이 왔다

성관계를 하는 도중에 전에 없이 뭔가가 폭발하듯 극심한 두통이 느껴진다면 상대에게 정중히 다음을 기약하고, 재빨리 옷을 주워 입은 다음 응급실로 달려가야 한다. 운동과 마찬가지로 성관계 역시 뇌 혈관을 터뜨릴 수 있고 그 결과 극심한 통증이 갑자기 시작된다. 이렇게 극심하지는 않더라도 성관계를 하면 종종 가벼운 두통이 시작되어 절정에 가까워질수록 조금씩 심해진다면, 관계를 중단하고 응급실로 갈 것까지는 없다. 하지만 이런 증상은 종양이나 여타 질환을 의미할 수 있으므로, 며칠 내로 병원에 가서 뇌 검사를 받아보는 편이 좋다.

한쪽 눈이나 양쪽 눈의 시야가 흐릿해진다(녹내장)

두통과 흐릿해지는 시야를 유발하는 심각한 질환은 여러 가지가 있으며, 모두 절대 그냥 넘겨서는 안 된다. 뇌 주변의 압력이 커지면 눈과 연결된 신경이 눌리게 되어 시야가 흐려진다. 앞에서도 말했지만 눈과 두개골에 혈액을 공급하는 동맥이 막히면 시야가 흐릿해지고, 두통이 생기며, 두피가 민감해지고(그래서 머리를 빗으면 두피가 아프다), 뭔가를 씹으면 턱이 피로해진다. 눈 안의 체액 순환에 문제가 생기는 급성 녹내장이 있으면 시야가 흐릿해지고, 눈이 충혈되며, 심한 두통이 온다. 드물지만 편두통이 오기 전이나 발생하는 동안에도 앞이 잘 안 보이기도 한다. 하지만 이전에는 편두통이 없었다면, 두통과 함께 시야가 흐려지는 증상이 있을 경우 즉시 병원에서 검사를 받아봐야 한다.

뚜렷한 이유 없이, 집 안의 다른 사람들도 두통을 느낀다

일산화탄소 탐지기의 배터리를 때맞춰 교체했는가? 창문을 열고 얼른 집 밖으로 나간다. 일산화탄소는 냄새도 나지 않고 자극도 없고 보이지 않아 조용하고 무서운 살인자로 불린다. 집 안의 가스 보일러 관에서 새어 나오기도 하고, 차고 문을 닫고 차 시동을 켜 두면 차고에서 집으로 들어오기도 하고, 벽난로에 불을 피우고 창문을 열어놓지 않은 경우에도 집 안을 가득 채울 수 있다. 일산화탄소에 중독되면 두통, 혼돈, 메스꺼움, 호흡 곤란이 발생하고 사망에 이르기도 한다. 충분한 산소를 들이키게 하여 혈액에 녹아 든 일산화탄소를 제거하는 식으로 치료한다. 일산화탄소 중독이 심각하면 특수한 유리관에서 아주 높은 압력의 순수 산소를 호흡하게 해야 한다.

방금 코카인이나 필로폰을 흡입했다

이런 마약을 하면서 건강이 좋아지리라 생각하는 사람이야 아무도 없겠지만, 마약을 하면 뇌졸중과 뇌출혈이 올 위험이 급격히 커진다. 마약을 한 후 두통이 심하게 온다면 당장 병원으로 가야 한다. "마약한 걸 들키면 어쩌지?"라고 망설일 때가 아니다. 그런 것보다 목숨이 훨씬 중요하니까.

피로하다

사람이 매일 24시간 연중무휴로 영화 속 슈퍼맨처럼 살아 갈 수 없다. 인생은 해야 할 일이 많을 뿐만 아니라, 매일 밤 여덟 시간씩 꼬박꼬박 자는 것도 쉬운 일이 아니다. 인성이 사이코패스 같은 데다 배려심이라고는 1도 없는 상사 때문에 야근도 모자라 철야를 하는 날도 있고, 아기가 울음을 그치지 않는 바람에 달래느라 밤을 새는 날도 있으니까.

하지만 별 뚜렷한 이유도 없이, 그리고 잠도 충분히 잔 것 같은데, 항상 피로감을 느낀다면? 몇 년 전에 비해 확실히 피로의 강도가 달라졌다면? 그 피로라는 감각을 정확히 묘사하기는 어렵겠지만, 대개는 '건전지가 닳은 듯'하고, '기진맥진'하며, '힘이 없고', '집중력이 떨어지는' 느낌일 것이다. 종합해서 말하면 내가 내가 아닌 느낌이다. 이런 증상이 반 년 이상 계속된다면 '만성'이라고 할 만하다.(물론 만성 피로를 느낀다고 해서 반드시 '만성피로증후군'이라고 하는 특정 질환으로 이어지는 것은 아니다.)

그냥 지금보다 수면 시간을 늘리고 숙면을 취하는 것으로 해결될 가능성도 있다. 하지만 기운을 쑥쑥 빨아먹는 기저 질환이 있다는 의미일 수도 있다. 그러니 지금부터 숙면을 도와준다는 침대 매트를 살 것인지, 병원에서 정밀 검사를 받아야 할지를 다음의 경우에서 판단해 보자.

당장 병원에 갈 것까진 없다

잠을 충분히 잔다

지금의 수면 시간이 충분하다고 확신하는가? 직장 동료가 하루에 여섯 시간만 자고 버틴다고 해서 여러분도 그럴 수 있다는 보장은 없다. 어떤 사람은 다른 사람들보다 더 오래 자야지 최상의 성과를 낼 수 있다는 연구 결과가 많다. 수면 부족을 벌충하기에 충분한 시간은 1주일 혹은 2주간 휴식이다. 이 정도 기간의 휴가를 다녀왔을 때 피로감이 사라지는 경우는 그저 주중에 잠을 몇 시간 더 자는 것만으로도 만성 피로를 벗어날 수 있다.

체력이 방전되는 느낌이다

혹시 극단적으로 식사량을 줄이는 다이어트를 시작했는가? 해독 주스만 먹는 독한 다이어트인가? 아니면 탄수화물처럼 주요 식품군을 갑자기 전혀 먹지 않는 방식인가? 이런 다이어트를 하면 여러분의 신체가 제 기능을 발휘하는 데 필요한 칼로리를 제대로 섭취하지 못할 수도 있다. 먹는 음식에서 칼로리가 부족하게 되면 몸은 체내에 비축된 영양소를 가지고 칼로리를 소모하게 되는데, 충분한 체중 조절이 된 사람이 다이어트를 하면 체내 비축량이 부족할 수 있다. 섭취 칼로리를 갑자기 줄이는 극단적인 다이어트나, (밤 시간까지 아무 것도 먹지 않는다거나, 하루 굶고 하루 잔뜩 먹는 방식의) 너무 심한 간헐적 단식을 강행하면 에너지 공급이 들쑥날쑥 해지고 부족해지기 십상이다. 체중을 줄이고 싶다면 오래 실천 가능한 방식으로 칼로리를 줄이고(예: 평소보다 10~20% 줄이기), 한 끼에 몰아서 줄이지 말고 하루에 먹는 끼니 전체에 골고루 나누어 줄인다.

규칙적인 운동이 좋다

규칙적으로 운동을 하지 않으면 신체는 에너지를 적게 쓰는 데 익숙해져 버린다. 거의 매일 억지로라도 시간을 내어 하루에 30분씩 빨리 걷거나 조깅을 하는 것이 좋다(1주일에 최소 5일이 이상적이다).

술이 인생의 유일한 낙일 수 없다

술을 마시면 빨리 잠들 수는 있겠지만, 알코올의 진정 효과는 금방 사라지기 때문에 술기운에 잠들면 몇 시간 만에 도로 깨어날 가능성이 높다. 또한 술을 마시면 소변량이 늘어나고 몸 속의 수분이 부족해지므로 한밤중에 깨어나 화장실에 가거나 물을 찾게 된다. 다음날 아침에 숙취를 딱히 느끼지는 못한다 하더라도 몸은 저속 기어 상태이다. 가능하면 술은 한두 잔으로 제한하고, 특별한 날이라도 세 잔을 넘지 않도록 한다.

수면제를 먹고 있다면

수면제는 대개 장기간 작용하므로 하룻밤 내내 잠들 수 있게 도와주지만, 너무 늦은 시간에 복용하면 그 효과가 다음날 아침까지 지속된다. 처음 잠들려고 눕기 직전에 복용하거나, 일어나야 할 시간보다 최소한 여덟 시간 전에 복용하도록 한다. 이제부터는 약 기운을 빌리지 않고 잠들어 보기로 결심했다면, 효과가 단기적인 약을 처방 받는 것도 좋다. 자세한 정보는 '잠깐 조언(44페이지)'을 참조할 것.

지금 복용 중인 약을 먹으면 기운이 죽죽 빠진다.

알레르기 치료를 위해 먹는 항히스타민제, 진통제, 항불안제, 항우울제 다수, 그리고 몇몇 혈압 치료제(특히 베타 차단제)는 피로감을 유발할 수 있다. 최근 체중이 줄어들었다면 약 복용량을 줄일 필요가 있을지 모른다. 하지만 절대 혼자서 약 복용을 중단하거나 복용량을 줄여서는 안 된다. 반드시 의사에게 처방전을 보여주고 상담을 받아야 한다!

이럴 때 병원에 가야 한다

인생이나 앞으로의 전망을 생각하면 우울하다(우울증)

우울증의 증상은 참으로 다양해서, 전반적인 피로감이나 쉽게 화를 냄, 일상적인 활동에 흥미를 잃음, 집중이 잘 되지 않음, 입맛이 없어지거나 체중이 감소함, 성욕이 사라짐, 잠들기가 힘들어 짐 등등이 있다. 오죽하면 슈퍼히어로도 우울증을 갖고 있겠는가.(영화 배트맨도 아주 중증 우울증이죠.) 우울증이 있다 싶으면 병원에 가서 여러 가지 치료 방법을 알아보도록 한다. 우울증을 치료하면 삶의 질이 크게 달라질 수 있다.

가족들이 당신의 코골이에 대해 불평한다

수면 무호흡증은 자는 동안 기도가 주기적으로 차단되기 때문에 발생하는, 비교적 흔한 증상이다. 그 결과 심하게 코를 골고 잠깐 동안이지만 숨을 쉬지 못하게 되므로 몇 초 가량씩 잠에서 깬다. 그러므로 하룻밤에 문자 그대로 수백 번 잠에서 깨지만 다음 날이면 기억을 하지 못한다. 만약 여러분이 코 고는 사람이고, 잠을 푹 자지 못해 아침에 항상 피곤한 상태로 일어나고, 과체중에 50세가 넘었거나, 목이 굵고 고혈압이 있다면, 병원에서 수면 검사를 받아 보기를 권한다. 수면성 무호흡증을 치료하면 수면의 질과 몸의 기력이 크게 높아질 수 있다. 기도로 공기를 불어넣어주는 기능이 있는 마스크를 착용하고 자는 사람도 많다. 과체중이라면 몸무게를 몇 킬로그램 감량하는 것도 증상을 크게 완화시킬 수 있다.

최소한 반 년 전부터 심한 피로감을 느끼고 있으며 활동을 하고 나면 더 심해지고, 하룻밤 푹 자고 나도 피로가 가시지 않는다

만성피로증후군(Chronic Fatigue Syndrome, CFS) 또는 전신성 활동불능질환(Systemic Exertion Intolerance Disease, SEID)은

파악하기도 쉽지 않고 진단도 어렵다.

기력이 현저하게 줄어들었고, 항상 피로를 느끼기 때문에 전반적으로 활동에 어려움이 많으며, 피로감이 반 년 이상 지속되고 있다면 CFS나 SEID를 앓고 있을 가능성이 있다. 때로는 감기나 여타 경미한 감염에 걸린 후 CFS나 SEID가 시작되기도 한다. 어떤 활동을 하고 난 직후 피로감이 악화되고 잠을 자도 피로가 풀리지 않는 경우가 많다.(잠을 자고 나도 개운하지 않다.) 그 외에도 주의력이 떨어지고, 앉았다가 일어서면 머리가 핑 돌고, 두통을 비롯하여 근육이나 관절에 통증이 느껴지기도 한다.

만약 여러분의 담당 의사가 여러분에게 만성피로증후군일 가능성이 있다고 판단하면 먼저 피로감을 느끼게 하는 다른 원인이 없는지를 파악하기 위해 검사를 할 것이다. 설문지를 읽고 네모 칸에 체크를 해서 진단이 확정되면, 대화요법과 운동을 병행하는 것으로 삶의 질이 훨씬 향상될 것이다.

체중이 늘고 변비가 생겼으며 한여름인데도 항상 추위를 느낀다

몸의 신진대사를 조절하는 갑상선 기능이 저하되었을 가능성이 있다. 갑상선 기능 저하증은 피로감, 체중 증가, 변비, 추위를 못 견딤 같은 증상이 따르며, 간단한 혈액 검사 몇 가지만으로도 진단할 수 있다. 대부분 갑상선 호르몬 보충제를 복용하는 것만으로도 몸이 이전 상태로 빠르게 회복 될 것이다

호흡이 가쁘고 금방 숨이 찬다

혈액이 근육과 심장에 산소를 충분히 공급해 주지 못하기 때문일 수 있다. 가장 흔한 원인은 혈구가 부족한 질환, 즉 빈혈이다. 빈혈은 간단한 혈액 검사로 진단이 가능하다.(하지만 빈혈의 원인을 알아내려면 좀더 복잡한 검사가 필요하며, 대장내시경을 해야 할 수도 있다. 나이 든 성인의 경우 대장에 출혈이 있어 빈혈이 생기는 경우가 많기 때문이다.) 그 외에 몸의 혈액 순환에 영향을 미치는 심장질환이나 공기 중 산소를 혈액으로 공급하는 과정을 방해하는 폐질환도 원인이 될 수 있다.

자주 물을 들이키고 소변을 본다(당뇨)

체내에서 인슐린이 생산되지 않거나 인슐린 반응이 중단되는 질환, 즉 당뇨병일 가능성이 있다. 당뇨병에 걸리면 몸이 정상적으로 당을 처리하지 못하므로 혈류에 당이 남는다. 신장은 혈류에 남은 당을 소변으로 배출하기 위해 소변을 잔뜩 만들어 낸다. 그 결과 몸에 수분이 부족해지고, 피곤해지며, 목이 마르게 된다. 이런 증상이 있다면 되도록 빨리, 가능하면 오늘 병원에 가야 한다. 인슐린 치료를 받아야 할 수도 있다. 머리가 어지럽거나 구역질이 난다면 지금 당장 응급실로 향한다.

열이 계속 나고, 체중이 빠지며, 자다가 식은땀을 흘린다

다른 뚜렷한 증상이 없으면서 몸에 기운이 빠진다면 병원균에 감염되었을 수 있다. 심장 내막염(심장 감염), HIV(인체 면역결핍 바이러스) 감염, 결핵 등이 원인일지도 모르며, 림프종 같은 특정 암도 이런 증상을 유발한다. 가능한 한 빨리 병원에 가 보는 것이 좋다.

신장병이 있다는 사실을 알게 되었거나, 온몸이 붓고 요 며칠 동안 소변을 제대로 보지 못했다(신장 질환)

신장 질환은 여러 가지 문제를 일으켜 피로감을 유발한다. 적혈구가 모자라서 생기는 빈혈, 식욕부진, 폐에 물이 차는 폐부종(산소 수치 저하), 진정 작용(신경계 흥분을 억제)을 하는 독성 화학물질의 축적 등이 그런 문제에 속한다. 이외에 혈압이 높고 얼굴이나 다리가 붓는 것도 신장 질환이 있다는 또 다른 신호이다. 신장병이 있다는 진단을 받은 적이 없으나 이런 증상을 겪고 있다면 당장 병원으로 가야 한다. 신장병 진단을 받은 적이 있고 피로감이 더욱 심해졌다면 복용 약물을 바꾸거나 투석을 시작해야 한다는 의미일 수 있다.

눈 흰자위가 노랗게 변했다(간 질환)

간 질환은 황달(눈과 피부가 노래짐)과 가려움증을 유발하고, 간의 해독기능이 제대로 작동하지 않아 독성 화학물질이 몸 속에 축적되면 혼돈, 피로감, 궁극적으로는 혼수상태에 이를 수 있다. 간과 관련된 혼돈의 첫 번째 증상은 피로감을 느끼고, 반응하는 속도가 느려지며, 주의력 집중도가 떨어진다. 또한 짜증이 동반되고, 좀더 진행되면 정신이 혼미해진다. 발음도 어눌해지며, 나중에는 인사불성으로 이어진다. 간 질환이 더욱 진행되고 있다는 확실한 증거를 알려면 양팔을 들어올려 다가오는 차를 막아 세우 듯 손바닥을 앞쪽으로 펼쳐 보는 것이다. 이 자세로 몇 초를 버티지 못하고 손이 내려간다면 오늘 당장 병원으로 가야 한다. (하기야 이 정도로 진행되었다면 이 책을 읽고 있을 수도 없을 것이다.)

응급실에 갈 것

뚜렷한 이유 없이 몸을 가누지 못할 정도로 피곤하고 머릿속이 혼돈스럽다

이 지경까지 이르렀다면 지금 이 책을 읽고 있지도 못하겠지만, 누군가의 도움으로 이 페이지까지 온 것일 수도 있으니 말하겠다. 극심한 피로와 혼돈을 유발하는 원인은 바이러스에 의한 뇌 감염(뇌염), 뇌졸중, (진통제 같은)약물의 과다복용, 일산화탄소 중독, 심각한 장기의 감염(패혈증) 등 위험한 질환 때문이다. 너무 늦기 전에 구급차를 불러야 한다.

불면증이 있다

글: 에이미 앳커슨 (의학박사)

불면증은 수면 장애로 잠들기가 어렵고, 수면을 유지하기도 힘들어 너무 일찍 잠에서 깬 다음 다시 잠들지 못해 대낮의 활동에 지장을 받는 증상으로 정의한다.

모든 사람이 똑같은 시간만큼 수면을 취해야 할 필요는 없다. 서너 시간 눈만 붙였다가 깨어나도 정신이 가뿐한 행운아는 극히 드물다. 그런 사람은 주식 투자자나 심장 외과 전문의로 바쁜 삶을 살아가고 있기를 바란다.

그렇지 못한 우리 대부분은 잠을 충분히 자지 못하면 몇 가지 뚜렷한 징후가 나타난다. 낮에 가만히 앉아 있으면(텔레비전을 보거나 버스를 탈 때) 잠이 들어버리거나, 집중하기가 어렵거나, 할 일을 자꾸 잊어버리거나, 짜증이 나거나, 우울해지거나, 불안감이 든다면 지금보다 잠자는 시간을 더 늘릴 필요가 있다.

불면증 자체는 생명을 위협하는 질환은 아니다. 하지만 기분, 주의력, 신진대사, 면역 체계에 나쁜 영향을 미친다. 잠이 모자라면 특별한 잘못을 하지 않은 사람에게 잔소리를 퍼붓고, 이것저것 주워먹어 체중이 증가한다. 게다가 생명을 위협하는 행동, 바로 졸음 운전을 하게 된다. 실제로 사망자가 나오는 트럭 충돌 사고의 거의 절반이 졸음 운전이 원인이다.

만약 당신이 불면증이 있다고 느낀다면, 앞으로 커피라도 좀 줄여야 할까? 아니면 택시를 잡아타고 병원에 가서 정밀진단을 받아야 할까?

당장 병원에 갈 것까진 없다

잠들기 전 침대에서 스마트폰을 본다

숙면을 취하려면 수면 위생을 갖춰야 한다. 즉, 잠이 잘 들 수 있는 환경이 되어야 한다. 스마트폰 화면을 쳐다보는 것은 제아무리 블루라이트를 줄이는 앱을 쓴다고 해도 잠들기에 안 좋은 환경이다. 텔레비전이나, 노트북, 전화기, 태블릿도 침실에서 딴 데로 치운다. 되도록이면 침실 바깥으로… 침실은 일을 하거나, 글을 읽거나, 블로그에 글을 올리거나, 전자기기로 뭘 실행하는 공간이 아니라 잠을 자고 성생활을 즐기는 곳이 되어야 한다. 사랑하는 전자기기들을 도저히 떼놓을 수가 없다면 최소한 침대 바로 옆에 두고 충전을 하는 것만은 그만두자. 심지어 전원을 끌 때 조차도 전자기기가 내는 기계음 소리와 검색엔진은 여러분의 주의를 끌도록 설계되었다.

침실 주변이 너무 시끄럽고 덥다

후텁지근한 방에 짚으로 만든 매트 한 장을 깔고 자야 하거나 블라인드도 없는 창문 바로 너머는 24시간 기차가 오가는 역…

까지는 아니라도, 자는 방이 너무 시끄럽고 덥다면 돈을 좀 투자해 보자. 이상적인 침실은 안락하고, 섭씨 20도에서 22도 정도에, 어둡고 조용해야 한다. 에어컨과 백색소음기(소음제거기)에 돈을 투자하면 기계가 비싸다고 해도 덕분에 하루에 30분 정도 더 잘 수 있다면 돈을 쓸 가치가 충분히 있다고 할 것이다.

잠드는 시간을 일정하게 유지할 수 없다

우리는 뇌의 24시간 순환 리듬 덕분에 잠들고 깨어나기를 일정하게 반복한다. 매일 밤 불규칙한 시간에 잠자리에 든다면 몸의 리듬을 제대로 맞출 수가 없다. 잠자리에 들어야 할 시간을 정해놓고 매일 알람을 울리게 하는 방법을 써서라도 일정한 시간에 침대에 눕도록 하자.

낮잠을 많이 잔다

밤에 잠이 잘 오지 않는다면 낮에 자서는 안 된다. 낮 동안 졸리는 것을 되도록 꾹 참으면 드디어 밤이 왔을 때 빨리 잠들 수 있다. 피곤하더라도 참고 견디면 얼마 안 가 일정한 시간에 잠들 수 있을 것이다.

저녁에 성인 음료를 즐긴다

오후나 저녁에 커피, 차, 콜라, 에너지 드링크 같은 카페인이 든 음료를 마시면 불면증이 생길 수 있다. 그런 건 안 마시는 데도 불면증이 있다고? 카페인은 처방전 없이 살 수 있는 각종 두통약과 초콜릿에도 들어 있다는 것을 명심해야 한다. 알코올이 들어간 음료는 취해서 곯아떨어지게는 해주더라도 진정 작용이 가시면 한밤중에 잠이 깨거나, 침대에서 엎치락뒤치락하게 만든다. 게다가 몇 시간마다 방광을 꽉 채우기 때문에 밤새 화장실을 들락거려야 한다.

고민거리가 많다

우리 저자들도 이 책을 다 쓰기까지 잠을 제대로 자지 못했다. 업무, 가족, 돈 문제, 그 외 살다 보면 닥치는 온갖 골칫덩어리에서 오는 스트레스는 잠들어야 할 시간에도 쉴새 없이 머릿속에 떠오른다. 왜 이렇게 사는 게 힘든가 하고 고민하다가 문득 돌아누워 시간을 보니 한밤중이다. 그러자 이제는 지금부터 잠들어도 몇 시간 못 잘 게 뻔해서 스트레스를 받는다. 여러분도 이런 경험이 있으신가? 자! 이것이 바로 악순환이다! 끊어야 한다. 이제 곧 잠이 들 것이며, 고민은 내일 해결하자고 마인드 콘트롤을 하거나 자신을 다독인다. 항상 그래왔으니까. 명상으로 마음을 해방시키고 심호흡에 집중한다. 숨을 들이키고… 둘, 셋, 넷… 숨을 내 쉬고… 둘, 셋, 넷… 이것을 반복한다.

한밤중에 오줌이 마려워서 잠에서 깬다

여러분의 방광이 낮에는 착한데 밤에만 말썽을 부린다면, 가장 가능성 높은 설명은 딱 하나다. 여러분이 잠들기 전에 수분을 너무 많이 섭취하는 것이다. 잠자리에 들기 최소한 두세 시간 전에는 수분 섭취를 하지 않도록 한다. 하지만 만약 낮이고 밤이고 항상 소변을 자주 본다면, 당연히 소변과 관련해서 문제가 있는 것이다. 전립선 비대증(남성의 경우), 요로 감염증, 여타 관련한 문제가 있을지 모른다.(257페이지 참조)

자기 직전에 저녁을 거하게 먹는다

잠들기 직전에 음식을 많이 먹으면 복부 팽만감과 위산 역류가 생겨 잠자리에 누우면 속이 불편해진다. 잠들기 전 최소 3시간 전에 식사를 해서 위장이 비워질 시간을 충분히 주는 것이 좋다.

눈을 감아도 잠이 오지 않는다

눈을 감고 누웠지만 도저히 잠이 오지 않는가? 수면 전문가들은 차라리 침실에서 나와 길고 지루한 내용의 책을 읽는 등 긴장이 풀리는 일을 하고, 눈꺼풀이 저절로 내려앉는 정도로 졸리게 되면 그제야 침대로 돌아가라고 권고한다. 이렇게 하면 뇌는 침대가 스마트폰이나, 텔레비전을 보거나, 말똥말똥 누워서 잠들지 못하는 것을 걱정하는 자리가 아니라 잠을 위한 것이라는 분명한 메시지를 뇌에 전달한다.

이럴 때 병원에 가야 한다

나이가 들었다

65세 이상 성인의 절반은 수면 기능 장애를 겪고 있다. 남에게 말하기 부끄러운 흔한 원인으로는 과민성 방광, 만성 관절 통증, 치매(정상적으로 자고 일어나는 시간에 혼란을 겪어 대소변을 가리지 못함), 수면에 영향을 미치는 약물 등이다. 낮잠을 점점 많이 자는 것도 밤에 잠들기 어려운 원인이 된다. 수면을 방해하는 특정한 문제가 있다면 병원을 찾는 것이 좋지만, 일반적으로는 좀더 몸을 움직이고, 낮잠을 피하고, 나이가 들면서 찾아오는 정상적인 변화에 적응하는 것이 해결책이다. 요약하자면 밤에 좀더 일찍 피로감을 느끼고 아침에 좀더 일찍 일어나는 것이다. 다른 사람들이 침대에서 일어나기도 전에 가벼운 운동을 하고 아침식사를 한 다음, 집안 소일거리를 끝내는, 아침형 인간이 될 수 있을지 모른다.

새로운 약을 먹기 시작했다

베타 차단제(아테놀올, 메토프롤롤)와 알파 차단제(테라조신, 탐술로신) 같은 혈압 치료제, 충혈완화제(페닐에프린, 가성에페드린), 중추신경계를 자극하여 주의 집중력을 조절하는 각성제(메틸페니데이트/리탈린), 항염증 스테로이드제(프레드니손, 코르티졸), 그리고 '선택적 세로토닌 재흡수 억제제(SSRI)[01]'라고 하는 우울증 치료제(플루옥세틴(프로작), 에스시탈로프람, 렉사프로, 시탈로프람, 설트랄린(졸로프트) 등, 수면 주기를 방해하는 약품은 많다. 하지만 이런 약을 끊으면 금단 증상이 일어날 수 있는데, 그 중 하나가 바로 불면증이다. 그러니 약 복용을 중단하거나 약을 바꾸려면 반드시 의사와 상담을 해야 한다.

---

01 Selective Serotonin Reuptake Inhibitor 항우울 작용을 하는 신경전달물질인 세로토닌의 재흡수를 선택적으로 억제하여 세로토닌 양을 늘리고 활동을 증가시킨다. 우울증 외에 공황장애 등 불안장애 치료에도 이용된다

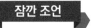

수면제에 대하여

생활 양식을 바꾸는 것 정도로는 불면증이 나아지지 않는다면, 의사가 수면제를 권할 수도 있다. 이런 수면제는 장기간 복용하면 좋지 않으니, 몇 주 동안 복용하면서 수면 습관도 개선해 나가는 것이 좋다. 수면제 복용은 위험도 따르기 때문에 반드시 의사의 지시대로 복용하고, 친구가 먹는 수면제를 가져다 먹거나 몇 알 달라고 해서 복용하는 것은 금물이다. 나이 든 노인들은 수면제를 복용하면 어지러움(혼돈), 균형 감각 장애, 낙상 같은 부작용을 겪을 수 있으므로 특히 더 조심해야 한다.

부작용이 없는 보다 장기적인 해결책은 '인지행동치료, 즉 CBT[02]'이다. 이 치료는 여러분의 뇌를 훈련시켜 스트레스를 피하고, 집중을 방해하는 요소를 최소한으로 줄이고, 불이 꺼지면 긴장을 풀도록 해준다. 수면제를 복용하는 것도 한 방법이지만, 수면제 대신 CBT를 받아 보는 것은 어떤지 담당의와 상의해 보시라.

베나드릴/타이레놀 PM/애드빌 PM – 이런 것은 처방전 없이도 살 수 있는 약품들이지만 모두 디펜히드라민이라는 성분이 들어 있다. 디펜히드라민은 주로 알레르기 치료약으로 쓰이지만 졸음을 유발하기도 한다. 이렇게 여러 가지 효용이 있기 때문에 디펜히드라민은 불면증 치료에도 흔히 쓰이지만, 효과가 확실하지 않을 수도 있으며, 입 안이 건조해 질 뿐만 아니라, 시야가 흐릿해지고, 요폐(소변 보기가 어려움), 특히 나이 든 성인에게 혼란을 일으키는 부작용이 일어 날 수 있다. 디펜히드라민을 정기적으로 복용하면 치매가

---

02 Cognitive Behavioral Therapy-주

조기 발생할 수 있다는 연구도 있다.

멜라토닌 – 멜라토닌은 뇌에서 생성되는 신경전달물질로, 수면과 기상 주기를 일정하게 조절해 주는 화학물질이다. 시차 적응이 안 돼 잠이 안 올 때 알약 형태의 멜라토닌을 복용하면 도움이 된다. 이때, 바뀐 시차에 맞추어 잠들기 몇 시간 전에 복용해야 한다. 하지만 이런 경우가 아니라면 멜라토닌은 큰 도움이 되지 않는다. 멜라토닌 알약은 식물성 건강 보조제 코너에서 판매한다. 다시 말해 의약품이 아니므로 알약마다 멜라토닌의 양이 상당히 다를 수 있다는 의미이다. 운이 나쁘면 비싼 돈 주고 아무 효과도 없는 알약을 사는 수가 있다.

벤조디아제핀 계열(테마제팜, 클로나제팜, 로라제팜) – 이들 약품은 잠이 들고 또 잠을 유지하도록 도와주며, 클로나제팜보다 로라제팜이 더 효과가 오래 간다. 불안감과 스트레스를 가라앉혀 주는 효과도 있어서, 밀실공포증이 있는 환자가 MRI를 찍기 전에 복용하도록 처방하기도 한다. 불행히도 이들 약품은 습관성이어서, 의사의 지시 하에 사전에 정해진 기간 동안 단기간만 복용해야 한다.

비벤조다이어제핀 계열 수면제(에스조피클론, 졸피뎀, 잘레플론) – 이들 약품은 효과가 뛰어나기는 하지만 벤조디아제핀 계열과 마찬가지로 습관성이어서 단기간만 복용해야 한다. 또한 연구에 따르면 이들 약품을 복용하는 환자 중에 환각/환청을 겪거나, 수면 중에 이상 행동, 즉 먹거나, 운전을 하거나, 심지어 성행위를 하는 경우도 있다. 이런 부작용은 드물기는 하지만, 이들 약품을 복용하기 전에 고려해 봐야 한다.

아침 일찍 눈이 떠지고, 다시 잠들 수가 없다

아침 잠이 없어지는 주요 원인은 우울증이다. 이전과 달리 아침 잠이 없어진 것에 더해 기분이 가라앉고, 집중력이 떨어지고, 입맛/체중이 변했다면, 얼른 담당 의와 상담해야 한다. 술을 과하게 마시는 것도 아침 잠이 없어지는 또 다른 원인이니, 밤에 과하게 음주를 즐긴 다음 날 일찍 눈이 떠진다면 다음부터는 술을 좀 줄여야 한다.

일생의 '변화'를 겪고 있다

폐경기(완경기)에 있는 여성의 3분의 1 이상이 잠을 제대로 자지 못한다. 전신이 화끈거리고 식은땀(야한증)이 나서 밤새도록 깨어 있기 일쑤다. 호르몬이 변화하면 뇌의 정상적인 수면 주기도 헝클어진다. 담당의와 상담해보면 대체 호르몬 요법을 비롯하여 여러 가지 치료법을 알려줄 것이다.

이상하게 다리를 막 움직이고 싶은 충동에 이리저리 걸어 다닌다

밤이 되면 다리가 이상하게 불편하거나 저리는 듯한 느낌이 들고 이리저리 걸어 다니면 괜찮아지는 증상이 있다면, '하지불안증후군'일 수 있다. 이 증후군이 있으면 불편감 때문에 밤잠을 설치다가 새벽 시간에는 증상이 사라지기 때문에 몇 시간 정도만 편안하게 잘 수 있다. 이 기이한 증상은 특정한 원인이 없기도 하지만, 철분 부족이나, 신장 질환, 신경 장애(신경 흥분), 또는 다른 질환의 결과로서 발생할 수 있고 임신 때문에 생길 수도 있다. 아니면 항히스타민제나 항우울제, 또는 구역질 예방약 등의 약물 부작용일지도 모른다. 다리가 이상해서 매일 달밤에 체조를 해야 할 지경이라면 병원에 가서 기본 검사를 받아 보는 것이 좋다. 자기 전에 다리 스트레칭을 하거나 뜨거운 물로 샤워를 하는 것도 증상 완화에 도움이 된다.

이 책에 나오는 모든 방법을 다 써봤지만 여전히 편하게 잠을 잘 수가 없다

침실의 조건도 더할 나위 없이 완벽하고, 의심이 가는 약도 없고, 앞에서 설명한 어떤 상황도 겪고 있지 않다면, 병원을 찾아 좀 더 상세한 정밀 검사를 받아 본다. 이런 검사에는 혈액검사와 수면검사가 포함될 수 있다.

응급실에 갈 것

호흡이 가쁘거나 통증이 너무 심해서 잠을 잘 수가 없다.

몸이 경고 신호를 보내고 있는데 그 신호를 묵살하고 잠을 청해서는 안 된다.

특정 자세에서 숨을 쉴 수 없거나, 상당할 정도로 새로운 통증이 있으면 가능한 한 빨리 응급실로 가야 한다.

어지럼증

————

청춘도 그렇고 좋은 날씨도 그렇지만, 몸의 균형은 사라진 후에야 그 중요성을 알게 된다. 머리가 빙빙 도는 증상이 너무 심하면 그저 꼿꼿한 자세를 유지하는 것만도 엄두가 나지 않을 지경이다.

어지럼증을 치료할 때 문제가 되는 것 중 하나는, 어지럼증이라는 말 자체가 여러 가지 다양한 느낌을 나타내기 때문이다. 금방이라도 쓰러질 것처럼 정신이 멍하다면, 머리가 핑핑 도는 느낌이라고 해야 보다 정확한 표현이다. 이 느낌은 뇌에 혈액이 충분히 공급되지 않을 때 발생하며, 듣기에는 무시무시하지만 반드시 심각한 문제가 있다는 징후는 아니다. 중요한 것은 이제부터 설명하는 것처럼 증상이 얼마나 자주 발생하는가, 그리고 어떤 상황에서 발생하는가 이다.

메스꺼움과 주위가 빙글빙글 도는 것 같다는 느낌이 든다면 현기증이라고 할 수 있다. 대개는 머리를 돌리거나 눈을 감으면 느낌이 더 강해지는데, 이럴 때 대개 어르신들은 "귓속에 돌이 빠졌다"고 말하곤 한다. 현기증은 머리의 평행감각을 유지하는 몸의 주요 기관인 '래버린스(미로기관)'가 제대로 작동하지 않아서 일어난다(귀 안의 뼈 구조가 마치 미로와 같다 하여 이런 이름이 붙었다). 미로기관은 귀의 가장 안쪽에 위치하며 액체가 들어찬 여러 개의 고리처럼 생겼다. 머리를 돌리거나 물구나무서듯 앞으로 푹 숙이면 이 액체가 알아볼 수 있을 정도의 패턴으로 찰랑거린다. 그러면 뇌는 (눈을 감고 있는 경우라도) 지면을 기준으로 머리가 어느 위치에 있는지를 판단할 수 있다. 미로기관이 뇌를 혼란스럽게 하거나 잘못된 신호를 보내면 현기증을 느끼게 된다.

예를 들어, 지금 당장 일어나서 몇 초 동안 빙빙 돌다가 딱 멈춰 보라. 아마 빙빙 돌 때에는 크게 어지럽지 않다가 멈춘 후부터 심하게 어지러울 것이다. 멈춘 후에도 지속하려는 관성 때문에 미로기관 속 액체가 몇 초 동안 더 고리 속을 돌기 때문이다. 그래서 미로기관에서는 머리가 움직이고 있다는 신호가 오지만, 눈은 멈췄다고 느끼기 때문에 뇌는 혼란에 빠진다. 하지만 몇 초가 지나면 액체가 멈추고, 그러면 다시 괜찮아진다. 달리는 차량에서 무언가를 읽으면 멀미를 하는 것도 이 현상으로 설명할 수 있다. 종이나 화면의 글자는 제자리에 머물러 있으므로 눈은 몸이 움직이지 않는다고 인식하지만, 미로기관은 차량이 달리면서 덜컹거리거나 커브를 도는 움직임을 모두 감지하기 때문이다.

그렇다면, 방금 보드카를 열 잔쯤 들이킨 것처럼 머리가 어질어질한데, 잠시 후 프레젠테이션을 해야 하는 상황이라면 어떻게 대처해야 할까? 집으로 돌아가 침대에 드러누워 일이 저절로 잘 풀리기를 기도해야 할까? 아니면 가까운 약국으로 가서 어지럼증을 가라앉힐 약 아무 거나 달라고 해야 할까?

이런 경우 당장 병원에 갈 것까진 없다

가끔 침대에서 일어나 나올 때 머리가 약간 어지럽다

드러누워 있다가 일어나면 중력 때문에 피가 다리로 쏠린다. 피가 다시 상체로 올라오려면 몇 초가 걸리는데, 그 동안 뇌 쪽에서는 혈압이 살짝 떨어지기 때문에 머리가 약간 어지러운 느낌이 든다. 몇 초 정도만 지속될 뿐이고 이 때문에 졸도하지는 않는다면, 정상이라고 볼 수 있다.

머리가 띵한 느낌이 몇 초가 아니라 몇 분 정도 이어지거나, 도로 침대에 누워야 할 정도거나, 일어 설 때마다 어지러움을 느낀다면, 기립성 저혈압일 수도 있다. 쉽게 말하면 일어설 때 혈압이 아주 크게, 그리고 비정상적으로 떨어지는 현상을 뜻한다. 원인으로는 심한 출혈(안 그래도 혈액이 모자라는데 다리로 쏠려 내려가기 때문)이나 또는 몸 속의 수분이 빠져나가는 탈수 현상이 나거나, 베타 차단제[03] 나 이뇨제 같은 약물 복용, 신경 문제(일어선 후에 일시적으로 떨어진 혈압을 몸 속 신경이 바로 잡아 주기 때문) 등이 있다. 출혈이 심하거나 며칠 동안 아무 것도 먹거나 마실 수 없다면 당장 응급실로 가야 한다. 그런 경우가 아니라면 병원 진료를 예약해야 한다.

---

03 교감신경의 아드레날린 수용체 중 β수용체만 차단하게 하는 약. 원명은 β-아드레날린 작용 차단제

최근에 장기 크루즈 여행을 다녀왔다

휴가가 끝난 지도 꽤 되었고 선탠 자국도 이미 사라졌겠지만, 여러분은 여전히 자신이 거친 바다 한가운데 떠 있는 배 위에서 비틀거리며 걷고 있다고 느낀다. 이것을 상륙 증후군 또는 하선 증후군이라고 부른다. 상륙 증후군은 육지를 밟은 후에도 하루나 이틀 동안 여전히 배에 타고 있는 듯한 어지럼증을 느끼는데, 드물지만 몇 주 동안이나 계속되기도 한다. 원인은 알려지지 않았지만, 배가 지속적으로 흔들리는 환경에 적응한 뇌가 아직도 후들거리는 다리를 진정시키는 일에 열심인지도 모른다. 그러니 뇌에게 시간을 좀더 주자.

과한 음주 후 방금 집에 돌아왔거나, 또는 그런 밤을 보내고 다음날 일어났다

이전에도 그런 적이 있다면, 집으로 돌아와 침대에 쓰러지듯 누웠을 때 온 세상이 빙글빙글 도는 듯한 그 불쾌한 감각을 기억할 것이다. 이 감각은 실제로 어지럼증이 맞다. 위장에 들이부은 알코올 때문에 혈중 농도가 변하고, 그래서 미로기관 속 액체의 움직임에도 영향을 주기 때문이다. 한두 시간이 지나면 미로기관이 혈액의 농도 변화에 적응하므로 어지럼증은 차츰 나아진다. 하지만 다음날 아침이면 다시 온 세상이 빙빙 돌 수도 있다. 혈중 알코올 농도가 떨어져서 혈액 농도가 또 변하기 때문이다. 또 탈수 현상 때문에 머리가 띵할 수도 있다. 다행히 휴일이면 침대에 그대로 누워서 휴식을 취하고, 수프나 죽, 스포츠 음료, 또는 수분 보충용 전해질 용액(게토레이 같은 것)을 섭취한다.

이럴 때 병원에 가야 한다

운동을 하면 현기증이 난다

격한 운동을 한 후에 머리가 약간 어지럽고 숨이 가쁜 것은 정상이다. 하지만 나이가 50세를 넘었고 운동 강도를 좀 올릴 때마다 머리가 어지럽다면 심장에 문제가 있을 수도 있다. 심장과 몸 전체를 잇는 대동맥의 주요 판막이 뻣뻣해져서 잘 열리지 않는 대동맥 협착증을 의심할 수 있다. 대동맥 협착증이 있으면 근육에서 혈액을 가장 필요로 할 때 심장이 더 많은 피를 내보낼 수가 없게 된다. 그러면 혈압이 떨어져서 현기증이 나는 것이다. 마찬가지로 심장 근육에 혈액을 공급하는 동맥이 심하게 막혔다면 심한 운동을 할 때 심장으로 피가 제대로 공급되지 않아 피를 내보내는 힘을 늘릴 수가 없게 된다. 병원에서 심장 초음파를 받아보고, 스트레스 검사를 받는 것도 좋다.

가끔씩 머리를 휙 돌리면 방이 빙빙 도는 것 같다

양성 돌발성 현훈증[04] 일지도 모른다. 미로기관 안에 작은 돌이 생성되면 머리를 돌릴 때 미로 안에서 돌아다니기 때문에 뇌

---

04 현훈(眩暈)이란 어지럼증과는 조금 다른 의미로 주변 사물이 빙빙 돌거나, 마치 자신이 빙글빙글 돌며 회전하는 것 같은 느낌을 줌

에 잘못된 신호를 전달하게 된다. 병원에 가면 검사대 위에 누워서 머리를 휙 돌려보라고 할 것이다. 이때 현기증이 느껴지면 이 질환이 확실하다. 진단이 내려지면 의사는 여러분의 머리를 돌려서 미로기관 내의 돌의 위치를 다른 부위로 보내 문제를 일으키지 않는 방식으로 치료를 하게 된다.

귀가 윙윙 울리고 귀에 무언가가 가득찬 느낌이며, 가끔 방이 빙빙 도는 것 같다

메니에르병일 가능성이 있다. 메니에르병은 미로기관 안의 액체 압력이 높아져서 생기는데, 특별한 원인은 밝혀지지 않았다. 청력 상실과 이명(귀에서 끊임없이 웅웅거리거나 윙윙 소리가 나는 현상) 증상이 생길 수도 있다. 스트레스를 받거나, 흡연을 하거나, 염분이 많은 음식, MSG, 카페인, 알코올을 섭취하면 증상이 악화된다(이런 증상이 없어도 가급적 삼가야 할 요소들이기는 하다). 기본적으로 저염 식단이 치료법이며, 그래도 효과가 없으면 이뇨제와 구역질 예방약을 처방한다. 이런 증상들은 드물지만 위험한 질환이 있음을 의미하기도 하기에, 뇌 MRI를 찍어 그런 질환이 있는지 여부를 확인하기도 한다. 전정 재활요법을 받으면 균형 감각을 회복하고 증상을 완화하는 데 도움이 된다.

편두통 병력이 있고 현기증을 느낀다

편두통은 미로기관과 연결되는 뇌 영역과 관련이 있으므로, 현기증의 원인이 될 수 있다. 대개는 두통이 오는 것과 동시에 현기증이 느껴진다(항상 그런 것은 아니다). 병원을 찾으면 편두통 치료에 더해 어지럼증과 구역질을 억제하는 처방을 해줄 것이다.

두 발로 섰을 때 후들거리는 느낌이 있고 계속해서 소변이 마렵다
'정상뇌압수두증'일수 있다. 뇌 안에 있는 공간, 즉 뇌실이 확장되어 생기는 질환으로, 정상뇌압수두증이 있으면 마치 발이 바닥에 자꾸 들러붙기라도 하는 듯 질질 끌면서 짧은 걸음을 걷게 된다. 질환이 악화되면 소변을 참기 힘들고 요실금이 생기며, 정신기능이 저하되고 집중력이 떨어진다. 의과대학에서는 정상뇌압수두증은 3가지, 즉 기억장애(치매), 보행장애, 요실금을 동반한다고 배우기도 한다. 병원을 찾으면 뇌 MRI를 찍어 뇌실의 크기를 평가하게 될 것이다. 뇌실이 커져 있으면 척추에 바늘을 꽂아 뇌실에서 나오는 액체를 뽑아내는 요추 천자[05]를 시행한다. 이렇게 해서 증상이 호전되면 정상뇌압수두증이 맞는 것으로 확진 판정 한다. 장기적인 효과를 보려면 작은 관을 삽입하여 뇌에서 몸의 다른 부위(예: 복부)로 액체를 계속해서 흘려 보내는 방법도 있다.

다리가 계속 얼얼하거나 따끔따끔하고, 통증을 느끼기도 한다
신경 장애 또는 신경 염증을 의심할 수 있다. 당뇨병 환자에게

---

05 척추 아랫부분에 바늘을 꽂아 골수를 뽑아내는 것

는 지극히 흔한 질환이지만, 그 외에 갑상선 질환, 알코올의존증이나 중독, 비타민 부족 등 여러 가지 다른 원인도 있다. 손상된 신경이 다리의 위치를 제대로 파악하지 못하기 때문에 자세가 불안정해지고 어지럼증을 느끼게 된다.

당장 응급실에 갈 것

방이 빙글빙글 돌고 멈추지를 않는다

이런 느낌의 현기증이 몇 분 이상 지속된다면 (1) 이전에는 상상조차 해보지 않은 고통 때문이거나 (2) 뇌졸중이나 뇌출혈일 가능성이 있으니 당장 도움을 청해야 한다. 확실히 하기 위해 뇌 정밀검사를 해야 할 수도 있다. 만약 검사 결과가 정상으로 나오거나 의사가 뇌졸중 가능성을 낮게 본다면, 그보다는 좀 덜 위험한 질환인 '전정 신경염[06]'일지도 모른다. 전정 신경염은 미로기관과 뇌를 연결하는 신경이 바이러스에 감염된 질환으로, 며칠 지나면 저절로 좋아지는 경우가 있다.

심장이 갑자기 쿵쿵 뛰고, 머리가 어지럽다

심장이 혈액을 효율적으로 펌프질 하지 못하면 심장 박동이 비정상적으로 빠르게 뛰는 경험을 하게 된다. 그러면 혈압이 떨어지고 현기증이 일어난다. 이런 증상이 느껴지면 몸을 눕히고,

---

06 전정→내이(속귀)에서 몸의 균형을 감지하는 기관.

구급차를 부른다. 기다리는 동안 빠르게 뛰는 심장박동을 가라 앉히는 방법을 써본다. 기침을 하거나, 대변을 볼 때처럼 온몸에 힘을 준다.

피를 많이 흘렸고(예: 생리혈이 많다), 특히 몸을 일으킬 때 머리가 어지럽다

출혈이 상당히 많았을 것이며, 빨리 도움을 청해야 한다. 어쩌면 수혈이 필요할 수도 있다. 원래 저혈압인 사람은 앞에서 설명한 기립성 저혈압(일어설 때 혈압이 떨어짐)을 더 심하게, 더 자주 겪는다.

열이 있고, 오한이 들며, 어지럼증이 심하다

패혈증일지도 모른다. 패혈증은 우리 몸이 균에 감염되면 핵폭탄 급의 반응을 보이기 때문에 생긴다.(핵폭탄이 적군뿐 아니라 아군에게도 광범위한 피해를 입히듯, 패혈증의 경우 감염에 대한 반응이 몸 전체에 걸쳐 일어난다.) 우리 몸의 면역체계가 감염에 격렬하게 반응하면서 혈압이 떨어지므로 어지럼증을 느끼게 된다. 즉시 정맥에 수액을 주입하고 항생제를 투여하는 것으로 치료한다. 패혈증은 급속히 진행되어 사망에 이를 수 있으므로, 바로 구급차를 불러야 한다.

건망증이 있다

―――――

아침에 스마트폰을 어디다 두었는지 기억나지 않아 한참을 찾다 보니, 문득 이런 건망증이 심각한 기억 상실증으로 전이되는 징조인 것 같다는 생각이 든 적이 있는가? 이러다가는 언젠가 내가 한밤중에 팬티 바람으로 거리에 나가 돌아 다니는 걸 경찰이 목격하게 될까 봐 겁이 더럭 나지 않았는가?

건망증은 노년층에게 아주 흔한 증상이다. 하지만 단순한 건망증이 진짜로 문제가 되고 부정할 수 없는 치매로 이어지는 시점은 언제일까? 건망증이 너무 심해져 늘 하던 일을 제대로 마치지 못하게 되는 때는 언제일까? 나는 지금 어느 단계에 있는 걸까?

의학계에서 '치매'라는 용어는 기억력이 차츰차츰 감소하여 삶의 질 전반을 방해하는 현상을 가리킨다. 흔한 증상으로는 이름이나 개인의 신원 정보를 떠올리지 못하거나, 자신이 어디 있는지를 정확히 인식하지 못하거나, 여러 단계로 이루어진 일을 완수하지 못하게 된다. 치매에서 가장 큰 문제는 증상이 심해지면 혼자 힘으로 살아가기가 불가능해진다는 점이다.

치매 자체는 질환이 아니고, 기저 질환에서 비롯된 증상의 집합체에 가깝다. 가장 흔한 것은 알츠하이머병 또는 노인성 치매이지만, 소형 뇌졸중이 여러 번 일어나면서 축적된 결과로 발생하는 경우도 많다.(뇌로 가는 혈류가 막히면서 뇌조직이 죽어버리기 때문이다.)

치매를 유발하는 주요 위험 요소로는 고혈압, 흡연, 높은 콜레스테롤 수치, 만성 알코올 의존 등이 있다. 평소 몸을 많이 움직이고 뇌를 쓰는 활동을 많이 하면 치매 발병을 늦출 수 있다. (64페이지의 '잠깐 조언' 참조)

어쨌거나 요새 들어 사람 이름이 잘 떠오르지 않고 가끔 열쇠를 어디 두었는지 도통 기억이 나지 않는다면, 이것은 정상일까, 아니면 치매의 시작일까?

당장 병원에 갈 것까진 없다

요즘 밤을 새는 일이 많았다

우리의 뇌는 수면을 취하는 동안 낮에 일어났던 일의 기억을 장기 저장 기억으로 바꾼다. 따라서 잠을 충분히 자지 않는 것은 건망증의 가장 흔한 원인이다. 그 외에도 수면이 부족하면 집중력이 떨어지고, 짜증이 나고, 우울과 불안감이 생긴다. 여러분에게는 다행히도 수면 문제에 대해서는 이 책의 '불면증'섹션(38페이지)에서 자세히 다루고 있다.

스트레스 때문에 머리가 터질 것 같다

돈 문제 때문에 마음고생이 심한가? 아니면 직장 문제? 최근에 인생이 바뀔 만한 큰 일이 있었는가? 스트레스는 정신을 산만하게 만든다. 뇌가 스트레스를 주는 문제에 사로잡히다 보니 바깥 세상의 관심사에는 미처 주의를 하지 못하기 때문이다. 올해 연봉 협상 때 주고받았던 대화를 머릿속에서 백 번째 돌려보느라고 차문을 잠그는 것을 잊어버리게 된다. 한 가지 해결책은, 걱정거리 때문에 쌓이는 스트레스를 해소하고 답답한 마음을 확 풀어버리는 시간을 따로 정해서 실천하는 것이다. 농담이 아니다. 하루 일과 중 30분 정도, 마음 속 깊이 가장 두려워하는 문제를 끄집어내어 정면으로 맞서고 고민하는 시간을 갖는 것이다. 그렇게 악마들을 퇴치하고 나면 하루의 나머지 시간을 보다 집중력 있게 보낼 수 있다.

술집에서 계산을 한 다음 신용카드를 지갑에 넣는 걸 잊어버리고 그냥 온다

이미 여러 번 경험해서 알고 있을 것이다. 술을 너무 많이 마시면 발음이 꼬이고, 반응이 느려지고, 기억력도 떨어지고, 잠도 편하게 잘 수 없다는 것을. 알코올 기운이 몸에서 빠져나간 후에도 며칠 동안 숙면을 취할 수가 없어서 기억력에 영향을 미치게 된다. 한두 잔으로 주량을 줄여야 한다. 그리고 하나 덧붙이자면, 알코올 중독 기간이 길어지면 '코르사코프 증후군'이라는 질환이 생길 수 있다. 이 질환의 주요 특징 중 하나는 '작화증(마음속으로 이야기를 지어내는 행위)', 즉 술에 취해 '필름이 끊겨' 기억이 없어진 틈을 메우기 위해 이야기를 지어내고 본인도 그 이야기를 진짜라고 믿는 증상이다.

나이가 드니까 '거 뭐더라…?'

중년 이후부터는 단기 기억이 약간 소실되고 새로운 정보를 처리하기가 어려운 것은 흔한 현상이다. (믿기 어렵다면, 할머니께 트위터에 계정을 만들어 글 올리는 법을 가르쳐 드려 보시라.) 하지만 이런 변화를 대수롭지 않게 넘겨도 괜찮은 것은 전반적인 삶의 질을 방해하지 않을 정도까지 여야 한다. 흥미로운 사실은, 장기 기억은 해를 입지 않는다는 것이다. 그러니 앞으로는 맨 처음 개통했던 휴대폰 전화번호는 기억이 잘 날 것이다. 지금 스마트폰 전화번호가 기억이 안 나서 탈이지.

이럴 때 병원에 가야 한다

몸이 2단 기어에서 더 이상 올라가지 않는 느낌이다

갑상선은 신진대사를 조절하는 일을 돕는데, **갑상선 활동이 지나치면 땀을 흘리고, 몸이 떨리고, 설사를 하고, 체중이 줄어든다. 반대로 갑상선 활동이 감소하면 피로감을 느끼고, 변비가 생기고, 체중이 늘고, 기억력이 감퇴한다.** 병원에 가서 간단하고 비용도 적은 혈액 검사를 받아보면 갑상선에 어떤 문제가 있는지 알아낼 수 있다. 이 검사는 표준 치매 검사의 일부이기도 하다.

담배를 너무 사랑한다

흡연이 끼치는 폐해는 길고 길지만, 여기에 기억력 저하도 끼워 넣어야 한다. 평생 담배를 피워 왔다면 산소를 뇌에 공급하는 혈관이 막힐 수 있고, 그러면 소형 뇌졸중이 여러 번 일어나 기억력을 조금씩 갉아먹는다. 병원에 가면 의사가 뇌 MRI를 찍어 이전에 뇌졸중이 일어났는지 여부를 확인할 것이다.

오랫동안 콘돔 없이 자유로운 성생활을 즐겼다

잘 알지 못하는 상대와 화끈한 하룻밤을 보내면 여러 가지 달갑지 않은 기념품이 남는다. 침대 아래에는 내 것도 아닌 더러운 속옷이 떨어져 있고, 휴대폰에는 모르는 번호가 남겨져 있다. 그리고 상당히 진행된 매독까지. 매독이라고 하면 제1차 세계대전 때에나 유행하던 성병으로 생각하기 쉽지만 요즘 세상에도 상당히 많다. 매독에 걸렸으나 치료하지 않으면 결국 매독균이 뇌에까지 침입하여 기억력 감퇴, 기분장애(우울증, 조광증[07], 몸 떨림 같은 문제를 일으킨다. 믿지 못하겠지만 매독 검사 역시 표준 치매 검사의 일부이다. 매독 감염은 항생제로 치료한다.

항상 흐린 날씨 같은 기분이다(우울증)

우울증은 건망증과 집중력 저하로 나타날 수 있다. 그 외에 절망감, 짜증, 각종 의욕상실, 피로감, 식욕부진, 성욕 감퇴, 수면

---

07 비정상적으로 고양된 기분이 지속되지만, 조증보다는 그 정도가 약한 상태. 들뜬 기분이 장기간 지속되는 경우를 지칭한다

장애, 체중 감소 또는 증가 등의 증상이 있다. 흥미롭게도 우울증이 있는 사람은 대개 자신에게 기억력의 문제가 있음을 인정하지만, 알츠하이머병 환자는 기억력 문제를 부정하거나 축소한다. 병원에 가서 우울증을 호소하면 삶의 질을 향상시킬 수 있는 여러 가지 치료법을 소개받을 수 있다.

최근 심장 수술을 했다

심장 수술에는 대개 바이패스(순환기)[08] 기계를 사용하므로 기억력 감퇴 또는 정신적 기능저하 상태를 유발할 수 있다. 환자들에게 물어보면 머릿속에 구름이 낀 듯 정신이 약간 흐릿하고, 기억력과 감각이 떨어진다고 한다. 최근에 심장 개복 수술을 받았고 그 이후 기억력에 문제가 생긴 것 같다면 담당의사와 상의해야 한다.

젊었을 때 머리에 충격이 오는 운동을 많이 했다

'만성외상성뇌병증'이라는 병명을 뉴스에서 들어 본 적이 있는가? 프로 축구 선수에게 발병률이 높기 때문에 꽤 흔하게 거론되는 병명이다. 머리에 반복해서 충격을 받으면 두통, 충동적인 행동, 몸 떨림, 우울증과 함께 돌이킬 수 없는 치매가 찾아온다. 이와 유사한 질환으로 '권투선수 치매'가 있다.

---

08 바이패스Bypass-심장 수술 시 심장을 정지시켜야 할 때 심장의 역할을 대신하는 기계.

오랜 기간에 걸쳐 서서히 기억력이 감퇴하고 있고, 이제는 일상 생활에 지장을 받을 정도다

치매가 있으면 기억력이 점차 감퇴하여 일상을 영위하는데 어려움을 겪게 되며, 보통 다른 사람들도 눈치를 챈다. 이외에도 말을 하는 능력에 문제가 생기거나, 자신이 지금 어디에 있는지 모르게 되거나, 늘 하던 일을 하지 못하게 된다. 병원에 가서 정밀 치매 검사를 받아보아야 한다. 병력 추적, 기억력 검사, 복용했던 의약품 검토, 혈액 검사에 더해 뇌 정밀검사를 시행할 수도 있다. 65세 이상에서 가장 흔한 유형의 치매는 알츠하이머병으로, 이것은 단백질 플라크가 뇌에 쌓여서 발생한다.

응급실에 갈 것

바로 지난 주에 비해서도 기억력이 떨어졌다.

기억력 감퇴가 급격히 일어나고(몇 시간 또는 며칠 단위로), 동시에 성격 변화, 두통, 그리고 열이 있다면, 지금 당장 응급실로 가서 검사를 받아야 한다. 뇌 정밀검사와 더불어 요추 천자(검사를 위해 척추 부근의 체액을 뽑아내는 것)를 시행할 수도 있다. 뇌 감염, 뇌졸중, 뇌 주변 출혈, 또는 혈액 내 주요 화학물질의 불균형 등이 있을 수 있다.

얼굴에 야구공을 정통으로 맞았다.

뇌진탕은 머리에 충격을 받아 뇌가 가벼운 타박상을 입은 것

십자말 풀이 퀴즈를 풀면 치매를 예방할 수 있을까?

뇌를 꾸준히 사용하면 치매를 예방할 수 있다며 각종 논리 게임, 십자말풀이, 산수 문제로 구성된 프로그램들의 광고를 본 적이 있는가? 여러분 중에도 나이 들어 멀쩡한 정신을 유지하고 싶은 마음에 숫자 맞추기 같은 각종 퍼즐 풀이에 매달려 본 적이 있을 것이다.

아이러니컬하지만 그런 대대적인 과대 광고와, 과학자들이 오랜 시간 연구 끝에 내놓은 과학적 방식이 서로 큰 차이가 없다는 것이다. 지금까지는 특정한 방식으로 치매 발생을 예방하거나 늦출 수 있다는 명확한 증거는 나오지 않았다. 분명한 것은, 상업적으로 개발된 인지 프로그램이 신문기사를 읽거나 십자말 풀이 퀴즈를 푸는 것보다 효과가 더 좋다는 증거는 없다. 뇌 운동, 실제로 몸을 움직이는 운동, 식이요법을 병행하면 뇌의 기능을 개선할 수 있다는 일부 연구 결과는 있지만, 그 효과는 그리 크지 않다.

요약하자면 치매를 예방하는 즉효약은 없다. 그러니 가장 좋은 방법은 건강한 생활습관을 유지하는 것이다. 과일, 채소, 통곡물을 많이 먹고, 붉은 고기와 당류가 첨가된 음식은 최소한으로 섭취하고, 자주 운동하고(달리기, 자전거 타기, 또는 에어로빅 운동을 거의 매일, 하루에 최소 30분씩), 사회 활동에 열심히 참가하는 것이다.

이라 할 수 있다. 혼돈, 어지럼증, 구토, 두통, 피로, 기억력 감퇴가 흔히 동반된다. 자세한 정보는 다음 페이지 머리 부상 섹션을 참조할 것.

머리 부상

———

머리에 심한 부상을 입으면 대개는 구급차를 부른다. 물론 당사자가 기절했다면 다른 사람이 불러야 하겠지만.

하지만 머리 부상이 그리 심각하지 않은 경우라면? 그러니까 바닥에 픽 쓰러져서 지나가던 사람들이 헉 하고 놀랄 정도지만 당장 생명이 위험해 보이지는 않는다면? 스포츠 경기를 하던 중이거나 나이든 사람들이 길에서 넘어졌을 때 같이.

당연한 말이지만, 머리에 부상을 입으면 겉으로는 별 거 아닌 듯 보여도 심각한 결과로 이어질 수 있다. 그러니 나중에 후회하는 것보다 미리 조심하는 편이 낫다. 당장 응급실로 뛰어갈 것까진 없는 부상도 있긴 하다.

그렇다면 어떻게 해야 할까? 자는 동안 문제가 없는지 친구한테 봐달라고 해야 할까? 아니면 친구한테 119에 전화해 달라고 할까? (말이 났으니 말인데, 머리에 부상을 입어서 응급실에 가기로 했다면 절대 직접 운전해서는 안 된다. 당연한 소리 같지만 의외로 직접 운전하는 사람들이 많다. 한창 달리는 차 안에서 갑자기 정신이 흐릿해진다면 어떻게 될지 생각해 보시라.)

부리 부상의 유형에 대해 알아 본다.

당장 병원에 갈 것까진 없다

정신을 잃지 않았고, 부상을 입기까지의 과정이 모두 기억나고, 나이가 65세 이하이며, 혈액 항응고제(희석제)를 복용하지 않고 있고, 정말로 아무렇지도 않다. 위험한 상황은 피했을 테지만, 뭔가 좋지 않은 증상이 나타나지 않는지 누군가에게 지켜봐 달라고 해야 한다. 그러나 발작, 어지럼, 무력감, 몸을 일으키지 못함 같은 명백한 증상에서 두통, 목이 뻣뻣함, 과도한 피로감, 구토와 같은 은근한 증상이 나타나면 바로 병원에서 진찰을 받아봐야 한다. 만약 운동선수라면 쉬면서 최소한 24시간 동안 아무 증상도 나타나지 않는지 확인한다.

이럴 때 병원에 가야 한다

며칠 전에 머리를 호되게 부딪혔는데 자주 두통이 생긴다

그렇다면 뇌진탕 후 증후군일 수 있다. 처음 부상을 입은 후 며칠, 심지어 몇 주 후에 나타난다. 두통 외에도 과민함, 불안감, 우울감, 어지럼증이 생길 수 있다. 병원에 가면 뇌 정밀검사로 뇌 안이나 뇌 주변에 출혈이 있는지 여부를 확인할 것이다. 검사 결과가 정상이면 대개는 지지 요법(체력적, 정신적으로 환자를 지원해 주는 방법)으로 치료한다. 진통제로 두통을 가라앉히고, 책을 읽거나 텔레비전을 보는 등 지속적인 주의력이 필요한 활동을 피하고 되도록 자주 뇌를 휴식시킨다.

응급실에 갈 것

머리에 충격을 받은 후 두통 또는 메스꺼움/구토가 점점 더 심해진다

우리의 두개골은 사방이 막혀 있어 공간이 한정되어 있다. 그 안에서 출혈이 생기면 뇌가 눌리게 되고, 뇌가 불쾌감을 크게 인식하게 되어 두통과 메스꺼움이 생긴다. 혈관에서 새어 나온 피가 두개골 안에 축적되면 뇌는 점점 목 쪽으로 더 밀려 내려가고, 호흡 조절 같은 핵심적인 일을 못하게 되는데, 그대로 방치하면 뇌는 결국 해야 할 모든 일을 중단해 버린다.

머리를 다쳤을 때 정신을 잃었다

머리에 충격을 받는 순간 졸도했다면 빨리 검사를 받아야 한다. 치명적인 뇌출혈이 일어나면 그 자리에서 의식을 잃지만, 깨어난 후에는 어떤 이상도 느끼지 못하고 또렷한 의식을 유지하다가, 몇 시간이 더 지나면 뇌 주변에 피가 들어차면서 결국 사망에 이른다.

65세가 넘었다

나이가 들면 뇌가 오그라들어 두개골 안에서 좀더 쉽게 움직일 수 있게 된다. 또한 뇌를 둘러싼 혈관도 약해진다. 그러면 머리에 충격이 가해졌을 때 뇌가 떠밀리며 주변 혈관이 터질 수 있다. 아무 이상이 없는 것 같아도 뇌 정밀검사를 통해 출혈이 있는지 살펴봐야 한다.

혈액 항응고제를 복용하고 있다

혈액 항응고제는 뇌 안과 뇌 주변에 생명을 위협할 만한 출혈이 생길 위험을 크게 높인다. 혈관을 약화시키지는 않으나 혈액 속에 혈전이 생기는 것을 방지하므로 일단 출혈이 발생하면 피가 더 많이 흐른다. 기분이 괜찮다 하더라도 반드시 병원에서 검사를 받아야 한다.

머리를 다치기 전의 상황이 기억나지 않는다

머리에 부상을 입으면 어느 정도 기억이 사라지는 경우가 많다(기억 상실). 머리 부상으로 기억 상실이 나타날 정도라면 당연히 병원에 가야 한다. 기억 상실이 심각하여 부상을 입기 30분 이상 전의 상황이 기억나지 않는다면 뇌 정밀검사를 받아봐야 한다.

이전에 없던 무력감이나 무감각한 느낌이 든다

머리에 부상을 입었을 때, 팔이나 다리도 충격을 받아 움직이지 못하게 되는 경우가 있다. 하지만 팔다리는 멀쩡해 보여도 머리를 다치기 전처럼 제대로 작동하지 않는다면 뇌나 척수가 심각한 손상을 입었을 수도 있다. 당장 응급실로 가야 한다!

좀 높은 곳에서 떨어졌다

1미터가 넘는 높이에서 뛰어내리거나 떨어졌는데 머리를 호되게 땅이나 바닥에 찧었다면 당장 병원에서 뇌 정밀검사를 받아야 한다.

눈이 충혈되거나 아프다

글: 브라이언 J. 윈 (의학박사)

흔히 눈은 마음을 들여다 보는 창이라고 한다. 그러니 우리 눈이 벌겋게 충혈되거나, 퉁퉁 부어 오르거나, 감염되어 온통 눈곱으로 뒤덮이면 사람들이 모두 기피하게 될 것이다.

눈이 충혈되거나 통증이 있어서 이 페이지를 펼쳐 들었다면, 해결책이 나오는 부분으로 넘어가기 전에 거울을 잠깐 들여다보며 우리의 소중한 기관에 대해 좀더 알아보자. 눈동자 한가운데의 검은 동그라미는 동공이라고 한다. 그것은 어둠과 반응하면 더 커지고 더 많은 빛을 받아들이려고 한다. 두렵거나 겁이 나도 동공이 커진다.(포커판이나 고스톱판에서 이 정보를 유용하게 써먹어 보자.) 빛은 동공을 통과하여 수정체에 의해 초점이 맞혀진다.

동공을 둘러싼 동자 부분은 홍채라고 하고, 홍채 주변의 하얀 부분은 공막(흰자위)이라고 한다. 사람들이 눈을 칭찬할 때면 주로 홍채 부분을 언급한다. "참으로 깊고 꿰뚫는 듯한 '동공'을 가지셨군요!"라는 식의 찬사는 하지 않는다. 결막이란 흰자위 위와 아래 눈꺼풀 안쪽 가장자리를 덮는 얇은 막을 말한다.

혈관이 부어 오르거나 터지면 눈이 벌겋게 된다. 가장 흔한 원인은 눈이 건조하거나, 알레르기 때문이거나, 눈이 피로해지거나, 콘택트 렌즈를 너무 오래 끼었기 때문이다. 유감스럽게도 눈이 충혈되거나 통증이 있는 증상이 때로는 심각하고 시력을 위협하는 상태를 나타내기도 한다. 가령 급성 녹내장(눈의 압력 상승)이 생기면 눈이 벌겋게 되고 고통스러우며, 시력이 급속히 떨어져 영구적인 시력 상실을 유발할 수 있다.

그렇다면 눈이 충혈되거나 아프면, 스스로를 격리한 채 가급적 눈에 손을 대지 않고 손을 자주 씻어야만 할까? 그리고 안약을 넣어야 할까? 그렇다면 안약은 어떤 종류를 택해야 할까? 그냥 아무 대책 없이 선글라스를 끼고 출근해도 괜찮을까? 아니면 기겁을 하면서 안과를 찾아가야 할까? 다음의 경우를 살펴 보도록 하자.

당장 병원에 갈 것까진 없다

컴퓨터 화면을 오래 보거나, 책을 오래 읽거나, 몇 시간 정도 운전을 하고 나면 눈 주변이 아프고 두통이 찾아오며 초점을 맞추기가 어렵다

눈 피로, 또는 눈 긴장은 오랫동안 한 곳에 초점을 두면 눈 수정체 주변 근육이 피로해지거나 경련을 일으키기 때문에 생긴다. 여러분의 눈은 여러분의 노예가 아니며, 정기적으로 휴식을 취할 자격이 있다. 불빛이 희미한 공간에서 일을 하고 있거나 거의 언제나 피곤함을 느낀다면, 눈 긴장을 더욱 자주 경험하게 될 것이다. 또한 일을 하거나 무언가를 읽을 때 눈을 충분히 깜박이지 않는 사람이 많은데, 이러면 눈 건조가 생긴다. (말 나온

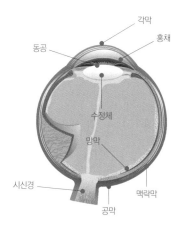

〈눈의 구조〉

김에 지금 한 번 눈을 깜박이시라!)

적어도 30분에 한 번씩은 눈을 쉬게 해야 한다. 자리에서 일어나 걸어 다니며 눈으로는 먼 곳의 물체를 본다. 그리고 작업 공간에 밝은 조명을 설치하되 눈부심은 최소한으로 줄인다. 눈이 건조하다면 처방전 없이 살 수 있는 인공눈물을 하루에 두세 번 사용한다.(이보다 더 자주 인공눈물을 사용한다면 방부제가 없는 상품을 택해야 자극을 줄일 수 있다.) 충혈을 줄여준다는 안약은 눈을 더 자극할 수 있으므로 가급적 쓰지 않도록 한다. 자극이 심하게 느낀다면 안과를 찾아 정밀검사를 받아본다. 처방 맞춤 안경을 쓰는 것이 유일하게 효과적인 해결책일 수도 있다.

눈이 충혈되고 부어 올랐으며 열, 인후염, 또는 콧물이 있다

감기에 걸리면 눈이라고 성할 리 없다. 콧속에 끈적한 점액이 가득 차면 눈 주변의 혈관을 눌러 충혈시킨다. 붓기에는 소염제(이부프로펜 /애드빌 등), 충혈완화제(슈도에페드린 /가성에페드린), 식염수 비강 스프레이 등으로 가라앉힐 수 있다. 증상이 일주일 넘게 계속되면 병원을 찾는다.

눈이 충혈되고 가려우며 눈물이 흐르고, 다크 서클이 생기면서 콧물이 나온다

알레르기 때문에 결막이 자극을 받는 알레르기성 결막염일 가능성이 있다. 알레르기를 일으키는 원인으로는 꽃가루, 먼지, 반려동물의 털이나 각질, (수영장에 다니는 경우) 염소, 담배 연기 등이 있다. 콘택트 렌즈를 낀다면 렌즈 용액에 알레르기가 있을 수 있다. 되도록 알레르기를 일으키는 원인을 피하고, 처방전 없이 살 수 있는 항히스타민제(로라타딘, 세티리진, 레보세티리진)나 비강 스프레이(플루티카손)를 써본다. 증상이 계속되면 처방전 없이 살 수 있는 알레르기 안약(케토티펜)을 넣어보는 방법도 있다. 안과를 찾으면 의사가 좀더 강한 항알레르기 안약이나 스테로이드 안약을 처방할 수도 있다.

눈꺼풀에 뾰루지가 생겼다

눈꺼풀의 기름샘이 막히면 뾰루지, 즉 다래끼가 생길 수 있다. 이 거추장스러운 것을 콕 터뜨려 버리고 싶은 마음이 간절하겠지만 그래서는 안 된다. 다시 한 번 말하지만, 절대 안 된다. 눈을 다칠 수 있고, 감염될 가능성이 높아진다. 붓기를 가라 앉히려면 온열 압박법이 좋다. 작은 수건을 따뜻한 물에 적셔 짠 다음 눈을 감고 눈꺼풀에 올려놓고 10분 정도 기다린다. 며칠에 걸쳐 몇 시간에 한 번씩 해준다. 눈 화장이 지워질까 걱정이라면, 면 양말 한 짝에(물론 깨끗한 양말로!) 생쌀 몇 줌을 넣고 목 부분을 꽉 묶은 다음 쌀이 뜨끈해질 때까지(너무 뜨겁게는 안 된다!) 전자레인지에서 10초~20초 돌린 후 눈에 올려놓는다. 쌀의 온기는 10분 정도 지속될 것이다.

눈 흰자위 부분에 피가 보인다

안구에 있는 작은 혈관이 터져 결막 아래쪽에 출혈이 생기는 결막 출혈일 수 있다. 친구들에게는 마치 싸우다 돌아온 것처럼 보일 수 있지만 보기보다는 크게 심각하지 않다. 기침을 심하게 하거나, 구토를 여러 번 하거나, 눈을 너무 많이 문지르면 눈 주변 혈관의 압력이 높아져서 결막 출혈이 생길 수 있기 때문이다. 때로는 아무 이유도 없이 흰자위에 피가 맺히기도 한다. 처음 발생하고 이틀 정도는 피가 계속 나기 때문에 더 끔찍스러워 보이지만, 2주일 안에 사라진다. 시간이 지나도 피가 계속 보이거나, 머리에 부상을 입은 후 출혈이 생겨 두통이 뒤따른다면 병원을 찾아야 한다.

눈 밑이 어둡고 부은 것 같이 부풀어올랐다

눈 밑의 다크 서클은 피부 아래의 혈관이 커져서 생긴다. 피로, 알레르기, 눈을 자주 비비는 버릇이 있으면 다크 서클이 생겨 심술궂은 너구리 같은 인상이 된다. 눈 밑이 불룩한 것은 유전일 수도 있으니, 가족 사진 앨범을 꺼내 누가 이런 유산을 물려주었는지 확인해 보는 것도 좋을 것이다. 붓기를 가라앉히고 변색된 부분을 없애려면 냉 찜질이 좋다. 수건을 차가운 물에 적셔 꼭 짠 다음 눈에 올려 놓고 10분간 기다린다. 그래도 효과가 없으면 피부과에서 레이저 요법 등으로 혈관을 축소하는 시술을 받을 수도 있다.

하루 종일 콘택트 렌즈를 끼는데, 일과를 마칠 때 즈음이면 눈이 뻑뻑하고 충혈된다

렌즈 용액이나 렌즈 자체가 눈에 맞지 않으면 눈이 따끔거리고 콘택트 렌즈 때문에 안구 건조증이 생길 수 있다. 먼저 렌즈 용액을 점검해 본다. 렌즈 세척과 보존을 겸하는 다목적 용액을 쓰고 있는 경우 페록사이드(과산화물) 기반 용액으로 바꾸면 뻑뻑함이 완화될 수 있다. 두 번째로는 렌즈를 끼기 전에 윤활유 안약을 발라본다. 세 번째, 1주나 2주 간격으로 교체하는 렌즈를 사용 중이라면 의사와 상의해서 1회용 렌즈를 써본다. 네 번째, 아무리 피곤하고 귀찮더라도 절대로, 절대로 콘택트 렌즈를 낀 채로 잠들어서는 안 된다. 눈이 더욱 건조해지고 감염 위험성이 크게 높아진다. 마지막으로, 콘택트 렌즈를 꼈을 때 눈이 뻑뻑하고 따갑다면 렌즈를 빼내고 눈에 휴식을 주어야 한다!

담배에 불을 붙이면 눈이 충혈되고, 따갑고, 아프다

담배의 독성 가득한 연기와 그 외에 긴장을 완화시키는 물질들이 눈에 들어가면 자극을 일으키는 것은 그리 놀랍지 않다.(담배를 많이 피는 사람들의 눈이 충혈된 것은 책을 많이 읽어서가 아닐 가능성이 높다.) 흡연을 하면 백내장이 생길 가능성도 높아진다.(백내장은 수정체가 흐려져서 시력이 떨어지는 질환이다.)

이럴 때 병원에 가야 한다

눈이 뻑뻑하고 건조하다

안구건조증은 상당히 많은 사람들이 겪는 증상으로, 특히 여성, 노년층, 콘택트 렌즈 사용자에게 주로 나타난다. 항히스타민제, 에스트로겐, 몇몇 항우울제, 니코틴산, 아미오다론(부정맥 치료제) 등 많은 의약품이 안구건조증을 악화시킨다. 안구건조증 외에도 충혈, 가려움, 빛에 대한 민감성 증가, 마치 눈에 머리카락이나 작은 모래가 들어 있는 듯한 따끔한 느낌 같은 증상이 따를 수 있다. 몇 가지 간단한 해결책으로 증상이 나아질 수 있는데, 그 첫 번째는 하루에 서너 번 정도 방부제 없는 인공눈물을 넣어 주는 것이다. 두 번째는 충혈완화제가 들어간 안약을 피하는 방법이다. 지금 느끼는 증상들을 없애려고 이런 안약을 쓰면 증상이 더욱 악화될 수 있다. 세 번째로, 안경을 써서 건조한 공기에서 눈을 보호한다. 마지막으로, 침실이나 근무 장소에 가습기를 켜 둔다. 그래도 증상이 계속되면 병원에서 안약을 처방 받는 것이 좋다.

임신 중이다

임신을 하면 호르몬 변화로 눈에 핏발이 서고,(특히 콘택트 렌즈를 낀다면) 가렵거나 따갑고, 빛에 민감해진다. 일단 산부인과 담당의에게 증상을 알려야겠지만, 아기가 태어나면 증상이 사라질 것이다.(물론 밤을 새면서 아기를 돌보고 수유를 하다 보면 눈이 좀 아팠던 것 따위는 까맣게 잊어버리기도 할 것이고.)

눈 한쪽이나 양쪽이 충혈되고 약간 통증이 있으며, 분비물이 좀 있으나 시력에는 변화가 없다

'핑크 아이(pink eye)'이라고도 하는 유행성 결막염 증세일 가능성이 있다. 흔하면서도 전염성이 높은 질환으로 박테리아 감염, 바이러스 감염, 또는 알레르기 자극이 원인이다.(결막염은 어찌나 전염성이 높은지 심지어 안과에 갔다가 걸리기도 한다.) 눈에서 나오는 분비물은 밤 사이에 눈 주변에 쌓여서 아침이면 눈꺼풀이 안 떨어질 정도이다. 결막염 중에서 가장 심한 질환은 박테리아성 결막염으로, 하루 종일 끈적거리고 고름 비슷한 분비물이 눈에서 계속 나온다. 누렇고 끈적한 분비물이 눈물처럼 계속 나온다면 안과에 가서 항생제 안약을 처방 받아야 한다. 분비물이 맑은 편이고 통증도 별로 없다면 항히스타민제 안약(약국에서 살 수 있는 나파졸린)을 넣고 차가운 물에 적신 수건으로 닦아주는 정도로도 증상이 나아질 수 있다. 다른 사람에게 전염되지 않도록 손을 자주 씻는 것도 잊지 말자.

응급실에 갈 것

눈에 심한 통증이 느껴진다

눈의 각기 다른 부위에 악영향을 미치는 무서운 것들이 한꺼번에 발생하면 눈에 갑작스러운 통증이 느껴질 수 있다. 이 정도면 시력을 상실할 위험이 있으니 병원 문이 닫히기 전에 안과 의사를 만나야 한다.(오늘 안에 진료를 받기 힘들다면 응급실로 갈 것.)

갑자기 앞이 안 보이거나 (술을 많이 마신 직후도 아닌데) 하나의 물체가 두 개로 보인다

이전의 상태로 돌아가고 싶다면 지금 당장 응급실로 가야 한다. 갑자기 앞이 안 보이는 증상은 눈에 혈액을 공급하는 동맥이 막혀서일 수 있으며, 그렇다면 90분 내에 치료를 받아야 한다. 물체가 두 개로 보인다거나 하는 시야 변화 역시 뇌졸중이나 뇌출혈처럼 생명이 위급한 증세가 뇌에 발생했을 가능성을 뜻한다.

눈이 충혈되고 눈꺼풀 위쪽에 통증이 있으며, 시야가 흐릿하고, 메스껍고, 빛을 바라보면 그 주변에 후광 같은 것이 보인다

눈 안의 압력(안압)이 갑작스럽게 급격히 상승해서 생기는 급성 녹내장일 가능성이 있다. 시력을 영원히 잃지 않으려면 한시라도 빨리 안압을 낮추는 치료를 받아야 한다. 당장 안과나 응급실로 갈 것.

한쪽 눈이 부어 오르고 눈을 돌리려 하면 통증이 느껴진다. 시야도 좀 흐릿해진 것 같다 세균성 감염 질병인 '안와 봉와직염'일 수 있다. 눈 주변에 박테리아 감염이 심해진 질환으로, 눈 근처의 부비강 감염이 안구까지 도달해서 생긴다. 당장 병원에서 진단을 받고 항생제 치료를 받아야 한다. 심한 경우 수술을 해야 할 수도 있다.

두통과 눈 통증이 있고, 눈 주위에 물집이 잡히는 발진이 있다(대상 포진)

대상 포진 중에서도 특히 안 좋은 유형의 대상 포진일 수 있다. 아마도 어린 시절부터 여러분의 몸에 숨어 살고 있는 수두 바이러스가 다시 활동을 시작하면서 고통스러운 발진을 일으켰을 것이다. 발진은 몸의 어느 부위에나 일어날 수 있지만 눈 주위에 생기면 시력에 악영향을 미칠 수 있다. 처음 나타나는 증상은 두통과 눈 주위가 얼얼하고 따끔거리는 느낌이다. 통증이 심하면 바늘로 찌르는 듯한 극심한 통증이 따른다. 그런 다음 발진이 일어나고, 이 때문에 눈이 충혈되고 눈꺼풀이 처지기도 한다. 한시라도 빨리(72시간 이내) 항바이러스 약품을 투여하고, 시력 상실을 막기 위해 스테로이드 치료를 받아야 할 수도 있다. 대상포진은 미리 백신 접종을 하면 70%이상 예방률을 보이는 것으로 알려져 있다.

청력 손상과 귀 통증

글: 제이슨 A. 모츠 (의학박사)

출퇴근길이나 운전 중에 볼륨을 한껏 높이고 음악을 듣는가? 스피커 볼륨이 항상 가장 높은 숫자에 고정되어 있는가? 사람들과 대화할 때 "뭐라고?" "방금 무슨 말 했어?"가 입버릇처럼 나오는가?

귀는 자세히 들여다보면 좀 웃기게 생기긴 했어도 복잡다단한 기관이고 심하게 저 평가를 받는 기관이기도 하다. 귀가 너무 크거나 작다, 또는 귀 모양이 이상하다는 평가를 하거나 들은 적은 있어도 귀 크기나 모양에 대해 긍정적인 말을 들어 본 적은 아마 없을 것이다. 특이하게 남다른 귀로 기억되는 캐릭터만 해도 〈아기코끼리〉 덤보와 〈반지 제왕〉의 골룸이 있다.

우리의 귀는 세 가지 부분으로 나눌 수 있다. 바깥귀, 즉 '외이(external ear)'는 손가락이나 면봉으로 후빌 수 있는 부분이다. (말이 났으니 말인데 하지 말아야 할 행동이다.) 음파는 외이를 거쳐 들어가서 고막에 부딪혀 진동하게 만든다. 고막 바로 뒤는 '중이(middle ear)' 부분으로, 그런 진동을 증폭시키는 작은 뼈들이 있다. 중이 바로 뒤쪽은 '내이(inner ear)' 부분으로, 증폭된 진동을 뇌가 인식할 수 있는 전기적 및 화학적 신호로 바꾼다.

귀에 문제가 생기면 청력 감퇴 외에도 극심한 통증이 발생하고, 윙윙거리는 소리가 계속해서 들리며(이명), 귀가 자주 먹먹해지고, 방 안이 빙글빙글 도는 느낌(어지럼증)이 들 수 있다.

귀에 무엇이 들어찬 듯 먹먹해지고 소리가 잘 안 들리면 귀지를 파내는 것으로 해결이 될까? 아니면 많은 돈을 들여서 비싸고 좋은 보청기를 사야 할까? 머릿속에서 자꾸만 들려오는 소리는 우리 양심의 소리일까, 아니면 MRI를 찍어보고 뇌종양이 있는지 확인해야 한다는 신호일까?

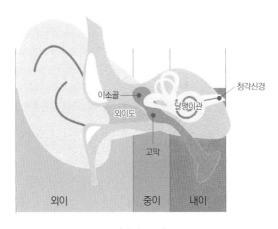

〈귀의 구조〉

당장 병원에 갈 것까진 없다

귀가 자주 먹먹해진다

중이는 폐쇄된 공간으로, 중이의 압력이 몸 바깥의 기압과 달라지면 귀가 먹먹해지고 심지어 통증도 느끼게 된다. 중이는 이런 압력 차이를 해소하기 위해 목구멍 뒤쪽을 열어(우리의 귀가 이런 일을 한다면 믿어지지 않겠지만 사실이다) 공기를 내보내거나 들여온다. 이때 공기가 지나다니는 관을 유스타키오관이라고 하는데, 하품을 하거나, 무엇을 삼키거나, 코를 두 손가락으로 쥐어 콧구멍을 막은 채로 숨을 내쉬면 유스타키오관이 열린다. 속도 빠른 엘리베이터를 탔을 때나 비행기가 착륙할 때 기압이 빠르게 바뀌고 귀가 이에 적응하려 하면서 귀가 먹먹해지는 현상을 느껴보았을 것이다. 감기가 들었을 때도 통증과 함께 귀가 자주 먹먹해지는데, 유스타키오관이 부어 오르거나 점액으로 막혀버리기 때문이다. 충혈완화제(가성에페드린)과 항염증성 약품(이부프로펜)을 복용하면 유스타키오관을 뚫는 데 도움이 된다. 그래도 증상이 나아지지 않으면 비강 스프레이를 써 보되, 하루나 이틀 정도만 사용한다.(이 이상 길게 쓰면 내성이 생겨 계속 사용해야만 한다.)

이럴 때 병원에 가야 한다

턱과 귀에 통증이 있다

치아와 턱이 아프면(귀 자체에는 아무 문제가 없더라도) 귀를 포함하여 얼굴 전체로 통증이 번져나갈 수 있다. 매일 아침 눈을 뜰 때마다 턱과 귀가 같이 아프다면 밤에 이를 심하게 가는 것이 원인일 수 있으니 마우스 피스를 끼고 자는 방법을 고려해

봐야 한다. 반면 턱이 자주 얼얼해지거나 딱딱 소리가 난다면 턱 관절 질환이 있을 수 있으니 이비인후과에 가보는 것이 좋다.(턱 관절 질환은 보통 턱과 두개골을 잇는 관절이 어긋나서 생긴다.) 턱과 귀의 통증이 계속되고 시간이 지날수록 악화된다면 감염 때문일 수 있으니 빨리 진료를 받아봐야 한다.

청력이 좀 감퇴했고 귀에 무엇이 들어찬 듯한 느낌이 든다

귀지는 더러워 보이지만 외이도, 즉 귓구멍을 상처와 감염에서 보호하는 역할을 한다. 귀지가 쌓이면 자연스럽게 배출되지만, 때로는 귓구멍 안에 그대로 축적되어 아예 막아버리기도 한다. 그러면 귀에 무엇이 들어찬 느낌이 들고, 청력이 감퇴하고, 귀가 가려우며, 윙윙 소리가 들리고,(귓구멍이 자극되기 때문에) 기침이 난다.

면봉으로 귀를 후비는 것은 귀지를 귓속으로 더 깊이 밀어 넣어 단단한 덩어리로 뭉치게 하기 때문에 아주 좋지 않은 방법이다. 보청기나 귓속으로 넣는 커널형 이어폰도 귀지가 귀 밖으로 나오지 못하게 방해한다. 게다가 나이가 들면 점점 더 단단하고 메마른 귀지가 만들어지므로 귀 밖으로 나오기가 쉽지 않다. 그 결과 노년층의 거의 3분의 1은 전문가의 손길로 귀지를 주기적으로 제거해야 한다. (손톱과 발톱을 제때 깎고 손질하듯이 귀지 제거도 몸단장 일정에 포함시키는 것이 좋다.)

귀지를 제거하기 위해 주기적으로 전문 케어를 받아야 한다면, 의사에게 처방전 없이 살 수 있는 귀 물약을 3~4주마다 한 번씩 넣어 귀지가 많이 쌓이는 것을 방지하는 방법은 어떨지 문의해 본다. 귀 물약을 이보다 자주 쓰면 귓구멍을 심하게 자극할 수가 있으므로 반드시 의사와 상의해야 한다.

귀가 가렵고 분비물이 나오며, 귓불을 잡아당기면 통증이 심하다

귓구멍 바깥쪽(외이도)이 감염된 외이염일 가능성이 있다. 귀가 계속 젖어 있으면 나쁜 박테리아가 번식하기에 완벽한 환경이 되므로, 수영 선수나 수영을 즐기는 사람들에게 흔한 질환이다. 또한 귀지를 자주 후벼내는 사람도 외이도가 감염되기 쉬운데, 귀를 자주 후비면 귓구멍 피부에 작은 상처가 생기고 그 안에 박테리아가 들어앉기 때문이다.(앞에서도 말했지만 귀지는 감염을 막는 역할을 하는데, 귀지가 약산성이어서 박테리아와 곰팡이가 번식하기 어렵기 때문이다.)

외이도가 감염되면 병원에 가서 항생제 귀 연고(스테로이드도 포함될 수 있음)을 처방 받는 것이 좋다. 치료하지 않고 방치하면 감염이 악화되어 귀 주변과 심지어 두개골에까지 번질 수 있다. 당뇨병이 있는 노년층과 면역체계 활동을 억제하는 약을 복용하는 사람일수록 위험하다.

외이도 감염을 자주 겪는다면 샤워를 하거나 수영을 한 후 수건으로 외이의 물기를 깨끗이 닦는 것이 중요하다. 수영 선수라면 의사와 상의하여 수영 선수용으로 나오는 알코올 기반 귀 물약을 써서 외이를 건조하게 만드는 방법을 고려해 본다(이 물약은 약국에서도 구할 수 있다).

중요한 것은, 귀의 외이 부분이 가렵거나 아프다고 해서 무조건 감염인 것은 아니다. 귀 부위의 피부에 습진이나 건선(마른 버짐)이 있어도 비슷한 증상이 나타난다. 극히 드물지만 귓구멍에 피부암이 발생하여 통증과 더불어 피 섞인 분비물이 나오기도 한다.

열이 나고 귀에 극심한 통증이 있다(중이염)

바이러스, 박테리아, 곰팡이 감염으로 생기는 중이염일 가능성이 있다. 감염은 대개 목구멍이나 코/비강에서 시작하고, 결국 귀에 체액이 쌓이면서 귀가 감염된다.

중이염은 유아기에 아주 흔한데, 이 시기의 유스타키오관(중이와 목구멍을 연결하는 관)은 성인에 비해 작고 방향도 다르기 때문에 '체액 배출'이 잘 되지 않는다. 그래서 박테리아가 중이를 막아버려 감염을 일으키기 쉽다. 나이가 들어 유스타키오관이 성숙하면 중이가 감염될 가능성이 낮아진다. 외이염에 비해 중이염은 귓속 깊숙한 곳에서 통증을 일으키며, 누우면 통증이 더 심해지고, 청력이 감퇴할 위험도 더 커진다.

통증이 있으면 이부프로펜(8시간마다 400~600밀리그램), 나프록센(하루에 두 번, 220~500밀리그램) 같은 비 스테로이드성 소염진통제 및 항염증제를 복용한다. 귀 바로 뒤쪽의 뼈에까지 확산되는 감염인 '유양 돌기염', 안면 신경 자극, 청력 감퇴 같은 위험한 합병증을 막기 위해 항생제를 먹어야 할 수도 있다. 오늘 중으로 병원에서 진료를 받아보기를 권한다.

집에서 제발 텔레비전 볼륨 좀 낮추라는 잔소리를 듣고, 밖에서 식사를 할 때면 일행들 대화가 잘 안 들려 따라가기가 어렵다

청력 감퇴의 원인은 나이가 들었거나(노인성 난청), 큰 소음에 자주 노출되었거나, 귀에 손상을 주는 의약품을 사용했거나, 기타 몇 가지가 있다. 고혈압, 당뇨병, 흡연 이력이 있으면 귀로 가는 동맥이 좁아지기 때문에 청력이 감퇴할 위험이 더 높다. 접시나 수저가 달그락거리는 소리가 많이 나는 식당처럼 주변 소음이 많은 장소에서는 청력이 더 떨어지게 마련이다. 병원에 가서 정밀한 귀 검사를 통해 귀지 등 문제가 될 만한 요소를 제거하거나, 청각 전문가에게 철저한 청력 검사를 받아봐야 한다. 보청기를 사용하는 방법도 고려해 볼 수 있다. 청력이 나쁘면 사회 생활에서 고립되고 우울증이 올 수 있다. 요즘 보청기는 아주 작아서 눈에 잘 띄지 않으며 스마트폰과 바로 연결될 수도 있다. 귀에서 윙윙거리는 소리가 들리는 증상도 보청기를 끼면 완화될 수 있다. 보청기가 소용이 없는 경우라면 내이 깊숙이 전기 장치를 이식하는 달팽이관 이식 수술을 고려할 수도 있다.

귀에서 윙윙 거리거나, 끊임없이 울리는 소리가 들린다(이명)

이명은 한쪽 또는 양쪽 귀에서 윙윙, 또는 울리는 소리가 들리는 증상이다. 큰 소음에 노출되면 내이가 손상되어 청력이 감퇴하면서 이명이 생길 수 있지만, 때로는 별다른 이유 없이 발생하기도 한다. (여기서도 빠질 수 없는) 흡연자와 노년층은 이명이 생길 가능성이 더 높다. 사실 이명은 노년층에게 꽤 흔한 질

환이며 나이가 들면서 생기는 노인성 난청과 연관이 있다. 드물기는 하지만 혈관 이상(이 경우는 귀에서 쿵쿵 하는 소리가 난다), 귀 종양, 목, 턱, 또는 머리에 생긴 질환이 이명의 원인이 되기도 한다. 한쪽 귀에만 이명이 들리는 비대칭 이명은 해당 귀에 특정한 문제가 있을 가능성이 크므로 이비인후과에 가서 진찰을 받아봐야 한다. 급작스럽게 이명이 들리면서 어지럼증이 느껴지는 현상도 즉시 의사의 진찰이 필요하다. 이명은 아주 짜증스럽고 괴로운 증상이므로, (콘서트나 야구 경기장 같은) 큰 소음이 많은 장소에 가게 될 때면 귀마개를 착용하고, 헤드폰을 쓸 때면 볼륨을 80퍼센트 이하로 줄여 이명을 예방한다. 이미 이명 증상을 겪고 있다면 병원을 찾는다. 증상에 따라 청력 검사를 받거나 머리 MRI를 찍어봐야 할 수도 있다.

이전에 먹지 않던 약을 몇 주 동안 먹고 있는데 청력이 감퇴했다

의약품 중에는 청력 감퇴, 이명, 어지럼증을 유발하기도 하는데, 복용을 중단하면 이런 증상들은 대개 사라진다. 하지만 몇몇 의약품, 특히 심각한 감염 치료용으로 사용하는 아미노글리코사이드 계열의 항생제(젠타마이신, 토브라마이신, 네오마이신)는 보다 영구적인 손상을 유발할 수도 있다. 의사는 이런 약을 처방할 때면 복용량을 면밀하게 통제한다. 시스플라틴(항암제), 플루러유러실, 질소 머스터드, 블레오마이신 같은 일부 화학 요법의 암 치료제 또한 영구적인 청력 손실을 일으킬 수 있다.

귀에 일시적인 부작용을 일으키는 의약품으로는 항생제인 에

리트로마이신 또는 테트라시클린(폐렴과 여드름 치료에 사용), 푸로세미드 같은 이뇨제, 말라리아 치료제인 클로로퀸과 키니네가 있고, 고용량 아스피린을 많이 복용했을 때에도(325밀리그램짜리 알약을 하루에 16개 이상 복용) 부작용이 있을 수 있다. 아세트아미노펜 성분의 타이레놀이나 이부프로펜 을 오랫동안 일주일에 두 번 넘게 복용하는 것도 청력 감퇴 및 이명과 연관이 있다. 하지만 이들 약품 복용을 중단하기 전에 반드시 의사와 상의해야 한다.

청력이 감퇴하고, 한쪽 귀에서 윙윙 소리가 나고, 자주 어지럽다(메니에르병)

어지럼증이 최소 20분에서 길게는 몇 시간까지 계속되고, 청력이 감퇴하고, 귀에서 윙윙 소리가 나는 이명이 생겼다면, 메니에르병일 가능성이 있다. 메니에르병은 대개 20대에서 40대에 발생하며, 내이에 있는 체액의 압력이 과도하게 높아지는 것이 원인이라고 여겨진다. 압력을 높이는 원인으로는 짠 음식, 카페인, 알코올, MSG, 스트레스, 흡연이 거론된다. 병원을 찾으면 특정 이뇨제를 처방해 줄 것이고, 약과 함께 저염식을 병행하면 귓속의 압력을 낮추어서 증상을 완화하는 데 도움이 된다. 메니에르병보다 더 심각한 질환, 가령 동맥류(혈관 확장), 종양, 다발성 경화증은 아닌지 뇌 MRI를 찍어봐야 할 수도 있다.

응급실에 갈 것

갑자기 귀가 안 들리거나 귀에 극심한 통증이 느껴진다

내이가 감염되었거나, 귀로 가는 동맥 중 하나가 막혔거나, 고막이 파열되었을지 모른다. 원인에 따라 적절한 치료를 받으려면 지금 당장 진료를 받아야 한다.

귀에 통증이 느껴지고, 두통이 있고, 목이 뻣뻣하다

귀의 감염이 두개골까지 번져서 뇌막염(뇌를 둘러싼 바깥 부분에 염증이 생기는 질환), 혈액 응고(뇌에서 혈액이 나가는 혈관에 혈전이 생김), 뇌 자체가 감염되었을 가능성이 있다. 응급실로 가야 한다.

목에 혹 또는 멍울이 있다

————

목은 딱딱한 두개골과 흉곽을 부드럽게 이어주는 비교적 물렁한 부위이다. 목 안쪽으로는 척수, 머리 부위에 피를 공급하고 또 빼내는 주요 혈관들, 입과 위를 연결하는- 식도, 입과 허파를 연결하는- 기도, 신진대사를 조절하는- 갑상선, 칼슘 농도를 조절하는- 부갑상선, 면역세포가 들어 있고 사슬이 여러 줄모인 듯한 생김새의 -림프절이 있다. 이 모든 것들이 모여 있기에 오랫동안 목은 우리 목숨을 빠르게 끊으려는 굶주린 포식자에게 군침이 흐르는 완벽한 목표물이었다.

목은 뼈로 둘러싸인 부위가 아니기에 혹이나 멍울이 있을 경우 만져 보면 쉽게 알 수 있다. 가끔은 이전부터 단단한 부분이 있었는데 얼마 전에야 목을 만지다가 우연히 알아차리기도 한다. 예를 들어 목 아래, V자형 부분을 만져 보면 연골로 된 여러 개의 고리가 있는 후두가 느껴진다. 남자인 경우는 무언가를 삼킬 때마다 목 중앙에서 오르락내리락하는 목젖도 있다.

하지만 그 외의 다른 혹이나 멍울이 있으면 흔해 빠진 감기에서 본격적인 암 덩어리까지 질환이 있다는 증거인지도 모른다. 그렇다면 그저 대책 없이 이 혹이나 멍울이 저절로 사라지기만을 바라야 할까, 아니면 병원으로 달려가 조직검사를 받아봐야 할까?

당장 병원에 갈 것까진 없다

(이전, 또는 최근에) 감기 증상이 있었고, 열, 기침, 인후염, 또는 콧물, 그리고 목에 말랑한 멍울이 몇 개 만져진다

목에 멍울이 만져질 때 가장 흔하고도 덜 위험한 질환은 기도 위쪽 즉 상기도 감염이다. 흔한 감기나 '전염성 단핵증'같은 급성 바이러스 감염 질환이 가장 유력한 용의자다. 이때 생기는 멍울은 면역세포의 덩어리인 림프절이 감염에 대응하여 부어 오른 것으로, 만져보면 아프다. 부어 오른 림프절은 대개 말랑하고, 제자리에서 조금 움직일 수 있으며, 목의 양쪽에 나타난다. 항생제를 복용해야 하는 경우는 드물고, 1주일이나 2주일 안에 정상으로 돌아온다. 멍울이 1센티미터 넘게 크고 2주일이 넘었는데 사라지지 않는다면 목 정밀검사를 받아볼 필요가 있다. 주의 할 점은 콘돔을 쓰지 않고 성관계를 맺거나 정맥에 주사하는 마약을 사용하는 등 HIV(인체 면역결핍 바이러스) 감염 위험이 높은 생활을 하고 있거나, 열, 두통, 목 따가움, 목에 말랑한 멍울 같은 증상이 함께 나타난다면, 최근에 HIV에 감염되었을 수도 있다. (자세한 정보는 다음 페이지를 참조할 것.)

이럴 때 병원에 가야 한다

어릴 때부터 목 중앙에 작은 멍울이 있고, 혀를 내밀면 위쪽으로 올라간다

가끔은 설계도대로 건물이 만들어지지 않을 수도 있다. 이 경우는 태아 때 발달 과정에서 사소한 오류가 생겨 '갑상선과 혀의 물혹(갑상설관 낭종)'이라는 이름의 둥그런 구조물이 생긴 것이다. 이런 유형의 낭종(물혹)은 목 한가운데쯤, 턱에서 4~5센티미터 아래에 위치하고, 혀에 연결되어 있어 혀와 함께 움직인다. 목을 정밀 검사하여 '갑상설관 낭종'임을 진단할 수 있고, 감염이 쉽게 되므로 대개는 제거한다.

목 중간쯤에 혹이 만져지고, 항상 덥다는 느낌이 들며, 굳이 의도하지 않았는데도 체중이 줄었다

갑상선이 커져서 목 부위가 부풀어 오르는 '갑상선종'증상이거나, 갑상선에서 림프 결절이 생겼을 가능성이 있다. 갑상선은 우리 몸의 신진대사를 조절하는 역할을 한다. 비정상적인 결절이 생기면 갑상선 호르몬의 생성이 조절되지 않아 신진대사가 과도하게 촉진된다. (반면에 커진 갑상선이 정상적인 갑상선에 비해 일을 덜 하는 바람에 신진대사가 느려져서 체중이 늘고 쉽게 피로해지는 경우도 있다.) 병원에 가서 혈액 검사와 목 초음파를 받아본다. 혹이 1센티미터보다 크다면 조직 검사가 필요할 수도 있다.

목에 비교적 단단하고 딱딱한 혹이 한 개 또는 그 이상 만져지고, 최근에 멕시코, 인도, 동남아시아, 또는 사하라 사막 이남의 아프리카에 다녀온 적이 있다

호화로운 휴양 시설을 골라서 다녔는지, 아니면 현지인의 삶을 느끼기 위해 현지인들이 사는 주거지에서 먹고 자면서 여행했는지? 일반 단체 관광객들이 가지 않는 곳으로 다녔다면 폐결핵에 걸렸을 가능성이 있다. 폐결핵의 흔한 증상은 열이 나고, 밤에 식은땀을 흘리고(야한증), 체중이 줄어들고, 고질적으로 기침이 나는 것이다.(이런 증상이 나타난다면 대중교통을 이용하지 말고 당장 병원으로 가야 한다.) 하지만 어떤 폐결핵 균은 목에 있는 림프절만을 감염시키기도 한다. 이런 경우는 부어 오른 림프절을 떼어내어 검사해 봐야 정확하게 진단할 수 있다.

목에 돌처럼 딱딱한 혹이 있고, 제자리에서 움직이지 않는다

딱딱한 멍울 같은 것이 목 한쪽에 단단하게 붙어 있다면 암 덩어리일 가능성이 있다. 오랫동안 담배를 피웠거나 술을 과도하게 마셨다면 머리와 목에 암이 발생했을 위험이 커진다. 병원에 가서 신체검사를 받고, 목 정밀검사도 받아보는 것이 좋다.

이미 암 판정을 받았다

암은 흔히 림프절로 전이되고, 특히 목에 있는 림프절에 전이된 다음 다른 기관으로 퍼지는 경우가 많다. 검사를 통해 암이 진행되고 있는 것인지 판단해야 하기 때문에 지금 즉시 담당의

에게 알려야 한다.(림프절에 있는 세포가 얼마나 활동적인지를 알아보는 PET 스캔 등의 검사를 거치게 된다.)

고열이 계속되고 목에 특히 커다란 혹 하나가 만져진다

감염성 단핵증 같은 나쁜 바이러스 감염이 좀 심한 경우일 수도 있으나, 목구멍이나 목이 세균에 감염된 것일 수도 있다. 병원에 가면 처음에는 항생제를 투여하여 증상이 나아지는지를 보고, 그래도 혹이 사라지지 않으면 목을 정밀 검사하여 감염이 계속되고 있는지, 아니면 림프종 같은 다른 질환이 있는지를 판별하게 된다.(림프종은 림프절에 생긴 암으로 흔히 열과 식은땀(야한증)을 동반한다.)

목에 혹이 만져지는데, 앞에 나온 어떤 경우에도 들어맞지 않는 것 같다

목 안에 혹이 생겨서 빠르게 커지거나, 2주일이 지났는데도 사라지지 않는다면, 목 정밀검사를 받아볼 필요가 있다. 물론 대수롭지 않은 혹일 가능성도 있으나, 위험한 질환일 수 있으니 하루빨리 검사를 받는 것이 중요하다.

응급실에 갈 것

목소리가 꽉 잠기거나, 물이나 음식을 삼키기 어렵다

이런 증상은 목 안에 생긴 혹이 생명 유지에 필수적인 부분을 짓누르고 있음을 의미한다. 당장 응급실로 달려가 원인을 확인하고 기도가 막힐 가능성을 차단해야 한다.

인후염

———

목이 따가워서 며칠째 목캔디를 달고 사는가? 목으로 뭘 넘길 때마다 통증 때문에 온몸이 움찔거려 침도 제대로 삼키지 못하고 있는가? 목구멍이 따가운 증상은 이렇듯 못 견딜 정도로 불편하지만 다행스럽게도 대개는 심각한 병에 걸렸다는 의미가 아니다.

목구멍이 따끔거리는 증상을 의학 용어로는 '인후염'이라고 한다. 대개는 바이러스 감염이 원인이고, 며칠 지나면 저절로 낫는다. 이보다는 드물지만 패혈성 인두염처럼 박테리아 감염이 원인인 경우도 있다. 흡연이나 건조한 공기 같은 환경 자극물이 원인이 되기도 한다.

원인이 무엇이든 간에, 멘톨(박하 향 나는 물질)이 함유된 목캔디가 어느 정도 증상을 완화시켜 줄 것이다. 그래도 효과가 없으면 벤조카인(국소 마취제)이 함유된 목 캔디나 스프레이를 쓸 수도 있다. 하지만 가장 좋은 방법은 근본적인 문제를 찾아 해결하는 것이다. 그리고 물론, 이 책에서 그런 근본적인 문제가 무엇인지를 찾아볼 수 있다.

그러니 지금부터 성능 좋은 가습기를 사야 할지, 병원에 가서

항생제를 처방 받을지를 판별해 보

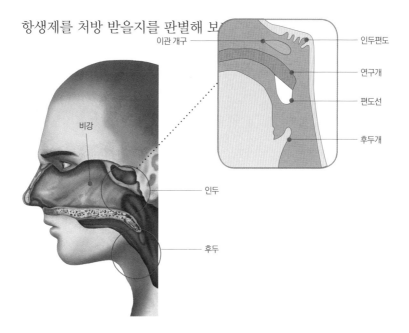

이관 개구

비강

인두편도

연구개

편도선

후두개

인두

후두

〈코와 목의 중요기관〉

당장 병원에 갈 것까진 없다

목이 아픈 데 더해 두통, 기침, 콧물까지 있다

목이 따가운 증상은 대개 감기 같이 바이러스 감염이 그 원인
이다. 목이 따가운 것 외에 열이 나고, 눈이 따끔거리고, 기침이
나오고, 쉰 목소리가 나오기도 한다. 아세트아미노펜/타이레놀
같은 해열 진통제와 슈다페드 같은 충혈 완화제를 복용하면 1주
일 안에 증상이 완화될 수 있다. 그래도 증상이 없어지지 않거

나 기침을 하면 초록색 또는 짙은 가래가 나온다면, 병원에 가야 한다.

공기가 안 좋다

담배 연기, 꽃가루, 반려동물의 털이나 각질, 가정에서 쓰는 세제가 공기 중에 섞여 있으면 목구멍을 자극하는 물질이 될 수 있다. 목이 따가운 것 외에도 눈이 가렵고 콧물이 나는 등의 알레르기 증상이 있다면, 처방전 없이 살 수 있는 항히스타민제(로라타딘, 세티리진, 레보세티리진)를 복용해야 한다. 또한 자극을 일으키는 물질을 되도록 피한다.(마음에 안 드는) 룸메이트가 고양이를 키우고 있다면 이 기회를 활용해 내보낼 수도 있다.)

겨울이 오고 있다

늦가을과 겨울의 건조한 공기를 들이마시면 목구멍이 마르고 자극을 받는다. 일반적으로 아침에 일어나면(하룻밤 내내 건조한 공기를 들이마셨기 때문에) 목구멍이 따갑고 아픈 증상이 대표적이다. 시간이 지날수록 괜찮아진다. 침실에 가습기를 들여놓으면 아침에 한결 개운하게 눈을 뜰 수 있다.

어제 저녁 야구/축구 경기를 보다가 너무 열 받아서…

과도하게 소리를 지르면 목구멍의 근육을 혹사해서 목이 따갑고 목소리가 쉰다. 따뜻한 물로 가글을 하고 목소리를 조용조용 낸다. 그리고 앞으로는 격렬한 응원보다는 팀의 엠블렘을 활용하든가 좀 더 보수적인 것으로 차분한 응원에 집중해 보자.

목 안쪽이 쓰리거나 가슴 안쪽이 타는 듯한 느낌이다

위장 속 위액이 식도를 타고 목 쪽으로 역류하여 목구멍을 자극하는 위산 역류성 질환일 수 있다. 자세한 정보와 해결책은 110~111페이지를 참조할 것.

이럴 때 병원에 가야 한다

편도선에 하얀 반점이 있다

스마트폰 카메라로 목구멍 안쪽을 찍어 보자. 편도선은 목구멍 안쪽에 대롱대롱 매달린 목젖 양쪽에 있다. 편도선에 하얀 반점이 점점이 보인다면 패혈성 인두염일 가능성이 있다. 목이 따끔따끔한 것이 바이러스 때문이라면 항생제를 복용할 필요가 없고 패혈성이라면 항생제를 먹어야 하지만, 이 둘을 구분하기는 쉽지 않다. 하지만 패혈성 인두염이라면 열이 나고, 목의 림프절이 부어 있지만, 그러면서도 기침이나 콧물은 없을 것이다. 병원에 가면 간단한 패혈성 검사로 패혈성 인두염인지 여부를 가릴 수 있다.

입과 목구멍에 온통 하얀 반점이 나 있다

'아구창'으로 알려진 곰팡균의 감염일 수 있다. 흔한 증상으로는 목구멍이 따끔거리고, 입천장, 혀, 편도선에 작고 하얀 반점

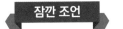
독감에 좋은 팁

독감 백신을 맞으면 백신 때문에 독감에 걸릴 수 있다 – 거짓
독감 백신에 들어 있는 독감 바이러스는 불활성화되어 있으므로 독감을 감염
시킬 수 없다. 하지만 어떤 사람들은 약하게나마 감염 반응을 일으켜서 주사
를 맞은 부위가 하루나 이틀 정도 빨갛게 부어 오르고 쓰라리기도 한다. 소수
이지만 하루 이틀 정도 두통과 열이 나고 온몸이 쑤시는 증상이 있는 경우도
있다. 이는 독감이 아니라 몸의 면역계가 백신에 반응하기 때문이다. 생후 6
개월이 넘었으면 누구든 독감 백신을 맞아야 독감 예방에 도움이 된다.

작년에 독감 백신을 맞았으니 올해는 안 맞아도 된다 – 거짓
나이가 들수록 몸이 변한다. 독감 바이러스도 마찬가지여서 다음 독감 철이
되면 돌연변이로 진화한다. 그래서 특히 매년 10월이나 11월에 새롭게 갱신
된 독감 주사를 맞는 것이 중요하다. 그 해의 독감철에 유행할 것으로 예상되
는 독감 바이러스의 종류에 따라 백신도 매년 바뀌기 때문이다.

독감 주사를 맞아도 독감에 걸릴 수 있다 – 진실
독감 백신을 맞아도 독감에 걸릴 가능성이 있다. 하지만 그 가능성은 현저히
낮아지며, 걸린다 해도 백신을 맞지 않았을 경우보다 증상도 훨씬 가벼울 것
이다.

임신 중이라면 독감 백신을 맞아서는 안 된다 – 거짓
임산부는 특히 독감을 심하게 앓을 수 있으며 사망에 이르기도 한다. 따라서

모든 임산부는 임신 기간에 관계없이 백신을 맞을 시기가 되면 백신을 맞아야 한다. 임산부가 독감 백신을 맞으면 그 태아도 백신 효과를 누리며, 그 효과는 신생아로 태어난 후에도 이어진다. 그러니 갓 태어나서 생후 6개월이 되어 독감 백신을 맞을 수 있게 되기까지의 기간에도 보호를 받을 수 있는 셈이다.

계란에 알레르기가 있으면 독감 백신을 맞아서는 안 된다 – 거짓
독감 백신의 조합제 일부에 극소량의 계란이 들어가기는 하지만, 알레르기 반응을 일으킬 정도의 양은 아니다. 과거에 생명이 위험할 정도로 극심한 계란 알레르기 반응을 겪었더라도 독감 백신을 맞아도 괜찮다. 다만 반드시 의사의 감독 하에서 맞아야 한다. 독감 백신을 맞지 않아야 하는 유일한 경우는 백신 주사 자체에 심한 알레르기 반응(아나필락시스) 병력이 있는 경우이다.

독감 증세가 나타나기 시작하면 막을 방법이 없다 – 거짓
독감 증세가 슬슬 시작된다 싶으면 병원에서 '오셀타미비르'나 '타미플루' 같은 항바이러스 약품을 처방 받는다. 독감 바이러스의 습격을 받은 지 48시간 내에 복용하면 가장 효과적이다.

독감철에 비누나 알코올이 들어간 세정제로 손을 자주 씻으면 독감에 걸릴 가능성을 낮출 수 있다 – 진실
독감 바이러스는 말, 기침, 재채기를 할 때 침 방울이 공기 중에 튀면서 전파된다. 침 방울이 물체 표면이나 손가락에 내려앉고, 그 손가락으로 눈이나 입을 만지면 독감에 감염된다. 그러니 독감 비슷한 증상(열, 두통, 몸살, 피로, 인후통, 기침)이 있는 사람과 가까이 접촉하는 것을 피하고, 하루에 여러 번 비누나 세정제로 손을 씻고, 공공 장소에서는 되도록 얼굴에 손을 대지 않는 것이 좋다.

이 번지는 것이다. 아구창은 대개 우리 몸의 면역력이 떨어졌다는 신호이다. 천식이나 만성 폐색성 폐질환 때문에 스테로이드 흡입기를 사용해서 생기는 경우에는 입에만 나타나지만, 스테로이드 알약이나 HIV /AIDS(에이즈) 등이 원인일 때에는 몸 전체에 나타난다. 병원에 가서 진단을 받아봐야 한다.

아침에 일어나기가 너무너무 힘들다

올해 독감 예방주사를 맞았다 해도 독감에 걸렸을지도 모른다. 공통적인 증상으로는 열, 몸살, 피로감, 두통, 인후염, 기침이 있다. 대부분 사람들은 푹 쉬고, 수분을 많이 섭취하고, 아세트아미노펜/타이레놀 같은 해열 진통제를 복용하면 2주일 이내에 회복된다. 증상이 나타난 지 48시간 내에 병원에 가면 항바이러스성 약(오셀타미비르/타미플루)을 처방 받을 수 있다. 독감은 폐렴 같이 심각하고 생명을 위협하는 합병증을 일으킬 수 있다. 그러니 몸이 정말 좋지 않은데 내일이나 모레까지도 병원에 진료 예약을 할 수가 없다면 응급실에 가야 한다.

키스 때문에 병이 옮은 것 같다

감염성 단핵증을 흔히 키스병이라고 부르기는 하지만, 이 병은 실제로 키스를 해야만 옮는 병은 아니다. 감염성 단핵증은 엡스타인 바(Epstein-Barr) 바이러스, 줄여서 EBV라고 하는 바이러스에 감염되어 생기는 질환으로, 이 바이러스는 침 방울로 전파된다. 공통적인 증상으로는 열, 피로감, 인후염, 목의 림프선이 부어서 생긴 결절 등이 있다. 왼쪽 가슴 아래 위치한 비장이 붓고 아픈 경우도 있다. 병원에 가면 간단한 혈액 검사로 감염성 단핵증인지 진단할 수 있다. 감염성 단핵증으로 확진 되면 며칠 동안은 잘 쉬어야 한다. 비장이 부었다면 몇 주 동안 격렬한 운동을 피해야 한다. 비장이 커졌다는 것은 여러분의 몸이 터지기 쉬운 물풍선이 되었다는 뜻이다. 다만 그 풍선 안에 들어찬 것이 물이 아니라 혈액이라는 점이 다르지만. 그러니 누가 그 물풍선에 부딪히기라도 하면 큰일 아니 겠는가.

목이 따끔거리는 증상이 2주가 넘도록 사라지지 않는다

목이나 후두에 종양이 생기면 목이 계속해서 따끔거릴 수 있다. 그 외에도 체중이 줄고, 귀에 통증이 느껴지고, 침에 피가 섞여 나오고, 목에 선명한 혹이 만져진다. 담배를 즐긴다면 위험성이 더 높아진다. 병원에 가면 목을 정밀 검사하고, 필요하다면 전문의가 목 부위를 촬영해볼 것이다.

응급실에 갈 것

인후통(목 통증)이 있고 열까지 나며, 음식을 삼키기 힘들고 목소리도 변했다

편도선 한쪽이나 양쪽에 고름이 낀 종기가 생긴 것일 수 있다. 이런 경우 빨리 항생제를 투여하고 필요하다면 고름을 빼내야 한다.

목 한쪽의 혈관이 눈에 띄게 부었고 만지면 아프다

드물지만 목구멍 감염이 경정맥에까지 번져서 혈전이 생긴 것일 수 있다. (경정맥은 뇌에서 나오는 혈액이 지나가는 목의 주요 정맥이다.) 당장 응급실에 가서 검사를 받아보고, 정맥으로 항생제를 투여해야 한다. 혈액 희석제를 투여 받아야 할 수도 있다.

고열이 있고 심장 박동이 빠르며, 현기증이 있다

목구멍이나 목에 심각한 박테리아 감염이 있어 혈류에까지 퍼졌을 가능성이 있다. 빨리 응급실에 가서 정맥 주사로 수액과 항생제를 투여 받아야 한다.

제2장
가슴, 등 그리고 허리

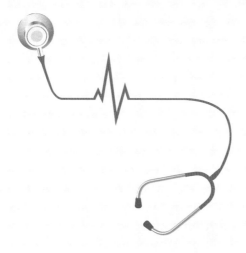

가슴 통증이 있다

———

가슴 통증은 심각한 증상이다. 이건 괜히 하는 말이 아니다. 우리 저자들도 지금 이 부분을 재미있는 이야기로 시작해 보려 했으나 결국 실패했다. 못 믿겠다면 의사들이 모인 자리에 가서 지금 가슴이 조여 드는 듯한 통증이 느껴진다고 호소하고, 조금 있다가 그냥 농담한 것이라고 해 보시라. 억지웃음이라도 웃어 주는 의사는 한 명도 없을 것이다.

가슴 통증이 도저히 농담거리가 될 수 없는 이유는 뭐니뭐니 해도 가슴 통증은 심장 근육의 일부가 더 이상 생명 유지에 적절한 혈류를 감당할 수 없게 되었다는, 즉 심근경색(심장마비)을 의미할 수도 있기 때문이다. 심근경색은 사망까지 포함하여 재앙에 가까운 합병증으로 급속히 이어질 수 있으므로, 의사라면 누구나 눈앞에 심근경색이 왔을지도 모르는 사람이 있다면 동요하지 않을 수가 없다. 대부분의 응급실에서 가슴 통증으로 실려온 환자는 도착한 지 10분 이내에 진료를 받아야 한다.(여기서 엄중히 부탁한다. 제발 응급실에 가서 "가슴 통증 때문에 왔다"고 난리를 쳐서 의사를 달려오게 한 다음 "사실은 빨리 치료받고 싶어서…"라고 하지 마시길. 어이없는 행동이다.)

가슴에 통증이 느껴지는데 구급차를 탈 정도는 아니라면? 대개 이런 경우는 다행스럽게도 배에 가스가 찼거나 근육이 결렸기 때문이다. 하지만 모든 가슴 통증을 이렇게 가볍게 넘겨도 될까? 제산제(속 쓰림과 위통 등의 급성 증상에 사용되는 위장약)를 입에 털어 넣는 것으로 그쳐도 좋을까? 아니면 당장 응급 심장 수술을 받으러 병원에 가야 할 정도일까?

당장 병원에 갈 것까진 없다

가슴이 죄어드는 듯한 통증이 있었고, 지금은 몸을 옆으로 틀거나 양팔을 들어올릴 때 가슴에 날카로운 통증이 느껴진다

갑자기 과도한 운동을 시작했거나 가슴에 강한 충격을 받았는가? 어느 쪽이든 간에 몸통을 좌우로 틀었을 때 통증이 심해진다면 가볍게는 근육통이고, 심하면 늑골이 골절된 것인지도 모른다. 몸을 움직일 수 없을 정도의 통증이 아니라면 냉 찜질과 '이부프로펜(진통 소염제)'으로도 나을 것이지만, 가슴을 심하게 맞고 호흡이 곤란하거나 갈비뼈 여러 군데가 눌렸을 때 통증이 느껴진다면 병원에 가야 한다.

숨을 깊이 들이쉬면 가슴 한 군데에 날카로운 통증이 느껴진다

이런 경우는 대개 갈비뼈 사이의 근육 중 하나가 결리는 바람에 숨을 깊이 들이쉬고 내쉴 때 찌르는 듯한 통증이 느껴지는 것이다. 대부분은 이부프로펜 이나 아세트아미노펜 혹은 타이레놀을 복용하면 증상이 나아진다. 통증에 더해 열, 오한, 기침이 있다면 폐 감염, 즉 폐렴일 수도 있다. 감염된 부위가 인접한 가슴 부위에 염증을 일으켜 숨을 깊이 들이쉴 때 통증을 유발한다. 폐렴인 것 같다면 오늘 당장 병원에서 진료를 받아야 한다.

몇 초 동안 가슴에 통증이 있다가 사라졌고, 그 후로는 통증이 없다

정말로 무서운 가슴 통증은 대개 격렬하고 오래 간다. 통증이 꽤 아프긴 했지만 한 번뿐이고 그나마 오래 가지 않았다면(1분 이내), 단순히 배에 가스가 차거나 일시적인 근육 경련이었을 가능성이 있다. 마음을 편하게 먹고 다시 통증이 시작되지 않는지 지켜보자.

기침이 계속 나고, 기침을 할 때마다 가슴이 찌르는 듯 아프다

계속해서 기침을 하면 가슴 근육들이 결릴 수 있고, 또한 입에서 폐로 이어지는 기도를 자극할 수 있다. 그렇게 되면 기침을 할 때마다 가슴에 날카로운 통증이 느껴진다. 다행히도 어느 경우든 큰 문제는 아니다. 하지만 기침은 병원에 가야 할 이유가 될 수도 있다.

이럴 때 병원에 가야 한다

온 힘을 쓰면 가슴에 통증이 느껴지지만, 쉬면 괜찮아진다

심장 근육에 혈액을 공급하는 동맥이 심하게 막혔을 가능성이 있다. 플라크(plaque)가 생겼다고도 한다. 그러면 심장이 열심히 박동하고 혈액 공급이 필요할 때 혈류 공급이 충분하지 않게 된다. 하지만 휴식을 취하면 박동이 느려지고 혈류도 적절해지므로 통증도 가라앉는다. 이 경우는 되도록 빨리 병원에 가야 한다. 병원에서는 트레드밀(러닝 머신) 위에서 뛰는 스트레스 검사를 통해 여러분의 심장을 관찰하여 진단을 내릴 것이다. 통증이 점점 더 자주 찾아오거나, 휴식을 취할 때나 최소한의 운동만 하는데도 통증이 시작된다면, 당장 응급실로 가야 한다.

찌르는 듯한 가슴 통증이 느껴지지만 몸을 앞으로 숙이면 좀 나아졌다가, 그 후로는 괜찮아진다

심장을 둘러싼 심낭에 염증이 발생하는 심낭염일 가능성이 있다. 합병증으로는 심장 주변에 물이 차거나 반흔이 생기므로, 심장이 피를 받아들이고 내보내는 일반적인 동작이 제한을 받는다. 심낭염만 올 수도 있고, 심한 감기와 함께 또는 그 직후에 발병하기도 하며, 때로는 루푸스(자가면역질환−낭창) 같은 심각한 병이 있다는 징후이기도 하다. 당장 병원에 가서 진찰을 받아 본다. 이런 통증에 더해 머리가 어지럽거나 숨이 가쁘다면 응급실로 가야 한다.

무엇을 먹은 후거나 자리에 누우면, 가슴 속이 타는 듯한 통증이 느껴지고, 입 안에서 시큼한 맛이 나기도 한다(위산 역류)

위장 속 위액이 입 쪽으로 넘어오는 위산 역류일 가능성이 있다. 입과 위장을 연결하는 식도가 넘어 온 위액을 견디지 못해 통증과 불편함을 호소하는 것이다. 물 한 잔을 마셔서 통증이 가라앉는다면 위산 역류가 거의 확실하다.(물이 넘어온 위액을 위장으로 돌려보내기 때문이다.) 일단 위장약를 복용하여 위액을 중화시키고, 그래도 효과가 없다면 '라니티딘'이나 '오메프라졸' 처럼 위장이 위액을 생성하는 것 차제를 막는 약품을 복용한다. 약을 먹어도 통증이 2주일 넘게 지속되면 병원에 가야 한다.

응급실에 갈 것

가슴이 짓눌리는 듯한 극심한 통증이 몇 분 동안이나 계속되고 도무지 가라앉지를 않는다(심근경색)

심장 근육에 혈액을 공급하는 동맥 중 하나가 막혀서 발생하는 심근경색(심장마비)일 수 있다. 심근경색이 일어나면 심장은 극심한 통증이 발생되므로 당장 119구급차를 불러야 한다. 많은 경우, 통증은 한쪽이나 양쪽 팔로 퍼져나가고 호흡 곤란을 동반한다. 응급 처치를 받지 못하면 심근경색이 일어난 심장 부위가 죽어버릴 수 있으며, 그러면 단발마격으로 (심장 박동이 불규칙해지는)부정맥이 발생하여 결국 심장의 주인인 여러분도 사망할 수 있다.

가슴을 찌르는 듯한 극심한 통증이 갑자기 발생하여 오래 지속되고, 또한 키가 아주 크거나 고혈압 병력이 있다(대동맥 박리)

심장에서 나오는 피가 통과하는 커다란 혈관인 대동맥의 벽이 찢어지는 대동맥 박리가 일어났을 가능성이 있다. 누가 칼로 가슴을 찌른 듯, 믿기 어려울 정도로 극심하고 혹독한 고통이 따른다.(고통이 얼마나 지독한지, 심근경색 환자는 자신이 죽을까 봐 걱정하지만, 대동맥 박리 환자는 죽지 않을까 봐 걱정한다는 말도 있다.) 대동맥 박리는 CT 스캔이나 초음파로 진단한다. 마르판 증후군처럼 대동맥 벽을 약화시키는 유전성 질환이 있거나, 오랫동안 고혈압을 앓았으나 제대로 치료하지 않았다면 대동맥 박리가 발생할 위험이 커진다.(참고로, 마르판 증후군이 있으면 키가 비정상적으로 커지고 손가락이 지나치게 길어진다.) 대동맥 박리는 치료가 늦을수록 사망 위험이 커지니, 지금 당장 구급차를 불러야 한다!

가슴 통증에 더해 호흡도 가빠진다

가슴 통증과 호흡 곤란은 달갑지 않은 2인조다. 심근경색이 왔거나, 심장 주변에 물이 찼거나, 폐에 혈전이 생겼거나, 심한 천식 발작이 찾아왔거나, 폐렴이 있다는 가능성을 의미하기 때문이다. 어느 경우든 응급실에서 빠른 치료를 받아야 한다.

찌르는 듯한 가슴 통증과 더불어 열과 기침이 난다(폐렴)

폐 감염 질환인 폐렴일 가능성이 있다. 일단 병원에 당일 진료를 예약하고, 당일 진료가 불가능하거나 머리가 어지럽거나 호흡이 가빠진다면 곧장 응급실로 향한다.

심장 박동이 빨라지거나 불규칙해진다

———

건강한 사람이라면 헬스클럽에서 힘을 쓰거나, 귀신의 집에 들어갔거나, 눈을 꼭 감고 이상형을 생각할 때에는 심장 박동을 느껴야 한다. 그러나 가만히 앉아서 아무 것도 하고 있지 않은데 갑자기 심장이 빠르게 뛰거나, 불규칙하게 뛰거나, 가슴에서 튀어나올 듯이 쿵쿵거린다면 문제가 있는 것이다. 거기다가 머리가 어지럽거나 가슴 통증까지 있다면 진짜로 문제가 있다고 할 수 있다. 심장 박동이 너무 빨라서 피를 제대로 펌프질 할 수 없다는 의미이기 때문이다.(그러니 그 자리에 조용히 누운 다음 도움을 청해야 한다.)

심장 박동이 빨라지거나 불규칙해지는 현상을 의학 용어로는 '심계 항진(두근거림)'이라고 한다. 심계 항진이 있지만 당장 의식을 잃지는 않을 것 같다면, 맥박을 재어 보자. 먼저, 초침이 달린 시계를 가져오거나 스마트폰의 타이머 기능을 켠다. 왼손 손바닥을 위로 보게 하고 오른손 검지와 중지를 왼손 손목에 댄다.(왼손 손가락을 오른손 손목에 대도 상관없다.) 그런 다음 15초 동안 맥박이 몇 번 뛰는지 재고, 그 숫자에 4를 곱한다. 그렇게 해서 나온 숫자가 여러분의 분당 맥박수이다.

쉬고 있을 때의 정상 맥박은 보통 분당 60에서 100 사이지만, 젊거나 규칙적으로 운동을 한다면 분당 50회가 될 수도 있다.(지구력이 중요한 종목의 운동선수라면 40회, 심지어 30회일 수도 있다.) 운동을 하거나 깜짝 놀랄 사건을 겪는다 해도 심박수가 220에 본인의 나이를 뺀 수를 넘으면 안 된다. 또한 어떤 상황에서든 맥박은 규칙적이어야 한다. 아주 가끔 박동이 건너뛰는 정도는 괜찮다.

심장이 갑자기 두근두근 거린 다면, 이것은 사랑에 빠졌다는 징조일까? 신경 쇠약이라는 뜻일까? 아니면 지금 당장 구급차를 부르라는 심장의 울부짖음일까?

당장 병원에 갈 것까진 없다

커피를 하루에… 아무튼 많이 마신다

카페인은 심장을 자극하여 맥박을 증가시키므로 갑자기 심장

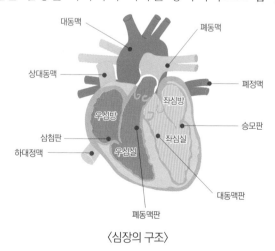

〈심장의 구조〉

이 두근두근 거릴 가능성이 있다. 카페인을 너무 많이 섭취해서 잠을 제대로 잘 수 없고 수면 시간이 짧다면 다른 방식으로 피로를 해소해 본다. 음…그러니까… 가벼운 산책이나 틈나는 대로 잠을 자는 것이다.

두 개의 심장을 가졌다 (임신했다)

임신 기간에는 심장 박동이 빨라지는 것이 흔한 일이다. 뱃속의 아기도 자기 심장이 있지만 힘든 일은 엄마의 심장이 도맡아 한다. 임산부의 태반은 아기에게 음식, 물, 산소를 공급하며 임산부의 심장은 태반까지 피를 펌프질한다. (그야말로 아기는 엄마에게 모든 것을 의존한다. 요즘은 뱃속에서 나온 지 30년이 되었는데도 이 정도 수준으로 의존하는 자녀도 많지만…) 임산부의 심장은 본인뿐 아니라 뱃속의 아기를 위해 더 커진 채로 더 빨리, 더 열심히 뛰어야 한다. 하지만 심장 박동이 자주 불규칙하거나, 계속해서 분당 맥박수가 100을 넘는다면, 담당의에게 알린다.

베타 차단제(메토프롤롤 또는 아테놀올) 를 복용하다가 얼마 전에 의사의 지시로 중단했다

베타 차단제는 심장의 박동 중추에 있는 수용체들을 차단하여 심장 박동을 느리게 한다.(혈압을 낮추고 심장의 부담을 줄여주므로 고혈압, 관상동맥질환, 심부전, 부정맥 등의 치료에 사용된다.) 시간이 지나면 세포들이 새로운 수용체를 만들어 베타 차단제의 효과를 떨어뜨리기 때문에, 약 복용량을 늘려야 하는 경우도 있다. 베타 차단제를 끊으면 새로이 만들어진 수용체들이 심장에 남아 있기 때문에 자극에 아주 민감해진다. 베타 차단제를 바로 끊기보다는 용량을 서서히 줄여나가서 심장이 적응할 시간을 주는 방법이 좋다.

감기약 또는 독감약을 먹고 있다

처방전 없이 살 수 있는 감기나 독감약은 대개 가성에페드린이나 페닐에프린 같은 흥분제가 들어 있어서 코의 혈관을 수축시켜 점액이 덜 생성되게 만든다. 유감스럽게도 이들 물질은 심장도 흥분시키기 때문에 심계 항진을 일으키고 그 결과 혈압을 높인다. 약 복용을 중단하면 이런 효과는 즉시 사라진다. 참고삼아 말하면, 가성에페드린을 가공하면 마약 성분인 결정형 메타암페타민이 만들어지기 때문에 많은 나라에서는 가성에페드린이 들어가는 감기약이나 독감약의 판매를 엄격히 제한하고 있다.

천식 환자다

천식이나 만성 폐색성 폐질환 환자들이 쓰는 흡입기에는 대개 베타 작용제라고 하는 화학물질이 들어 있는데, 이 물질은 심장을 자극해서 심계 항진(두근거림)을 일으킬 수 있다. 심장이 두근거려 성가시다면 의사에게 다른 흡입기를 추천해 달라고 한다.

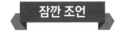

심장 박동이 느리다

앞에서 설명했지만 정상적인 맥박은 분당 60에서 100 사이지만, 마라톤 선수는 가만히 있을 때의 맥박이 분당 40대, 심지어 30대일 수도 있다. 정상보다 맥박이 느리다 해도 몸에 별 이상이 없고 혈압이 정상이라면 크게 문제되지 않는다.

반면에 맥박이 느려서 분당 50 미만이고 금방이라도 기절할 것 같은 현기증을 느낀다면, 낮은 맥박으로 인해 혈압이 떨어지는 것일 수 있다. 쓰러져서 어디를 다치는 일이 없도록 일단 그 자리에 몸을 눕히고, 구급차를 부른다. 지금 당장은 머리가 어지럽지 않지만 맥박이 느리고 이전에 기절한 적이 있다면(또는 금방이라도 기절할 것 같다면), 맥박이 느려서 문제가 생길 수 있다. 병원을 찾으면 심장 모니터 검사를 권할 것이다.

맥박이 느려지는 원인으로 가장 흔하면서 또 금방 찾을 수 있는 것은 약품 부작용, 라임병(진드기에 의한 세균성 감염증), 사르코이드증(전신 염증 질환인 자가면역질환), 비정상적인 혈중 칼륨 농도, 뇌 질환 등이다. 심장 박동을 느리게 하는 약품으로는 베타 차단제(메토프롤롤, 아테놀올, 카르베딜롤와 고혈압을 치료하는 칼슘 통로 차단제(베라파밀, 딜티아젬)가 있다. 이런 약을 복용 중이고 머리가 멍하다면, 처방된 복용량이 지나치게 많은 것일 수 있다 (아니면 실수로 약을 한두 알 더 먹었거나).

병원에서는 뚜렷한 원인을 찾지 못하면 페이스메이커, 즉 심장박동 조율기를 추천할 것이다. 이 기기는 맥박을 모니터링 하다가 맥박이 특정 수준 이하로 떨어지면 저절로 켜지고, 짧은 전기 신호를 일정한 간격으로 보내어 심장을 자극, 맥박이 특정 수준 이하로 떨어지지 않게 한다. 심박 조율기는 동전만한 크기로 쇄골 아래 피부 밑으로 삽입한다.

이럴 때 병원에 가야 한다

심장 박동이 자주 건너뛰거나 추가로 두근거린다

대부분의 경우 심장이 두근두근하는 것은 (자주 일어나더라도) 그렇게 문제될 것이 없다. 하루에 한두 번 정도에 그친다면 위험 신호는 아니다.

심장이 두근거리는 심계 항진이 하루 내내 이어지는 증상 역시 크게 문제되지는 않지만 그래도 병원을 찾아가 몇 가지 검사를 받아볼 필요는 있다. 먼저 가슴에 스티커 같은 것을 붙이고 심장의 전기 신호를 포착하는 심전도(ECG 또는 EKG) 검사가 필요하다. 다음으로는 초음파 검사(일명 초음파 심장 진단도)를 통해 심장의 구조와 기능이 정상인지 확인해야 한다. 마지막으로는 혈액 검사를 통해 칼슘과 마그네슘 같은 전해질의 농도가 비정상인지 여부를 확인하게 된다.

이런 검사 결과가 모두 정상이라면 걱정할 필요는 없을 것이다. 하지만 심계 항진이 자주, 계속 발생한다면 의사가 홀터 모니터를 권할 수 있다. 이 모니터는 24시간 또는 그 이상 착용하여 심전도를 체크한다. 이 검사에서 실제로 심장 두근거림이 있고 더구나 자주 발생한다고 판명되면(하루에도 수십 번 넘게), 레이저 절제술로 두근거림의 원인을 제거해야 한다.

이외에 심장 두근거림을 치료해야 하는 상황은 딱 한 가지, 심장 두근거림이 성가시거나 통증이 뒤따르는 경우이다. 때로는 잠을 더 자고, 카페인을 끊고, 사소한 것에 신경 쓰는 일을 줄이는 것(사실 사소한 것이 인생의 문제가 될 때가 많다)만으로도 증상이 사라지기도 한다. 그래도 성가신 심계 항진이 계속된다면 의사가 심장 박동을 느리게 하는 베타 차단제를 처방할 수도 있다.

심장이 몇 초 동안 빨리 뛰는 증상이 자주 발생한다

병원에 가서 검사를 받아야 한다. 첫 번째 검사는 대개 심전도 검사를 하고, 쉬고 있을 때의 심장 박동을 체크한다. 다음으로는 '초음파 심장 진단도'로 심장의 구조와 기능을 확인한다. 그 다음으로는 혈액 검사를 통해 전해질의 농도가 비정상인지를 살펴본다. 이에 더해 홀터 모니터를 착용하여 심계 항전을 일으키는 심장 리듬을 포착하고 확인하는 과정을 거칠 수도 있다.(자세한 검사 내용은 앞 부분에 이미 설명했다.) 검사 소견이 나오면 비정상적인 리듬을 예방하는 약품을 처방하거나, 심계 항전의 원인이 되는 심장 세포들을 태워서 제거하는 레이저 절제술을 추천할 수도 있다.

술을 좀… 아니 꽤… 마셨다

미국은 매년 크리스마스 명절 시즌이 되면 에그노그(계란술)를 즐겨 마시는데, 엄연히 알코올이 들어가지만 음료라는 핑계를 대고 지나치게 마시다가 심계 항전을 겪는 사람들이 많다. 오죽하면 holiday heart, 즉 '명절 심장 증후군'이라는 용어도 있다. 명절 때 과도하게 술을 마시다가 심계 항전이 생기면 병원에 가서 심장 리듬을 체크하고 다른 원인이 있는지 찾아봐야 한다. 대개는 술을 더 이상 마시지 않으면 박동이 정상으로 돌아온다. 중요한 것은, 술을 지나치게 마시면 명절 심장 증후군보다 더 심각한 '심근증(심장 근육이 약해짐)'이 생길 수 있다. 술을 적당히 마시는 것은 괜찮지만 하루 한두 잔이라는 한도는 꼭 지키자.

계속 덥다는 느낌이 들고, 체중이 빠졌으며, 몸이 덜덜 떨린다

살이 빠져서 기분은 좋을 수 있겠지만, 병원에 가서 갑상선이 과도하게 활동하는 것은 아닌지 진단을 받아봐야 한다. 갑상선은 목 앞쪽에 있는 물렁물렁한 기관으로 몸의 신진대사를 조절하는 일을 돕는다. 갑상선이 너무 열심히 활약하면 몸이 떨리고, 설사가 나고, 체중이 줄고, 열 과민성이 생겨 추운 날씨에도 창문을 활짝 열거나 에어컨을 켜게 된다. 또한 심장도 과도하게 활동하는 바람에 비정상적인 리듬으로 뛰게 된다. 병원에서는 갑상선이 왜 과도하게 활동하는지 원인을 찾기 위해 몇 가지 혈액 검사와 초음파를 시행할 것이다. 혹시 지금 갑상선 보충제를 먹고 있다면 복용량이 너무 많지 않은지 확인해야 한다.

뇌졸중 병력이 있다

심계 항진이 있고 전에 뇌졸중이 왔었다면, 심방세동(심방이 불규칙하게 뛰는 것)일 가능성이 있다. 심방세동은 실제로 뇌졸중을 유발하므로 또 한 번 뇌졸중이 올 수도 있다. 심방세동이 발생하면 심장의 위쪽 방 두 개(혈액이 모이는 '우심방−좌심방')가 빠르고 불규칙적으로 뛰면서 아래쪽 방 두 개(혈액을 내보내는 곳으로 '우심실―좌심실')와 같은 리듬으로 뛰지 못하게 된다. 그래도 혈액은 여전히 심방에서 심실로 들어가지만―이건 좋은 일이다. 안 그러면 우리는 그 자리에서 사망할 테니까― 심실로 가지 못하고 남은 일부 혈액이 너무 오래 머물러 있으면 뭉쳐서 혈전이 만들어진다. 이 혈전이 왼쪽 심실로 들어가게 되면 심장의 펌프 작용에 의해 곧장 뇌로 가서 정상적인 혈류를 막아 뇌졸중을 일으킨다. 결과적으로 심방세동 환자 대부분은 혈액을 묽게 하는 약물을 복용하여 혈전이 만들어질 가능성을 낮춰야 한다. 이에 더해 베타 차단제 및 칼슘 통로 차단제 같은 약을 추가로 복용하면 심박수를 낮추는 데 도움이 된다.

갑자기 사방이 내 쪽으로 죄어들어오는 느낌이 든다(공황 장애)

공황 장애일 가능성이 있다. 공황 발작이 있으면 갑작스럽게 공포를 느끼면서 심장이 미친 듯이 빠르게 뛰고, 땀 흘림, 호흡 곤란, 가슴 통증, 가슴 두근거림, 이러다 죽을 것 같다는 생각이 든다. 본격적인 공황 장애는 재발성 발작이 되풀이되며, 대개 20대에서 30대에 처음 나타나고, 남성보다 여성에게서 발병할 확률이 2배 더 높다. 공황 장애는 일상에 심각한 장애를 초래하지만 효과적인 치료법이 많이 나와 있다. 그러니 망설이지 말고 당장 의학의 도움을 받자.

심장박동 조율기를 달고 있다

당연한 말이지만 심박 조율기를 달고 있다면 심장이 비정상적인 것이고, 심계 항진은 애초에 심박 조율기를 달아야 하는 조건 때문에 일어나는 것일 확률이 높다. 하지만 심장이 자주 두근거리면서 목이 뻣뻣해지는 증상이 같이 느껴진다면, 심박 조율기 자체에 문제가 있을 수 있다. 병원에 가서 담당 전문의에게 점검을 부탁한다.

온 힘을 쓰면 심계 항진 또는 가슴 통증이 느껴진다

심장 근육에 혈액을 공급하는 관상동맥이 막혔을 가능성이 있다. 관상동맥이 막히면 전력을 다해 무언가를 할 때 특히 문제가 되는데, 이러한 막힘은 심장 근육이 더 많은 혈액을 필요로 하기 때문이다. 혈액을 충분히 공급받지 못한 심장 부위가 통증을 호소하고, 갑자기 비정상적으로 움직이면서 심장 박동이 빨라지거나 불규칙해지기도 한다. 당장 병원에 가서 러닝 머신으로 달리기를 하면서 심장의 기능을 측정하는 스트레스 검사를 받아야 한다. 가슴 통증이 자주 느껴지거나 온 힘을 다하지 않는데도 가슴 통증이 있다면, 응급실로 가야 한다.(107페이지 참조)

응급실에 갈 것

심계 항진이 있고, 현기증이 나거나 심지어 졸도를 한다.

심장이 몸의 다른 기관에 피를 펌프질 해 보내려면 정상적으로 뛰면서 피를 충분히 받아들였다가 내보내야 한다. 심장이 너무 빠르게 뛰면 피를 제대로 빨아들일 시간이 없고, 따라서 충분한 양을 내보낼 수도 없게 된다. 심장에서 나오는 피가 줄어들면 혈압이 떨어지고, 그래서 머리가 어지럽고 심하면 졸도하기도 한다. 혈압이 지나치게 낮으면 몸 속 기관이 영구적인 손상을 입을 수도 있으니, 빨리 구급차를 부른다. 전기 충격으로 심장 리듬을 다시 시작하게 하여 혈압을 정상으로 돌려놓는 방법을 써야 할 수도 있다.

심계 항진이 일어나면서 가슴에 심한 통증이 느껴진다.

앞에서 언급했지만 관상동맥이 막히면 심장의 일부 부위에 피가 공급되지 않아 통증과 더불어 비정상적인 심장 리듬을 유발한다. 게다가 심장 리듬이 지나치게 빨라지면 심장이 피를 펌프질 하는 기능을 저해한다. 이 시점에 이르면 관상동맥으로 나가는 혈류량이 더 줄어들고, 따라서 심장 부위에 공급되는 피가 더 줄어들게 되며, 그래서 심장 리듬이 더 비정상적이 되는 악순환이 시작된다. 빨리 조치를 취하지 않으면 심장은 결국 항복선언을 하고 영원히 작동을 멈출 수 있다.

호흡 곤란

———

이 책을 읽고 있는 지금 시점에서 호흡이 가빠지고 있다면, 당장 책을 내려놓고 119로 구급차를 부르시라.(서점에서 이 책을 들고 읽어보는 중이라면, 먼저 이 책을 산 다음에 구급차를 부르시라. 물론 농담이다.) 당장 죽을 것 같지는 않지만 그래도 며칠 동안 또는 몇 주 동안 숨이 가빠지는 증상이 있었다면, 이 책을 계속 읽으시라.

누구나 아는 사실이지만, 공기는 중요하다. 숙련된 다이버나 물 속에서 탈출하는 마술 전문가가 아닌 다음에야 우리의 몸은 산소 없이는 1분 또는 2분도 버티지 못한다. (숨을 참고 버티는 분야의 세계 기록은 24분이지만, 의사 입장에선 여러분이 제발 다른 취미를 가지시기를 바란다.)

숨을 들이쉬면 폐에 산소가 들어찬다. 혈액은 폐를 통과하면서 그 산소를 흡수한다. 그러면 심장은 산소를 잔뜩 머금은 혈액을 펌프질 하여 몸 구석구석으로 내보낸다.

이 과정의 어느 한 부분이 고장 나면 호흡이 곤란해진다. 산소가 폐로 들어가지 못하거나, 폐가 산소를 핏속 적혈구에 전달하지 못하거나, 적혈구가 충분하지 않아 몸에 필요한 산소를 나르지 못하거나, 심장이 혈액을 제대로 펌프질 하지 못하거나 등.

이전에 없이 갑자기 호흡이 가빠진다면 당장 병원에 가야 한다. 이전부터 조금씩 숨이 가빠지고 있다면 살이 찌거나 나이가 들어서일 수도 있고, 어떤 질환 때문일 수도 있다. 그렇다면 어떻게 해야 할까? 선풍기를 켜고 그 앞에서 입을 벌려 공기를 더 많이 들이켜야 할까? 헬스 클럽 회원권을 끊어야 할까? 천식이 있는 조카의 흡입기를 빌려야 할까? (이건 제발 하지 마시라.) 아니면 병원에서 건강 검진을 받아봐야 할까?

당장 병원에 갈 것까진 없다

최근에 운동을 시작했는데 생각했던 것보다 더 숨이 찬다

운동을 같이 하는 친구는 아직 땀도 안 흘리는데 본인은 힘들어 죽을 것 같은가? 그전까지는 운동이라고는 숨쉬기 운동밖에 안 해봤다면, 운동이 생각보다 훨씬 힘든 것은 어쩌면 당연한 일이다. 운동을 많이 하겠다는 여러분의 결심과 노력에는 박수를 보내지만, 여러분은 지금 '몸 상태가 좋지 않다'. (이 표현은 '살이 쪘다'의 의학용어 버전이다.) 숨이 차는 증상이 더 나빠지지 않고, 다음에 설명하는 증상이 나타나지 않는다면, 매일 조금씩 운동량을 늘려나가도 괜찮다. 조만간 여러분의 배에도 식스팩이 들어찰 것이다.

이럴 때 병원에 가야 한다

계단이나 오르막길을 오르면 여지없이 숨이 차오르지만, 쉬면 괜찮아진다
온 힘을 다할 때 호흡이 가빠지는 가장 흔한 원인은 적혈구 수치가 낮은 것으로, 흔히 빈혈이라고 한다. 핏속의 적혈구 수가 적으면 심장이 몸의 근육과 기관에 적절한 양의 산소를 공급할 수가 없다. 빈혈은 대개 출혈 때문에 생기지만, 몸에서 피를 충분히 생성하지 못하거나 실수로 혈액 속의 세포 성분(적혈구, 백혈구, 혈소판)이 파괴될 때 빈혈이 되기도 한다. 여성의 경우 서너 달 정도 생리 혈 양이 많으면 빈혈이 흔하게 생긴다(208~215 페이지 참조). 노년층의 빈혈은, 듣기만 해도 무섭지만, 대장암 때문일 수 있다. 대장에 종양이 생겨 몇 주, 심지어 몇 달 동안 출혈이 있더라도 대변에는 흔적이 남지 않을 수도 있다. 성인에게 원인을 알 수 없는 빈혈이 생기면 대개는 대장내시경 검사를 한다. 카메라를 장착한 관을 대장 안으로 넣어 종양이나 여타 출혈이 있는 부분을 찾는 것이다. 전신의 힘을 다할 때 호흡이 곤란해지는 또 다른 원인으로는 폐 질환 및 심장 질환이 있다. 병원을 찾으면 가슴 엑스레이 촬영과 심장 초음파, 그리고 필요하다면 스트레스 검사를 통해 이런 질환이 있는지 검사해 볼 수 있다.

열이 있고 기침이 난다
한쪽 혹은 양쪽 폐의 일부가 감염 때문에 점액과 고름이 차서 산소가 혈액으로 들어가지 못하는 질환인 폐렴일 경우에도 그럴 가능성이 있다. 숨을 깊이 들이쉬면 찌르는 듯한 통증이 느껴지기도 한다. 병원에 가면 혈액 검사와 가슴 엑스레이로 폐렴 여부를 진단하게 된다. 오늘 예약해도 오늘 진료를 받을 수 없거나, 지금 당장 전신에 힘이 없고 머리가 어지럽다면, 바로 응급실로 가야 한다. 폐렴으로 확진 되면 1주일 정도 항생제를 투여해야 한다.

다리가 붓고 물렁물렁하다.

다리가 부은 느낌이고 양말을 잠시만 신어도 발목에 자국이 남는다면 몸에 체액이 너무 많은 것일 수 있다. 남아도는 체액은 폐에 들어차서 공기 중 산소가 피로 들어가는 과정을 방해하기도 한다. 주된 원인은 심장이 피를 제대로 내보내지 못해 체액이 몸에 축적되는 심부전, 또는 여분의 체액을 소변으로 내보내지 못하는 신장 질환 등이다. 병원에 가면 혈액 검사와 심장 초음파로 병명을 확진하게 된다.(296페이지 참조)

등을 대고 누우면 숨이 너무 가빠지기 때문에 잘 때는 베개를 여러 개 겹쳐 지탱해야 할 정도다(심부전)

증세가 심하면 누워서는 도저히 잘 수가 없어 안락의자에 앉아서 자는 사람도 있다. 어느 쪽이든 심부전의 가능성이 있다. 심장이 피를 펌프질 해 밀어내는 힘이 약해졌기 때문에, 등을 대고 누우면 피가 갑자기 심장을 향해 밀려들어와 감당하기 힘들어진다. 밀려들어온 피가 폐에 들어차면 호흡이 곤란해진다. 당장 병원에 가서 심장 초음파 등의 검사를 받아 본다. 숨쉬기가 너무 힘들다면 응급실에 가야 한다.

벌써 몇 주째 기침을 하고 있다

호흡이 가쁘고 장기간 기침을 하게 되는 가장 흔한 원인은 만성 폐색성 폐질환으로, 주로 오래 담배를 피운 사람에게서 발병한다. 앞에서 설명했듯 이 질환은 쌕쌕거리는 숨소리가 나는 원인이기도 하다. 다른 원인으로는 (1) 몇 주 동안 증상이 계속 진행되는 결핵, (2) 만성 폐색성 폐질환과 비슷하지만 젊은 성인과 담배를 핀 적이 없는 사람에게 더 흔한 천식, (3) 기도를 자극하고 공기의 흐름을 일부 차단하는 폐암이 있다. 병원에 가면 폐엑스레이 또는 CT 스캔으로 진단을 하게 된다.

임신 중인데 호흡이 가쁘다

임산부가 겪어야 할 증상 목록에는 호흡이 가쁜 증상도 들어간다. 호르몬 농도가 변하면서 뇌의 호흡 중추를 자극해 숨이 약간 가쁘다는 느낌이 드는 것이다. 게다가 자궁이 커지면서 실제로 숨을 들이쉴 때 폐가 완전히 부풀어오르지 못하게 막을 수도 있다. 숨이 가빠서 온몸의 힘이 빠진다거나 갑자기 호흡이 곤란한 정도까지 악화되지 않는다면, 다음 번에 병원에 갈 때 담당의에게 말해두는 정도면 충분할 것이다.

응급실에 갈 것

쌕쌕거리는 숨소리가 도무지 멎지 않고 숨이 가빠서 견딜 수가 없다

천식이 발작했거나 만성 폐색성 폐질환일 가능성이 있다. 지금까지 그런 병을 앓고 있었다는 것을 몰랐다고 해도 말이다. 양쪽 모두 입과 폐를 연결하는 기도가 위험할 정도로 좁아져 공기가 잘 드나들지 못하면서 마치 높은 호루라기 소리 같은 쌕쌕 소리가 나는 것이다. 천식이나 만성 폐색성 폐질환 말고도 이런 증상이 나타나는 질환으로는 심장병이 있다. 위험하기로는 앞의 두 질환과 비슷하다. 심장병인 경우에는 폐에 체액이 가득 차서 기도가 부어올라 막히는 바람에 쌕쌕거리는 숨소리가 나게 된다. 어느 질환이든 당장 치료하지 않으면 생명이 위험할 수 있는 상황이니 구급차를 불러야 한다. 약품을 흡입하여 기도를 열어주는 방식으로 치료한다. 숨을 쉬는데 15분 이상 쌕쌕거리는 소리가 나고 호흡을 가다듬을 수가 없다면 응급실에 가야 한다.

가슴 통증도 느껴지고, 심장이 미친 듯이 빠르게 뛴다

심장의 근육이 피를 충분히 공급받지 못하거나, 심장 리듬이 비정상적일 정도로 빨라지는 질환인 심근경색(심장마비)일 가능성이 있다. 심장에 문제가 생기면 체액이 폐로 밀려들어가 호흡 곤란을 일으킨다. 또는 한쪽 폐가 망가졌을 가능성도 있다. 건강한 신체에서는 폐를 둘러싼 공간은 진공 상태이다. 그래야 폐가 공기를 들이마실 때 수월하게 부풀어오를 수 있기 때문이다. 하지만 그 공간이 망가진다면? 가령, 누군가가 여러분의 가슴에 창을 찔러 넣어 구멍을 낸다면? 폐는 순식간에 쪼그라들어 보기 흉한 작은 덩어리가 되어버린다. 이를 폐 붕괴, 또는 '폐 허탈'이라고 한다. 별다른 뚜렷한 이유 없이 폐 붕괴가 일어나기도 하는데, 특히 키가 상당히 크면서 마르고 젊은 사람, 흡연자, 폐질환이 있는 사람에게 해당되는 말이다.

온몸에 붉은 얼룩 같은 발진이 일어난다

조금 전에 무엇을 먹었는가? 아나필락시스, 또는 과민증이라고 하는 심한 피부 알레르기 반응일 수 있다. 기도가 부어올라 쌕쌕거리는 숨소리가 나고 호흡이 곤란해지는 것이다. 구역질이 나고 곧 죽을 것 같은 기분이 느껴지기도 한다.(사실 그런 생각이 드는 것도 무리도 아니다.) 얼른 응급실로 가서 에피네프린 주사로 기도를 넓히고, 다른 약품으로 알레르기 반응을 중단시켜야 한다. 도저히 숨을 쉴 수 없을 지경인데 아직도 구급차가 달려오는 사이렌 소리가 들리지 않는다면, 지나가는 사람 중에 에피펜(EpiPen, 자가주사기)을 갖고 있는 사람이 있는지 물어봐야 할 것이다.

최근에 장기 여행을 다녀왔거나, 지금 다리 한쪽에 깁스를 하고 다닌다

정상적인 혈액 흐름을 차단하여 폐에 혈전이 생겼을 수도 있다. 이를 폐색전이라고 하는데, 보통은 다리에 있는 혈관에서 생긴 혈전이 폐로 들어가서 발생한다. 다리 혈전은 깁스를 하거나 오랜 시간 비행기의 좁은 좌석에 앉았거나 해서 다리를 움직이지 못했던 사람에게 일어나기 쉽다. 또한 흡연, 피임약 복용, 암도 다리에 혈전이 발생할 가능성을 높인다. 폐색전 때문에 호흡이 가빠지는 증상은 대개 몇 시간이나 며칠에 걸쳐 서서히 심해진다. 가슴 통증도 같이 느끼는 사람도 있다. 응급실에 달려가면 혈액 희석제를 주사하는 치료를 받는다.

당뇨가 있고, 현재 혈당이 아주 높다

당뇨병의 급성 합병증 중 하나인 '당뇨병 케토산증 '일 가능성이 있다. 인슐린 농도가 아주 낮을 때 발생한다. 우리의 몸은 인슐린이 없으면 핏속의 당을 사용할 수가 없으므로 다른 에너지원으로 대체 사용하게 되고, 그 에너지원은 산을 생성하게 되는데, 이 산은 호흡을 더 빨리 해야만 없앨 수 있다. 그래서 호흡이 가빠진다. 당뇨병성 케토산증의 또 다른 증상으로는 피로감과 복부 통증이 있다. 응급실에서 정맥 주사로 수액을 공급받고 아주 면밀한 감독 하에 인슐린 주사를 맞아야 한다.

암 때문에 호흡이 가빠질 수 있다

암환자가 호흡이 가빠지는 이유는 다양한데, 불행히도 그 이유 대부분이 당장 응급 처치를 받아야 하는 위험한 상황이다. 첫 번째 원인은, 암은 혈전이 형성될 가능성을 높인다. 혈관 속에 생성된 혈전은 폐로 가서 정상적인 혈류를 막아버릴 수 있다. 두 번째, 암 치료제는 화학 요법 약품을 사용하게 되는데 면역 체계를 방해하여 폐 감염에 쉽게 걸릴 수 있게 된다. 세 번째, 암이 폐로 전이되어(종양이 기도를 누르면서) 직접 공기의 흐름을 차단하거나, 체액을 생성하여 폐 속에 축적되었을 수 있다. 마지막으로, 암 때문에 생성된 체액이 심장 주위로 새어 들어 심장이 피를 펌프질 하는 활동을 방해하는 것일 수 있다.

기침이 난다

영화관에서 큰 기침(재채기) 소리로 좌중을 압도하는가? 옆 좌석 관객들이 혐오스럽다는 눈길을 던지고는 다른 좌석으로 가 버리는가?

기침은 우리의 기도와 목구멍에 공기 중을 떠도는 먼지나 여 타 불순물이 들어가지 않게 하려는 반사작용이다. 작은 입자나 화학물질은 물론이고, 심지어 독한 냄새도 기침 수용체를 자극 하여 기침 반사작용을 일으킨다. 기침 수용체는 목구멍과 기도 뿐 아니라, 입과 위를 연결하는 관인 식도, 위, 횡격막, 심지어 외이도 에도 존재한다.(면봉으로 귀지를 파낼 때 기침이 나오는 이유가 이것이다.)

기침은 몇 주 동안 계속되는 급성일 수도 있고, 그보다 훨씬 오래 지속되어 본인뿐 아니라 주변 모든 사람들을 돌아버리게 만드는 만성일 수도 있다. 또한 아무 것도 나오지 않는 마른기 침도 있고, 점액(가래)이 나오는 젖은 기침도 있다.

그렇다면 성가실 정도로 기침이 나올 때, 그냥 기침이 가라앉 기를 기다려야 할까, 아니면 가까운 결핵 전문 병원으로 뛰어가 야 할까? 어떻게 할까?

당장 병원에 갈 것까진 없다

기침뿐 아니라 두통이 나고, 목이 따끔거리고, 콧물이 흐른다

우리 인간의 문명은 놀라울 정도로 발전해서 심장 이식 수술도 가능하고 달에 사람을 보낼 수도 있다. 하지만 놀랍게도 우리 인간의 문명은 아직도 감기를 예방하지는 못한다. 감기가 우리 몸을 덮치면 먼저 끈적한 점액이 생겨 기도를 자극하여 기침이 나오게 된다. 아세트아미노펜/타이레놀 같은 진통제, 가성에페드린 같은 충혈완화제, 또는 기침 억제제를 복용하면 도움이 된다. 열이 계속 나고 기침을 할 때 짙거나 초록색의 가래가 나오기 시작했다면, 폐 감염의 가능성이 있으니 병원 진료를 예약해야 한다.

최근에 감기에 걸렸거나 지독한 알레르기 반응이 있었다

감기 때문에 생긴 증상들은 다 나은지 한참 지난 후에도 콧속에서 점액이 끊임없이 생겨 목구멍 뒤쪽으로 넘어가게 되고, 이 때문에 기침이 계속 날 수 있다. 이를 후비루 증후군 또는 상기도 기침 증후군이라고 하며, 아주 흔한 증세이다. 계절에 따라 찾아오는 알레르기 때문에 생기기도 한다. 또 다른 증상으로는 콧물이 흐르고, 목이 칼칼해져서 자주 헛기침을 해야 하는 경우가 있다.(그래서 주변 사람들이 여러분을 관심 종자, 즉 관심을 끌려고 헛기침을 해대는 사람으로 보기도 한다.) 플루티카손이나 트리암시놀론 같은, 처방전 없이 살 수 있는 비강 스테로이드 스프레이를 쓰거나(스테로이드는 자주 사용 시 효과가 감액

될 수 있다), 여기에 더해 로라타딘과 세티리진 같은 항히스타민제를 복용하면 점액이 생성되는 것을 막을 수 있다. 이래도 소용이 없고 기침이 수그러들지 않는다면 병원에 가서 치료를 받아본다.

기침이 나는데다, 속이 쓰리거나 입 안에서 시큼한 맛이 나거나, 밤에 자려고 누우면 증상이 더 심해진다

기침이 나는 또 한 가지 흔한 원인은 위산이 목으로 넘어오는 위 식도 역류 질환이다.

위 식도 역류 질환에서 훨씬 흔한 증상은 속 쓰림이지만, 때로는 속이 쓰리지는 않고 기침만 나기도 한다. 몸을 눕히면 목구멍이 위와 평행해지므로 위산이 더 쉽게 올라올 수 있어 역류가 심해진다. 위산 역류가 있다 싶으면 매운 음식을 끊고, 알코올 섭취를 줄이고, 담배는 쳐다보지도 말아야 한다. 또한 잘 때 베개를 여러 개 겹치거나 베개 밑에 책을 몇 권 받쳐서 머리를 높이면 중력 덕분에 위산 역류가 덜해질 것이다. 이런저런 방법이 다 소용없다면, 처방전 없이 살 수 있는 위장약, 즉 라니티딘 및 오메프라졸을 복용하여 위산 자체를 억제해 본다. 하지만 증상이 몇 주일이 지나도록 계속되거나 몇 주일 동안 약을 먹어도 차도가 없다면 병원에 가봐야 한다.

담배를 피운다

그런데도 기침을 하는 게 이상하다고?? 이제부턴 담배를 끊으면 얼마나 온몸이 상쾌해질지, 얼마나 많은 돈을 절약할 수 있을지를 생각해 봐야 한다. 니코틴 패치나 껌과 함께 금연보조제를 쓰면 금연에 성공할 가능성이 훨씬 높아진다. 담배를 끊었는데도 기침이 계속된다면 병원을 찾아가 폐 관련 검사를 받아보는 것이 좋다. 이전에는 기침을 하지 않았는데 갑자기 기침을 하게 되었고 더구나 급격히 심해졌다면, 심각한 감염이나 암일 가능성이 있으니 빨리 병원에서 검사를 받아본다.

이럴 때 병원에 가야 한다

얼마 전부터 새로운 약을 먹고 있는데 기침이 난다

아주 흔하게 복용하는 심장 관련 약품인 ACE 억제제는 10명 중 1명에게서 만성 마른 기침을 유발할 수 있다.(약품 성분에 '-프릴(-pril)'로 끝나는 이름이 있다면 ACE 억제제일 가능성이 많다.) 베타 억제제라는 심장 관련 약품도 기침과 쌕쌕 거리는 숨소리를 유발할 수 있다.(약품 성분에 '-롤(-lol)'로 끝나는 이름이 있다면 베타 차단제일 가능성이 많다.) 이런 약품 중 하나를 복용하게 되었는데 기침이 도무지 가라앉지 않는다면 담당 주치의와 상의해 봐야 한다. 절대로 의사의 조언 없이 마음대로 약 복용을 중단해서는 안 된다.

기침이 나는데다 숨이 가쁘고 숨을 쉬면 쌕쌕 거리는 소리가 난다

성인과 아동 모두에게서 기침이 계속되는 가장 흔한 원인 중 하나가 천식이다. 비슷한 증상을 유발하는 만성 폐색성 폐질환은 나이든 성인, 특히 흡연자가 기침과 쌕쌕 거리는 숨소리를 내게 하는 주요 원인이다. 병원에 가면 여러 가지 검사를 거쳐 병명을 확인할 것이다. 숨이 가쁜 증상이 너무나 심각하다면, 가령 집 안을 걸어 다니는 것만으로도 숨이 차는 정도라면, 당장 응급실로 가야 한다.

벌써 며칠 동안 계속 열이 난다

기도나 폐가 감염되면 기침이 난다. 감염은 대부분 바이러스가 원인이기에 항생제를 먹을 필요는 없지만, 이틀 또는 사흘 넘게 열이 계속 나는 것 외에 목이 따갑고 콧물이 흐르는 등의 일반적인 감기 증상은 없다면, 박테리아 폐 감염, 즉 폐렴일 수도 있다. 병원에 가면 가슴 엑스레이를 찍어 폐렴 여부를 판단해볼 수 있다. 감염이 나은 후에도 기침은 몇 주 동안 계속될 수 있다.(직장 동료들이 눈치를 줄 정도로.)

심장 질환, 간 질환, 또는 신장 질환이 있다

이런 질환이 있으면 몸의 수분이 배출되지 않아 결국 폐에 모이고, 그 바람에 성가시게 기침이 계속 나올 수 있다. 기침이 나는 것 외에도 다리가 붓고, 침대에 반듯이 누우면 숨을 편하게 쉴 수가 없어 베개를 여러 개 겹쳐 머리와 상체를 높여야 하는 어려움이 있을 것이다.(위산과 마찬가지로, 체액도 중력이 작용하므로 상체를 세운 자세에서는 가슴 부위에 머무르지 않고 내려간다.) 병원에 가면 이뇨제를 처방하여 몸이 남아도는 수분을 배출하도록 해줄 것이다. 숨이 가빠서 못 견딜 지경이라면 당장 응급실로 가서 응급 치료를 받아야 한다.

코를 심하게 곤다

수면 무호흡증은 잠을 자는 동안 기도가 주기적으로 좁아지면서 코 고는 소리가 커지고 정상적인 호흡을 방해하는 증상이다. 가족들의 눈총을 받는 것은 물론이고, 기도가 자극을 받기 때문에 만성적으로 기침이 나는 등 여러 가지 건강상의 문제도 유발한다. 잘 때 코를 심하게 골고 아침에 눈을 떠도 피곤하기만 하다면 병원에 가서 수면 검사를 받아보는 것이 좋다. 무호흡증 진단을 받으면 폐에 공기가 제대로 들어가도록 밤에 수면 마스크를 끼고 자야 할 수도 있다. 많은 경우 체중을 줄이면 무호흡 증상이 나아진다.

한 달 이상 기침이 점점 심해지고 있다

병원에서 엑스레이를 찍어 보고 어떤 질환이 점점 심해지는 중인지, 아니면 더 안 좋은 상황이지만 암에 걸린 것은 아닌지 확인해 봐야 한다.

응급실에 갈 것

기침을 하면 피가 나오거나, 피가 섞인 가래가 나온다

당연하지만 절대 좋은 징조가 아니다. 그나마 좋은 상황을 가정한다면 기침을 너무 많이 해서 기도에 있는 작은 혈관이 찢어져서 피가 나는 것이다. 피의 양이 그다지 많지 않다면 크게 문제될 것이 없다. 하지만 훨씬 심한 상황을 가정한다면 감염, 폐혈전, 폐암이 원인일 수 있다.

가슴 통증이 있고 호흡이 곤란할 정도로 숨이 가쁘다

심근경색이나 급성 심부전이 오면 폐에 급속히 물이 차서 호흡이 곤란하고 기침이 난다. 폐 감염이 심할 때에도 이런 증상이 나타난다. 당장 구급차를 불러야 한다.

허리 통증

글: 알렌 첸 (의학박사)

등뼈를 가진 동물이라면, 당연히 척추가 있을 것이다. 그리고 척추가 있다면, 당연히 허리 통증을 겪어 보았을 것이다.

척추는 척추 뼈라고 하는 뼈가 차곡차곡 쌓인 형태로, 인대와 근육이 지탱하고 있다. 척추 뼈 사이사이에는 물렁물렁한 원반이 들어차 있다. 척추는 경추(목뼈), 흉추(가슴 뒤쪽), 요추(배 뒤쪽), 천골(엉치뼈)로 나눌 수 있다. 척추 한가운데로는 뇌에서 나오는 굵은 신경 줄기 다발인 척수가 지나가고, 이 척수에서부터 팔, 다리, 내부 장기로 신경이 뻗어나간다.

인간은 척추가 있기 때문에 두 발로 똑바로 서는 것은 물론이고 여러 가지 복잡하게 몸을 뒤트는 동작을 할 수 있다. 강아지가 기계체조를 하고, 고양이가 힙합 댄스를 출 수 없지 않은가?

두 발로 서서 사는 삶의 단점 중 가장 큰 것은 척추 아래 부분이 체중의 대부분을 떠받쳐야 한다는 점이다.(직업상 그렇든 두둑한 뱃살 때문에 그렇든) 체중이 많이 나가거나, 자주 떠받쳐야 한다면 등과 허리에 부담이 많이 간다. 그러면 척추 뼈 마디 사이의 원반(추간판 혹은 디스크)이 눌리다 못해 튀어나와('헤르니아'라고 한다) 신경을 압박하여 통증을 유발하기도 한다. 또는, 척추 관절이 나빠지거나 척추 뼈가 쌓인 부분의 모양이 변하면서 커지거나 하여 신경을 압박하면(척추관 협착증) 역시 통증이 생긴다. 아니면, 누구나 나이가 들면 추간판(디스크)이 나빠지게 마련이고, 그래서 통증이 생기기도 한다(항상 그렇지는 않지만).

마르고, 젊고, 체형이 반듯하더라도 등 근육이 당겨서 며칠 동안 정상적으로 몸을 움직이기 힘들 수도 있다. 또는 신장 같은 내부 장기에서 호소하는 통증이 허리 통증처럼 느껴지기도 한다. 그렇다면 전에 없이 허리가 아플 경우, 전신 근육 마사지를 받아봐야 할까? 딱딱해서 허리에 좋다는 매트를 사서 침대에 깔아야 할까? 병원에 가서 근육 이완제를 처방 받아야 할까? MRI를 찍어봐야 할까? 병원에서 허리 수술을 받아야 할까?

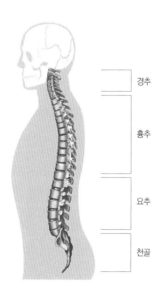

경추

흉추

요추

천골

〈척추 구조〉

당장 병원에 갈 것까진 없다

한 달 정도 허리가 아팠다가 나았다가를 되풀이하고 있지만 딱히 생활에 지장이 있는 것은 아니다

단순한 근육 경련일 가능성이 있다. 이 경우는 며칠 정도 지나면 좋아지고 한 달 안에 증상이 사라진다. 무거운 것을 들지 말고 여타 근육이 당길 만한 일은 되도록 피하되, 허리가 아프다고 침대에 가만히 누워 있어서는 안 된다.(또한 딱딱한 바닥에 누워 자는 것도 좋지 않다.) 실제로, 침대에 누운 자세는 허리 통증을 더 길게 끌 뿐이다. 시간과 돈이 된다면 근육을 푸는 데 도움이 되는 마사지를 받는 것이 좋다. 그래도 통증이 가시지 않는다면 처방전 없이 살 수 있는 약품(148페이지의 '잠깐 조언' 참조)을 복용해 본다. 그래도 해결이 되지 않는다면 병원을 찾는다.

이럴 때 병원에 가야 한다

허리 아래쪽이 몇 달, 심지어 몇 년 동안 아팠지만, 좀 쉬면 괜찮아진다

요추가 좋지 않다는 징조일 수 있다. 노년층 대부분, 특히 과체중인 경우는 척추 관절이 마모되고 척추 뼈 사이의 원반(디스크)이 얇아져 있다. 병원에 가면 신체 검사를 다른 원인 때문에 통증이 생긴 것은 아닌지 재확인해 볼 것이다. 근육이 튼튼해야 허리 아래쪽이 안정되기 때문에, 평소에 신체 활동을 많이 하는 것이 중요하다. 물리치료사와 상담하면 증상에 따라 어떤 운동과 스트레칭을 해야 할지 알려줄 것이다. 침을 맞거나 척추 도수치료를 받는 것도 도움이 될 수 있다. 약을 장기간 복용하는 것은 부작용이 너무 많기 때문에 피해야 하지만, 단기간이라면 괜찮을 수 있다.

며칠 또는 몇 주에 걸쳐 팔다리 통증과 저림, 그리고 서서히 기운이 빠진다

척추 뼈 사이 조그만 구멍에서 나와 팔과 다리로 이어지는 신경이 압박을 받아 생기는 증상일 수 있다. 대개는 척추 뼈 사이의 디스크가 있어야 할 자리에서 빠져 나오거나(신경이 튀어 나옴), 척추 뼈 위치가 어긋나면서 신경을 누르게 된다. 이러면 몸의 한쪽이나 양쪽이 찌릿찌릿하고, 아프거나, 감각이 없어진다. 다리로 이어지는 신경이 눌리는 증세를 좌골 신경통이라고도 한다. 지금 느끼는 증상이 급격히, 즉 몇 시간이나 며칠 정도의 짧은 기간 안에 심해진 것이 아니라면 응급실로 갈 정도는 아니다. 병원에 가면 해당 부위에 X-레이 검사를 받게 되고, 상황에 따라 MRI를 찍어야 할 수도 있다. MRI를 찍으면 디스크가 튀어나와 신경을 누르고 있는지, 아니면 척추 뼈 모양이 변하고 디스크가 빠져 나와서 척추 가운데 신경이 지나가는 구멍이 좁아지는 척추관 협착증인지를 판단할 수 있다. 어느 상황인지에 따라 처음에는 처방전 없이 구입 가능한 진통제(148페이지의 '잠깐 조언' 참조)나 물리요법으로 치료하거나, 증상이 사라질 때까지 기다린다. 하지만 증상이 계속되거나 약을 복용했음에도 심해진다면, 허리에 직접 스테로이드를 주사하여 신경 주변의 염증을 가라앉히는 치료법을 쓴다. 이 방법도 효과가 없으면 허리 수술로 신경 압박을 없애야 한다.

밤에 통증이 심해지고, 아침에 일어나면 등과 허리가 뻣뻣하지만 오후가 되면 나아진다

등과 허리가 뻣뻣하다는 증상은 아주 흔하고 원인도 다양한데, 침대 매트리스가 안 좋다거나, 지난 밤에 너무… 무리를 했다거나, 척추의 작은 관절들이 나이가 들면서 모양이 변형되었기(퇴행성 관절) 때문일 수 있다. 대부분은 며칠이나 몇 주가 지나면 나아지지만, 그렇지 않다면 병원에 가봐야 한다. 강직성 척추염이라는, 자가면역 질환일 수 있기 때문이다. 강직성 척추염은 대개 젊은 층에서, 특히 20대나 30대에서 주로 발병한다. 주요 증상으로는 허리 아래쪽 통증이 밤에는 심해지고 아침에 일어나면 등허리가 뻣뻣하다는 감각이 절정에 달하지만 운동을 하면 나아진다. 또 다른 증상으로는 목, 엉덩이, 발목 및 눈에 통증이 있고, 시야가 흐릿해진다. 허리 아래쪽과 엉덩이 부위를 엑스레이로 찍어 진단을 확정할 수 있다. 류머티즘 전문의가 면역 체계를 억제하는 약을 처방해 주기도 한다.

등허리 한쪽에 불에 타는 듯한 통증이 느껴진다(대상포진)

대상포진일 가능성이 있다. 어릴 적 수두를 앓으면 나은 후에도 바이러스가 우리 몸을 떠나지 않고 무슨 테러리스트처럼 몸

깊숙이 잠복해 있게 된다. 그러다 나이가 들고 면역계의 능력이 쇠퇴하면 바이러스가 활동을 재개해 대상포진이 생길 수 있다. 면역을 억제하는 약을 복용하는 경우 젊은 나이에도 대상포진에 걸릴 수 있다. 대상포진은 대개 머리 부분이나 몸 한쪽의 피부에 길게 한 줄을 이루어 나타나고, 우리에게는 불행히도 등허리는 대상포진 바이러스에게 넓고도 군침 도는 대상 지역이다. 대상포진에 걸리면 맹렬한 기세로 발진이 생기고 불에 타는 듯한 통증이 뒤따르며, 통증이 몇 달이나 지속되는 경우도 있다. 처방전 없이 살 수 있는 진통제를 일단 사용한 후, 병원에 가면 항바이러스제를 처방해 줄 것이다. 나이가 50세 이상이라면 대상포진 백신을 맞아 대상포진을 예방하는 것도 좋은 방법이다.

암 진단 이력이 있고, 최근에 별다른 이유 없이 체중이 줄었다

척추에 종양이 생겼을 가능성이 있다. 척추에 종양이 생기면 폐, 유방, 신장, 전립선 등 다른 부위로 전이될 가능성이 높다. 척추 종양은 척추 뼈를 약화시켜 골절과 통증을 유발하고, 척수나 척수 줄기를 압박하여 몸을 쇠약하게 하거나, 요실금, 그 외 다른 문제를 일으키기도 한다. 전에 암 진단을 받은 이력이 있거나 암 위험 요소가 높다면(예를 들어, 어릴 때부터 하루 한 갑씩 담배를 피웠다거나), 당장 병원에 가서 진료를 받아봐야 한다. 엑스레이 또는 CT로 척추를 촬영해야 할 수도 있다.

골다공증이 있고 (또는 골다공증 위험 요소, 즉 65세가 넘었거나 오랫동안 스테로이드제를 복용), 허리 통증이 갑자기 생겼다

척추 뼈 하나가 골절되었을지도 모른다. 척추 뼈 골절은 넘어지는 등 강한 충격을 받아서도 생기지만 기침을 심하게 하거나 무거운 것을 드는 등 그다지 심각하지 않은 상황에서도 생길 수 있다. 심지어 골다공증이 있는 여성이 차를 몰고 과속 방지 턱을 넘었을 뿐인데 척추 뼈가 골절된 경우도 있다. 병원에 가면 처방전 없이 살 수 있는 진통제를 추천할 것이다. 통증이 너무 심하고 약을 먹어도 가라앉지 않는다면, 골절된 척추 뼈에 접합제를 주입하여 강도를 개선하고 통증을 줄여 주는 치료법이 있다.(척추성형술이라고 한다.)

생리 때에만 허리 아래쪽이 유난히 아프다

이런 통증은 척추가 아니라 자궁이나 그 주변 장기 때문일 수 있다. 유력한 용의자는 자궁내막증과 자궁섬유종이다. 자궁내막증은 자궁 벽에 생긴 세포 덩어리 같은 것이 척추 부근을 비롯하여 자궁 바깥쪽 어딘가에 들러 붙어서 생긴다. 생리가 시작되면 이 덩어리가 부풀어오르고 출혈을 하여 통증이 생긴다. 자궁섬유종은 자궁 벽에 생긴 종양으로 악성은 아니기에 몸의 다른 부위로 전이되지는 않지만, 생리가 심해지고 상당한 통증을 유발하는 원인이다. 자궁내막증과 섬유종 둘 다 신체 검사와 골반 초음파로 진단할 수 있고, 진통제나 호르몬 요법으로 치료하거나 때로는 수술로 제거하기도 한다.

응급실에 갈 것

몇 시간 또는 며칠에 걸쳐 양 다리가 점점 약해지고, 소변을 볼 수가 없거나 속옷에 오줌을 지리게 되었다

종양이나 감염 때문에 척수가 눌려서 다리 또는 방광으로 가는 신경이 제대로 기능을 못하게 된 상황일 수 있다. 영구적인 마비가 오기 전에 빨리 응급 치료를 받아야 한다.

통증이 심하고 도저히 침대에서 일어나 걸을 수가 없다

다리를 도저히 움직일 수가 없어서 일어나 걷지를 못한다면 척수가 눌린 것(척수 압박)이 원인일 수 있으므로 지금 당장 응급실로 가야 한다. 다리는 잘 움직여지나 허리 통증 때문에 일어나기가 힘든 지경이라면 아주 위험한 상황은 아니지만 그래도 의학의 도움을 청해야 한다. 일단 진통제를 복용하고 약효가 날 때까지 한두 시간 기다려 본다. 통증이 나아지지 않으면 응급실로 가서 정밀 검진을 받고 의사와 상의하여 치료법을 찾아보아야 한다.

허리 통증에 더해 열이나 오한이 난다

척추 안쪽이나 주변이 감염이 되어서 나타나는 증상일 수 있다. 척수(몸과 뇌를 연결하는 충추신경)사이와 인접한 부위가 감염되었다면 가장 위험이 크다. 감염된 부위가 척수를 누르면 신경이 영구적으로 손상될 수 있기 때문이다. 병원에 가면 혈액

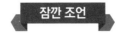
진통제

허리 통증이 있을 때 먹는 진통제는 많지만, 최근 들어 의사들은 물론 일반 대중도 이런 약품이 숱한 부작용을 가져온다는 사실을 알고 있다. 특히 몇 달이나 몇 년 동안 길게 복용할 경우에 그렇다. 또한 약효가 가장 강한 진통제는 의존성과 중독으로 이어질 가능성이 가장 높다.

의사들은 부작용과 의존 위험성을 되도록 줄이기 위해 그다지 심하지 않은 통증은 '통증 사다리'를 써서 치료한다. 통증 사다리는 원래 암환자들의 통증을 줄여주기 위해 개발되었다. 처음에는 가장 부작용이 적고, 약효도 가장 약한 약을 처방하고, 반드시 필요하다고 생각하는 경우에만 강한 약을 쓰는 방법이다.

통증 사다리의 첫 번째 단계는 처방전 없이 살 수 있는 약품들이 해당되는데, 이들 다수는 비 스테로이드성 항염증제이다. 가장 유명한 것은 이부프로펜(8시간마다 400mg에서 600mg 복용)과 나프록센(하루에 두 번 220mg에서 500mg 복용)이다. 비 스테로이드성 항염증제는 허리 통증에 잘 듣지만 신장 질환이나 심장 질환이 있는 사람에게는 문제를 일으킬 수 있다. 또한 위장을 자극하여 궤양을 유발하기도 한다.

어떤 이유에서든 비 스테로이드성 항염증제를 먹을 수 없다면, '아세트아미노펜'이나 타이레놀을 먹어도 된다. 권장 복용량(6시간에서 8시간마다 500mg에서 1,000mg)만 지킨다면 아주 안전한 약품이다. 하지만 24시간 동안 4,000mg 이상을 복용하면 급성 간부전이 와서 생명이 위험해질 수도 있다. 이미 간 질환이 있다면 아세트아미노펜을 얼마나 먹어야 안전한지 의사에게 물어보아야 한다.

통증 사다리의 첫 번째 단계에는 처방전이 있어야 살 수 있는 약품도 있다. 항우울제(둘록섹틴, 아미트리프탈린), 근육이완제(시클로벤자프린), 그리고 신경통을 가라앉히는 약품인 가바펜틴과 프레가발린이 이에 해당한다.

통증 사다리의 두 번째 단계에는 코데인 같은 약한 오피오이드(진통제)가 해당되고, 세 번째 단계에는 강한 오피오이드, 즉 하이드로코돈, 옥시코돈, 메타돈이 포함된다. 모두 처방전이 있어야만 살 수 있다. 이들 약품은 중독성이 있으므로 아주 짧은 기간, 즉 며칠 정도만 복용하거나, 장기적인 치료법이 모두 실패했을 경우에만 사용해야 한다. 미국에서 현재 문제가 되고 있는 오피오이드 남용은 다른 약품과 물리치료, 마사지를 병행해서 치료할 수도 있는 통증을 처음부터 이들 약품으로 치료하려는 경향과도 어느 정도 연관이 있다.

검사를 하고 척추 MRI를 찍을 수도 있다. 척추 감염을 치료하려면 대개 항생제를 몇 주간 투여해야 한다. 감염이 척수 부근에 생겼다면 수술로 염증을 제거해야 할 수도 있다. 이런 증상이 생기는 또 다른 원인으로는 신장 감염이 있다. 신장이 감염되면 열이 나고 허리가 아프며, 역시 응급실로 가야 할 만큼 심각한 질환이다. 자주 소변이 마렵다면 신장 감염일 가능성이 더 크다. 역시 항생제로 치료한다.

허리 아래쪽과 골반에 통증이 너무 심해서 가끔 경련이 일어난다

신장 결석이 생겼을 수 있다. 신장 결석은 대개 수분이 부족해서 생기며 소변에 섞여 방광으로 이어지는 아주 좁은 관으로 들어가게 된다. 결석이 커서 이 관을 통과하지 못하면 관을 막아버리고, 소변이 요관을 통과하려 할 때마다 결석이 걸린 부위에 심한 통증을 느끼게 된다. 결석이 요관을 막게 되면 소변에 피가 섞여 나오기도 한다. 병원에 가면 CT 스캔이나 초음파로 진단을 확정한다. 통증을 줄이는 약과 결석이 막혀 있는 요관을 확장하는 약을 투여하고, 정맥으로 수액을 투여하여 소변량을 늘려 결석을 배출시키는 방법으로 치료한다. 결석이 너무 커서 이런 방법으로는 배출시킬 수 없다면 초음파나 레이저로 결석을 작게 쪼개어 요관을 쉽게 통과하게 만들 수도 있다.

제3장
복부

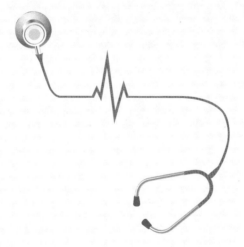

복통이 심하다

복통이 심하다면, 혹시 지금 변기에 앉아 있는가? 머리를 쥐어 뜯으면서 지난 이틀 동안 뭘 먹었는지 하나하나 돌이켜 보고 있는 중인가? 왜 그런 음식을 먹었는지 자신의 어리석음을 꾸짖으며(세일이라고 싱싱하지도 않은 해산물을 사와서 좋다고 먹다니!), 앞으로 다시는 그 따위 음식은 먹지 않겠다고 맹세하는 중인가?

위와 창자가 배배 꼬이듯 아픈 통증은 우리 모두가 익히 알고 또 두려워 마지 않는 고통이다. 실제로 복부 통증은 응급실에서 가장 흔히 들을 수 있는 증상으로, 응급실 환자 열 명 중 한 명이 복통을 호소한다. 유감스럽게도 배가 아픈 원인은 셀 수 없을 정도로 많고 다양하며, 대부분은 별로 걱정할 것 없지만, 개중에는 빨리 치료하지 않으면 생명이 위독할 만한 원인도 있다.

그렇다면 복통이 심할 때 어떻게 해야 할까? 그냥 된통 식중독에 걸렸다 생각하고 통증이 가라앉기만을 기다려야 할까? 아니면 지금까지 같이 살았던 맹장에게 작별 인사를 건네야 할까?

당장 병원에 갈 것까진 없다

하루나 이틀 정도 별로 심하지 않은 복통이 간헐적으로 찾아오고, 어지 럼증, 구토, 그리고 설사 증상도 있다

위와 창자에 염증이 생긴 위장염일 가능성이 있다. 경련 같지 만 심하지는 않은 복통과 더불어 구토나 설사, 또는 둘 다 겪게 된다. 가장 흔한 원인은 포도상구균 같은 박테리아에 오염된 음 식을 먹었거나, 바이러스 감염 때문이다. 빠져나가는 몸의 수분 을 유지하려면 물과 소금을 섭취할 필요가 있다. 가장 좋은 방 법은 죽에 소금을 쳐서 먹거나, 게토레이, 파워에이드 같은 스 포츠 드링크를 섭취하는 것이다.(하지만 체중을 늘리는 것이 목 표가 아니라면 스포츠 드링크를 자주 마시는 것은 권하지 않는 다.) 제산제(위장약)를 먹으면 통증을 가라앉히는 데 도움이 될 수 있다. 증상이 5일 넘게 계속된다면 병원에 가는 것이 좋다. 심부전이 있거나 고혈압인 사람은 소금을 친 죽을 들이키기 전 에 의사와 상의해야 한다.

뭔가를 먹고 나면 배꼽 위쪽 배가 살짝 아픈데, 누우면 통증이 더 심해 지지만 물을 마시면 나아진다. 입 안에 시고 쓴 맛이 돌기도 한다

위산이 식도를 타고 올라오는 위식도역류질환일 가능성이 있 다. 위산을 견딜 수 있는 위벽과는 달리 식도는 위산에 노출되 는 것에 익숙하지 않으므로, 위산이 식도로 역류하면 타 들어가 는 듯한 통증을 느끼게 된다. 반듯이 누우면 식도가 위와 평행해지므로 위산이 더욱 쉽게 역류한다. 물을 큰 잔에 가득 따라 마시면 위산이 위로 씻겨 내려가므로 통증이 완화된다. 역류한 위산이 입으로까지 올라오면 시고 쓴 맛이 느껴지게 된다.

위산 역류는 생활 습관을 조금 바꾸는 것만으로도 없앨 수 있다. 먼저 초콜릿, 기름진 음식, 매운 음식, 탄산음료를 줄인다.(하지만 유감스럽게도 이것들은 많은 사람들이 사랑해 마지 않는 음식이다.) 두 번째로, 먹고 나서 바로 눕지 않도록 한다. 세 번째로는 침대 머리맡에 책을 몇 권 쌓아서 잘 때 머리가 높아지게 한다. 누울 때 머리를 높이면 식도가 위보다 위에 위치하므로 위산이 역류할 위험이 줄어든다. 그래도 개선되지 않으면 제산제를 복용하여 위산을 중화시켜 본다. 그 다음으로는 처방전 없이 살 수 있으며 매일 복용해도 괜찮은 라니티딘이나 오메프라졸로 위산 생성 자체를 줄이는 방법이 있다. 다만 의사와 계속 상의해야 한다. 장기간 위산이 역류하는 것은 식도암 같은 심각한 문제가 있음을 의미할 수도 있기 때문이다.

가끔씩 경련 같은 복통이 있고, 대변을 본 지가 일주일 가까이 되었다 (변비)

변비는 복통의 흔한 원인 중 하나로, 배변이 1주일에 세 번 미만이거나, 변이 딱딱하고 덩어리가 져 있거나, 변을 보기가 너무나 힘들거나, 배변을 한 후에도 잔변감이 있다면 변비라고 정의한다. 자세한 내용과 권장 치료법은 이 책의 변비에 대한 부분을 참조하기 바란다(272~275페이지). 만약 복통과 변비가 잦다면 과민성대장증후군일 가능성이 있다.(160페이지 참조).

우유를 먹으면 설사를 한다

유당은 우유에 들어 있는 당 성분이다. 이 유당을 제대로 분해하려면 락타아제라는 효소가 필요한데, 이 유당 분해효소가 없으면 유당 불내증이 생긴다. 유당 불내증은 아주 흔한 증상으로 히스패닉(10명 중 6명), 흑인(10명 중 7명), 아시아인(10명 중 9명)에게 많다. 유당 불내증이 있으면 분해되지 않은 유당이 결장까지 가게 되고, 결장에 있던 박테리아가 유당을 발효시키면서 가스를 생성한다. 우유와 우유가 들어간 식품(아이스크림, 요거트, 치즈)을 며칠 동안 일체 먹지 않으면서 증상이 사라지는지 관찰해 본다. 증상이 사라졌다면 유당 불내증이라는 의미이다. 가장 손쉬운 해결책은 우유나 우유가 든 식품을 아예 피하는 것이다. 하지만 아이스크림과 치즈를 포기하는 것은 절대 쉬운 일이 아니다. 복통이 생길 것을 뻔히 알면서도 먹을 수밖에 없다. 그러니 더 나은 해결책은 유당을 분해하는 효소인 락타아제 보조제품을 복용하여 몸이 유당을 처리할 수 있도록 돕는 것이다.

이럴 때 병원에 가야 한다

윗배에서 타는 듯한 통증이 자주 느껴진 지 몇 주가 지났다. 뭘 먹으면 좋아질 때도 있고 더 나빠질 때도 있다

위나 장에 궤양이 생겼을지도 모른다. 궤양은 위나 장 내벽에

작은 구멍이 난 것으로, 이 부분이 위산에 흠뻑 적셔지면 좋지 못한 결과가 생긴다. 윗배가 아프고, 배에 가스가 차며, 트림이 자주 나오고, 음식을 많이 먹지도 않았는데 배가 빵빵하다는 느낌이 들거나 뱃속이 거북해진다. 드물지만 궤양에서 출혈이 심하게 일어나기도 한다. 이러면 빠른 시간 내에 심각한 감염이 생겨 죽음에 이를 수도 있다. 요약하자면, 궤양은 달갑지 않은 손님이란 것이다.

병원에 가면 내시경으로 궤양 여부를 진단한다. 카메라 달린 관을 목구멍을 통해 위나 장 안으로 넣어 내벽을 관찰하는 것이다. 과거에는 스트레스, 과음, 담배가 궤양의 원인이라고 생각했다. 이 세가지는 지금도 의학계에서 따가운 눈총을 받고 있기는 하지만, 현재는 '헬리코박터 파일로리(Helicobacter pylori)'라는 박테리아 감염이 궤양이 생기는 가장 큰 원인임이 밝혀졌다. 따라서 궤양은 위산을 억제하는 약품과 더불어 항생제를 투여하여 치료한다.

뭔가를 먹고 나면 복부의 오른쪽 윗부분이 아프다(담석증)

담낭(쓸개)에 돌(담석)이 생겼을 가능성이 있다. 담낭은 복부 위쪽 간 아래에 매달려 있는 조그만 주머니 같은 장기이다. 간은 장이 지방을 처리하는 과정을 돕는 초록색 액체인 담즙을 만들어 담낭에 보관한다. 담낭에 저장된 액체가 돌 조각 같은 물질로 단단히 굳어져서 형성된 것이 담석증이다. 우리가 (말만 들어도 군침이 도는) 튀긴 감자에 치즈와 베이컨을 얹은 치즈 프라이 한

접시를 먹으면, 담낭이 담즙(산)을 장 안으로 흘려 보낸다. 하지만 담낭에 담석이 생겼다면 담석이 담낭과 장을 잇는 관을 막아버리므로 경련 같은 통증이 생긴다. 이를 '담석산통'이라고 한다. 담석이 관을 막아 아예 차단해 버리면 담낭이 붓고 심지어 감염으로 염증이 생긴다. 이를 담낭염이라고 하는데, 극심한 통증이 찾아온다. 이 경우는 당장 치료를 해야 한다(95페이지 참조).

미국 의대생들은 담석의 가장 큰 위험 요소가 네 가지 F, 즉 지방(fat, 비만자), 여성(female), 생식능력 자(fertile, 자녀가 한 명 이상), 나이 40세 또는 그 이상(forty or older)인 사람이라고 배운다. 다시 말해 미국인 중 약 1억 명이 담석이 있을 가능성이 높은 것이다.

다행스럽게도 담석이 있는 사람의 대부분은 담석산통이나 여타 다른 증상이 없이 지나가기 때문에 딱히 치료할 필요가 없다. 자신의 간 아래 달린 주머니에 자그마한 돌멩이들이 담겨있다는 사실을 전혀 모른 채 행복하고 만족스러운 삶을 살고 있는 것이다. 하지만 담석 때문에 복통을 느끼는 사람들은 메스로 담낭을 잘라내는 것 외에는 딱히 해결책이 없다. 다행히도 이 수술, 즉 담낭절제술은 수술 부위가 아주 작기 때문에 대개는 아주 작은 흉터 서너 개만 남는 정도로 끝난다.

현재 항생제를 복용 중인데, 며칠째 심한 설사가 난다

항생제가 설사를 일으키는 경우는 흔하다. 이 때문에라도 항생제는 꼭 필요한 경우에만 복용해야 한다. 하루나 이틀 전부터 항생제를 복용했다면 설사가 그 직접적인 부작용일 가능성이 높다. 항생제를 복용한지 사흘 이상 지났거나, 몇 주 전에 복용했다면, '클로스트리디움 디피실(Clostridium difficile)'감염증일 가능성이 있다. 클로스트리디움 디피실 균은 평소에는 우리 대장 속에 사는 좋은 박테리아들이 번식을 막아주기 때문에 위험한 균은 아니다. 하지만 우리가 항생제를 복용하면 좋은 박테리아들은 죽을 수 있지만 클로스트리디움 디피실은 마치 핵전쟁이 일어나도 죽지 않는 바퀴벌레처럼 생존할 수 있다. 터프하고, 고약하며, 좀처럼 박멸하기 힘든 세균이다. 이보다 드문 경우지만 항생제의 도움 없이도 클로스트리디움 디피실이 우리의 대장 전체를 장악해 버리기도 한다. 클로스트리디움 디피실 감염증을 치료하려면 (역설적이게도) 항생제가 필요하다. 물론 이 균만을 죽이기 위해 만들어진 항생제이다.

사흘 넘게 복통과 설사가 있고 점점 심해진다

일반적으로 위장염을 일으키는 감염원보다 훨씬 심각하고 무서운 원인이 있을지도 모른다. 앞에서 언급한 클로스트리디움 디피실 때문일 수도 있고, 또 다른 고약한 박테리아인 시겔라(이질균), 살모넬라, 또는 대장균 때문일 수도 있다. 아니면 염증성 장질환이나 셀리악병(유전성 알레르기 질환) 같은 자가면역 질환일 가능성도 있다. 자가면역 질환은 외부 침입자와 전쟁을 벌여야 할 우리 면역계가 혼란을 일으켜 우리 장 내벽을 공격하는 것이다.

복통이 자주 있으며 배변을 하면 나아진다. 또한 몇 달 동안 설사 또는 변비가 간헐적으로 생긴다(과민성대장증후군)

과민성대장증후군이 있으면 대장 내벽이 아주 민감해져서 변으로 가득 차면 통증을 일으킨다. 과민성대장증후군 환자는 자주 심한 복통을 앓고, 대변을 보고 나면 대개 나아진다. 이름 그대로 장이 아주 과민해져서 다른 사람들이라면 아무렇지도 않을 정도의 음식이나 가스가 예민하게 반응하여 불쾌한 팽만감이 느껴진다. 꽤 흔한 증후군이며, 어떤 사람들은 여기에 더해 설사나 변비, 또는 설사와 변비를 모두 겪기도 한다. 어느 쪽이든 장운동이 활발해지게 하면 장에 가해지는 압박이 줄어들기 때문에 증세가 상당히 호전될 수 있다. 병원에 가면 증상에 따라 식습관을 바꾸라고 권할 것이고, 배변을 늘리거나 줄이는 약을 처방해줄 것이다. 환자에 따라 항우울제 또는 장내 경련을 줄이는 약을 복용하면 통증이 없어지기도 한다

생리통과 자궁내막증 그리고 자궁섬유종

대부분 여성들은 생리가 시작되면 배가 더부룩해지고 약간의 복통을 겪는다. 하지만 그 중에서도 운이 안 좋은 일부 여성들은 학교 공부나 직장의 업무를 방해할 정도로 격심한 통증을 느낀다. 이 보다 흔한 원인으로는 두 가지가 있는데 자궁내막증과 자궁섬유종이다.

자궁내막증은 자궁 벽에 생긴 세포 덩어리 같은 것이 자궁 안에 있어야 하지만 자궁 밖으로 나와서 자궁 이외의 곳에서 증식

하는 질환으로, 난소, 골반 내벽, 장에 들러붙어서 생긴다. 자궁 벽의 조직이 그렇듯, 이 잉여 조직도 생리 주기가 되면 부풀어 오르고 출혈이 생겨서 통증을 유발한다. 이 조직이 어디에 붙어 있느냐에 따라 어떤 여성은 성관계를 하거나 배변 중에도 통증을 느낄 수 있다.

섬유종은 자궁 근육에 생긴 양성종양으로 자궁에 붙어 있거나 자궁 바깥 표면으로 돌출되기도 한다. 악성은 아니지만 생리 주기에 다량의 출혈을 일으키고 만성적인 통증을 가져올 수도 있다. 또는 방광을 눌러서 소변이 자주 마렵게 하거나, 더 심한 경우 태아가 자라지 못할 정도로 자궁 모양을 일그러뜨려 불임의 원인이 되기도 한다.

자궁내막증이나 섬유종 모두 신체 검사와 골반 초음파로 진단할 수 있다.(좀더 자세히 말하자면 자궁내막증은 생체 조직 검사로 확진 여부를 판단 해야 하지만 대개는 이 단계를 생략한다.) 진통제, 호르몬 요법, 또는 수술로 제거하는 방법 등으로 치료한다.

응급실에 갈 것

대변에 피가 섞여 있다

복부 통증에다 피 섞인 대변이라면 항상 좋지 못한 징조이다. 결장암 또는 대장암, 염증성 장질환 같은 자가면역질환, 중증의 대장 감염, 대장으로 피를 공급하는 길이 막힌 것 등이 원인이다. 대변에 피가 꽤 많이 보인다면 지금 당장 응급실로 가서 검사를 받아야 한다.

당뇨병이 있고, 최근 혈당이 엄청나게 높았다

당뇨병성 케톤산증(당뇨병의 급성합병증 중 하나)일 가능성이 있다. 당뇨병성 케톤산증은 우리 몸이 인슐린을 마지막 남은 한 방울까지 다 써버리면 찾아온다. 인슐린은 혈액 속의 포도당 양을 조절하는 데 필요한 물질이므로, 인슐린이 없으면 혈당이 치솟고 몸은 다른 자원(지방)을 대체해서 에너지를 생성한다. 하지만 이렇게 되면 호흡이 거칠어지고, 피로감이 찾아오며, 머리가 어지럽고, 복통을 느끼게 된다. 당뇨병 환자가 인슐린 투여를 잊었거나, 인슐린이 충분하지 않거나, (감염 등의 이유로 신진대사가 급격히 변화하여) 인슐린이 더 필요하게 되면, 당뇨병성 케톤산증이 올 수 있다.(지금까지는 인슐린을 주사할 필요가 없었다면 이제는 필요하게 된다.) 드물지만 당뇨병이 있다는 첫 번째 징후로서 당뇨병성 케톤산증이 생기기도 한다. 당뇨병성 케톤산증의 합병증은 치명적일 수 있으므로 곧바로 응급실에 가서 정맥 인슐린 투여와 수분 보충을 받아야 한다.

갑자기 복통이 오고 얼룩덜룩 불그레한 두드러기가 생겼다

방금 피넛 버터를 바르고 조개나 갑각류를 넣은 샌드위치를 한 입 삼켰는가? '아나필락시스'는 갑자기 전신에 영향을 미치는 알레르기 반응을 가리키는 용어로 얼룩덜룩한 두드러기가 생기고, 입술이나 혀가 부어 오르며, 메스꺼움, 복통, 쌕쌕거리는 숨소리, 호흡 곤란, 어지럼증, 그리고 의식을 잃는 증상을 유발한다. 이 모든 증상이 한꺼번에 일어나는 경우는 드물지만, 대개 최소한 두 가지 증상이 한번에 나타난다. 아나필락시스가 일어나면 기도가 완전히 막히기까지 불과 몇 분밖에 안 남았다고 생각해야 한다. 당장 구급차를 불러야 한다. 에피네프린 긴급 자가주사기를 놓으면 증상이 급격히 가라앉는다. 하지만 구급차 사이렌 소리가 가까워지고 있다면 차분히 앉아서 전문 의료인의 도움을 기다리는 편이 낫다.

배 오른쪽 윗부분이 찢어지는 듯 아프다(담석증)

담낭과 장을 연결하는 관이 막힌 것이 원인일 수 있다. (앞에서도 설명했지만) 담낭은 담즙이라고 불리는 초록색 액이 가득 들어찬 자그마한 주머니 같은 장기로, 우리가 식사를 하면 섭취한 지방을 처리하기 위해 담즙을 분비한다. 담낭 속에는 자그마한 돌(담석)이 생기기 쉬운데, 가끔 이 담석이 담즙을 장으로 보내는 관 속에 영구히 들어앉아 버릴 때가 있다. 그러면 담낭이 붓고 감염이 생기며, 그대로 두면 터져버릴 수도 있다. 이를 담석증이라고 하는데, 열이 나고 배 오른쪽 윗부분이 극심하게 아파온다. 통증이 너무 심한 나머지 손가락 하나 까딱하기도 힘들 정도이다. 앞에서 설명했듯 (전부는 아니지만) 환자들 다수는 이전에 담석산통을 느낀 적이 있을 것이다. 병원에서 초음파를 통해 확진 판정을 하고, 대개의 경우 응급 수술로 담낭을 제거하여 치료한다.

배 오른쪽 아랫부분이 찢어지는 듯 아프다

충수, 또는 맹장이 막힌 것이 원인일 수 있다. 맹장은 대장 한쪽에 지렁이처럼 튀어나와 있는 작은 관인데, 가끔 맹장염으로 우리를 죽이려고 하는 것 외에는 뚜렷하게 하는 일이 없는 흔적 기관(진화를 거듭하며 기능이 축소되어 말 그대로 흔적만 남은 기관)이다. 맹장염은 맹장에 감염이 생긴 것으로 대개는 똥(…)으로 맹장이 막힌 것이 원인이나 면역 관련 분비 샘(gland)이 부어 오르거나 부근에 종양이 생겨서 막히기도 한다. 원인이야 어떻든 간에 이렇게 되면 맹장이 붓고 심하면 말 그대로 터져버린다. 처음에는 배꼽 부근에서 복통이 시작되어 차츰 맹장 바로 위쪽, 즉 배 오른쪽 아랫부분으로 퍼져나간다. 통증이 너무 심해서 무언가를 먹는다는 생각 자체만으로도 역겨움이 날 지경이고 손끝 하나 까딱할 수도 없다. 열이 나고, 메스껍고, 구토가 나는 것도 흔한 증상이다. CT 스캔으로 맹장염을 확진 한 다음 응급 수술로 맹장을 제거하여 치료한다. 여성이 이런 통증을 느낀다면 맹장염 외에도 오른쪽 난소나 나팔관에 문제가 생겼을 가능성도 있다.(166페이지 참조.)

배 왼쪽 아랫부분이 찢어지는 듯 아프다(게실염)

이 부위에 통증이 있다면 가능성은 여러 가지다. 여성이라면 왼쪽 난소나 나팔관에 문제가 생겼을지도 모른다. 40세가 넘었다면 게실염이라는 질환이 범인일 가능성이 있다. 나이가 들고, 특히 변비가 있다면, (대장의 일부인) 결장 벽에 게실이라고 하는 조그마한 주머니 같은 것이 만들어질 수 있다. 이 달갑지 않은 주머니는 특히 배의 왼쪽 아랫부분에 많이 생기는데, 이 부분은 변이 몸 밖으로 나가기 직전 모여 있는 곳이다. 게실은 대개 우리 몸에 별다른 해를 끼치지 않지만 가끔 맹장 같은 부위를 틀어막고 염증을 일으킬 때가 있다. 게실염인 경우 왼쪽 아랫배가 극심하게 아프면서 열과 메스꺼움이 동반된다. 게실염은 항생제만으로도 치료가 가능하지만 심하거나 재발을 했다면 수술을 해야 할 수도 있다.

윗배가 아프고, 가끔은 호흡이 가쁜데, 운동하거나 몸을 심하게 움직이면 통증이 심해진다(심장질환)

우리가 살다가 걸릴 수 있는 심각한 질병들이 저마다 확실하게 구분되는 증상이 있다면 인생이 훨씬 편해질 것이다. 불행히도 그런 질환들 중에는 너무나 예기치 않은, 또는 이례적인 증상을 보이는 것들이 있다. 그런 전형적인 예가 바로 가슴 통증이 아닌 복부 통증을 유발하는 심장 질환이다. 계단을 오르거나 겨울에 삽으로 눈을 치울 때 복통이 심해진다면, 심장이 피를 더 필요로 하는데도 심장으로 가는 동맥이 막혀서 심장으로 피를 보낼 수 없는 것이 원인일 수 있다. (물론 심장은 몸 전체로 피를 펌프질 해 내보내는 장기이지만, 심장벽을 이루는 근육들도 피를 공급받아야 하며 심장 고동이 빨리 뛰게 되면 피를 더 많이 공급받아야 한다.) 이런 이유가 있기 때문에, 웬만한 응급실에서는 복통이 심한데 뚜렷한 원인이 없는 환자가 오면 심장 질환이 있는지 검사한다.

여성이고, 골반 아래쪽에 전에 없이 심한 통증이 생겼다

말하기 곤란한 부위를 의미하는지? 골반에는 갑작스러운 통증을 일으킬 수 있는 장기들이 꾹꾹 들어차 있다. 일단 짧게 정리해 보자. 골반 양쪽에는 난소가 하나씩 있어서 난자를 만들어 낸다. 난자는 나팔관을 따라 골반 한가운데에 있는 자궁으로 들어간다. 자궁은 고리 모양의 자궁 경관에서 질과 연결된다.

이 중 어디에서도 문제가 생기면 심한 골반통이 생기고, 대부분 메스꺼움과 구토를 동반한다. 난소가 주변 혈관과 서로 꼬이면 '난소 염전(꼬임)'이라는 질환이 생긴다. 난소에 종양이나 낭종(물혹)이 생기면 출혈이 있거나 터져버리기도 한다. 수정란이 어쩌다가 자궁이 아니라 난소나 나팔관에 착상해 버리면 태아가 자궁 밖에서 자라게 된다(자궁외임신이라고 한다). 질에 감염이 생겨 자궁 경관, 자궁, 나팔관까지 번지기도 한다. 그리고 요로 감염을 빼놓을 수 없다. 요로 감염증도 (심하지는 않지만) 골반통을 동반하고, 소변이 자주 마렵고 또한 소변을 볼 때 통증을 유발하는 질환이다.

요컨대 골반 통증은 여러 가지 다양한 원인이 있으며 그 중 몇 가지 질환은 빠르게 진행되어 불임 같이 심각한 합병증을 일으킬 수도 있다. 통증이 극심하다면 빨리 응급실로 가야 한다. 병원에서는 골반 검사, 몇 가지 기본 혈액 검사 및 소변 검사, 골반 초음파 등으로 원인이 무엇인지 진단하게 된다.

복통에 피부나 눈이 노래졌다

복통에다가 눈 또는 피부가 노래졌다면 간에 문제가 있다는 확실한 증거다. 정상적인 간은 담즙을 분비해서 기름진 음식을 소화하는 일을 돕지만, 간이 담즙을 담낭과 장에 보내지 못하게 되면 담즙이 핏속으로 들어가 피부를 노랗게 만든다. 원인은 두 가지로, (바이러스 감염, 알코올, 또는 아세트아미노펜이나 타이레놀의 과다복용으로 간이 자극을 받아서 생기는) 급성 간염이거나 간에서 담즙을 내보내는 관이 막힌 것이다. 두 가지 모두 당장 치료해야 한다. 병원에 가면 혈액 검사와 간 초음파로 원인을 밝힐 것이다.

술을 잔뜩 마신 다음날이면 복통이 심하고 허리도 아프다(췌장염)

햇병아리 외과의사들에게 선배들이 귀에 못이 박히도록 하는 말이 있다. "먹고 싶을 때 먹고, 자고 싶을 때 자라. 하지만 절대 췌장만은 건드리지 마라." 어떻게 집에 왔는지 기억이 안 날 정도로 마셨다면 당신은 췌장을 건드린 것이다. 그리고 그 대가는 어마어마하게 비쌀 수도 있다.

췌장은 인슐린을 비롯한 수많은 중요한 호르몬과 음식을 소화시키는 화학물질들을 생산하는 장기다. 이유는 확실히 밝혀지지 않았으나 폭음을 하면 췌장에 염증이 생기고 아플 수 있다. 이를 급성 췌장염이라고 하는데, 지금까지 가장 견디기 힘들었던 숙취가 어떠했는지 떠올려 보시라. 급성 췌장염의 상태는 그런 숙취 정도는 가벼운 산책 정도로밖에 여기지 않을 만큼 심한 고통을 안겨준다. 경미한 상태의 급성 췌장염도 극심한 복통이 등허리 위쪽으로 뻗어나간다. 심한 경우는 여러 장기가 기능 장애를 일으키고 급기야 사망에까지 이른다. 이런 상황까지 가지 않으려면 정맥으로 수액을 투여하고 최소한 하루 이틀은 단식하면서 치료해야 한다.

물론 담석이나 자가면역 질환 등도 급성 췌장염을 일으키는 위험 요소이다. 하지만 술을 마시는 것은 스스로 통제할 수 있는 위험 요소이다. 그러니 본인의 주량을 과시하려 하지 말고, 술은 하루에 한 두 잔으로 제한하자.

고열과 오한이 난다

복부 내, 특히 장, 간, 신장, 여성인 경우 생식기가 감염되었을 가능성이 있다. 지금 당장 병원에 가서 검사를 받아봐야 한다. 지체했다가는 감염이 혈류까지 퍼져 아주 위험한 상황을 초래할 수 있다.

구토를 많이 하고 설사도 나고, 어지럽고 온몸에 힘이 없다

어지럽고 온몸에 힘이 없는 것은 몸에 수분이 부족하고 혈압이 낮다는 의미이다. 물 뿐만 아니라 혈압을 회복하는 데 필요한 나트륨이 들어 있는 스포츠 드링크, 묽은 죽 같은 수분 보충제를 자주 조금씩 섭취한다.(물만 마시는 것으로는 부족하다.) 무엇을 먹든 모조리 토해낸다면 빨리 응급실로 가서 정맥으로 수액을 투여하여 탈수를 막아야 한다.

심한 복부 통증이 계속되는데 앞에 나온 설명에 들어맞는 이유가 하나도 없다

통증이 있다는 것만으로도 병원에 가서 검진을 받을 이유가 충분하다. 장 폐색(장이 막혀 내용물을 통과하지 못함)이나 장 허혈(장이 충분한 피를 공급받지 못하는)은 생명을 위협할 수 있는 질환이지만 극심한 통증 외에는 별다른 증상이 없다. 살면서 처음 겪어보는 심한 복통이 30분 넘게 지속된다면 당장 구급차를 불러야 한다.

이유 없이 살이 빠진다

———

몇 킬로그램을 빼면 얼마를 준다는 프로그램 참가자가 아닌 이상, 단기간에 체중이 많이 줄어드는 것은 축하할 만한 일이 아닐 수 있다. 실제로 별다른 이유 없이 갑자기 살이 빠지는 것은 심각한 기저 질환이 있다는 가장 확실한 징후 가운데 하나이다.

1년 안에 원래 체중의 5%가 넘게 살이 빠졌는가? 저녁에 치킨이나 피자를 자주 시켜 먹거나, 한 층만 올라갈 때도 계단 말고 엘리베이터를 애용했는데도? 그렇다면 별다른 이유 없이 체중이 상당히 줄어든 것이다.

그럼 어떻게 해야 할까? 새로워진 몸에 맞게 옷을 새로 사고, 수영복을 꺼내 입고 셀카를 몇 장 찍어 놓을까? 아니면 지금 당장 결핵 병동에 입원해야 할까? 또는 병원에 가서 새로 암 검진을 받아볼까?

당장 병원에 갈 것까진 없다

이제 노년기에 접어들었다는 느낌이다
많은 사람들이 정년퇴직이 다가올 무렵이면 살이 빠지기 시작한다. 나이가 들면 안 좋은 점이 한두 가지가 아니다. 입맛이 바뀌고 냄새를 맡는 능력이 감퇴해서 뭔가를 먹는 행위가 이전보다 즐겁지가 않다. 치아가 나빠져서 음식을 씹기가 힘들어진다. 이래저래 복용하는 약이 많아지니 입이 마르고, 뱃속이 더부룩하고, 입맛이 떨어진다. 그러다 보니 칼로리 섭취량이 확 줄어들고, 그래서 체중이 상당히, 꾸준히 줄어든다. 병원에 갈 때마다 체중을 재어보고 몸에서 나빠지는 부분이 있는지 잘 살펴보아야 한다. 그래야만 되돌릴 수 있는 문제가 있다면 의사와 함께 찾아 되돌리는 노력을 할 수가 있다.

병원에 가야 한다

항상 목이 마르고, 한밤중에 깨어나 소변을 보러 간다(당뇨)

당뇨병일 가능성이 있다. 당뇨병은 선천적으로 몸이 인슐린을 분비하지 못하거나, 더 이상 정상적으로 인슐린에 반응하지 못하는 질환이다. 어느 쪽이든 간에 정상적인 인슐린 신호가 부족하기 때문에 몸이 음식에서 흡수한 당을 처리하여 저장을 하지 못하게 된다. 그러면 당은 피 속에 그대로 남아 있고, 이렇게 흡수되지 못한 당을 몸 밖으로 내보내기 위해 신장이 맹렬하게, 끊임없이 소변을 만들어내야 한다. 그래도 남아도는 당은 지방과 근육으로 저장되므로 살도 찌게 된다.

지금 병원에 예약을 신청해도 며칠 후에나 진단을 받을 수 있거나, 앞에서 말한 증상 외에도 머리가 어질어질하고 구역질이 난다면 (당뇨 합병증으로 생명이 위험하다는 뜻이니) 지금 당장 응급실로 가야 한다.

온몸이 덜덜 떨리고, 가슴이 두근두근하고, 설사가 나며, 그리고 항상 덥다는 느낌이다

갑상선 기능 항진일지도 모른다. 갑상선은 우리 몸의 신진대사를 조절하는데, 갑상선이 과도하게 활동하면 몸은 계속해서 지방과 근육을 태워 필요하지도 않은 에너지를 자꾸 만들어낸다. 병원에 가면 간단한 혈액 검사로 갑상선 질환 여부를 진단할 수 있다.(이미 갑상선 호르몬 치료를 받고 있다면 투여 수치가 너무 높은 것인지 병원에서 점검해 보아야 한다.)

몇 주 동안이나 구역질, 복통, 가스가 차고, 설사 증상이 있다

두루마리 휴지를 펑펑 쓰고 있는가? 같이 사는 룸메이트나 가족이 요새 유난히 향초를 오래 켜놓고 있는가? 궤양성 대장염이나 크론병 같은 염증성 장 질환이 있는지도 모른다. 이런 질환이 있으면 우리 몸의 면역계가 혼란을 일으켜 우리 장을 상대로 전쟁을 선포한다. 그 결과 장 내벽이 더 이상 제 기능을 못하고 음식에서 칼로리를 흡수하지 못하기에 음식이 그냥 장을 통과하여 설사로 나오게 된다. 병원에 가면 위 내시경이나 대장 내시경 검사를 받게 된다.

최근에 새로운 약을 먹기 시작했다

많은 약품 중에는 식욕 부진, 구강 건조, 삼킬 때의 통증, 메스꺼움 또는 팽만감과 같은 체중 감소를 불러 오는 부작용들이 꽤 있다. 천식, 심장 질환, 당뇨병, 발작, 치매를 치료하기 위한 약품들, 그리고 갑상선 호르몬, 항우울제, 항생제들이 주로 그렇다. 지금 먹고 있는 약품 중에 이런 문제를 일으키는 약품이 있는 것 같다면 의사와 상의하는 것이 좋다. 하지만 의사에게 말하지 않고 마음대로 약 복용을 중단해서는 절대 안 된다!

얼마 전부터 심장, 간, 또는 신장병 때문에 이뇨제를 먹고 있다

심장, 간, 또는 신장이 좋지 않는 사람들에게 몸 안에 염분과 체액이 남아돌지 않고 소변으로 빠져나가도록 병원에서 이뇨제를 처방했을 가능성이 있다. 몸에서 소변으로 체액이 빠져나가면 체중이 상당히 줄어들 수 있다.("경주마처럼 오줌을 싼다"는 영어 표현이 있는데, 실제로 경마 경기 직전에 말에게 이뇨제를 투여하여 오줌을 많이 싸게 하면 체중이 몇 킬로그램 가벼워지고 더 날렵하게 뛸 수 있다고 한다.) 이뇨제로 많이 처방되는 약품으로는 푸로세미드, 토르세미드, 스피로놀락톤이 있다. 이런 약을 먹고 있는데도 체중이 갑자기 불어난다면 의사와 상의해야 한다. 약 복용량을 늘려야 하거나 식습관을 바꾸어야 한다는 신호가 될 수 있다.

최근 몇 달 동안 우울증으로 마음이 힘들었다

우울증을 앓는 사람은 입맛이 떨어지기 때문에 체중이 줄어들 수 있다. 병원에 가서 우울증 치료를 시작해 보는 것이 좋다. 우울증 치료법은 아주 많으며, 삶의 질을 향상시켜 줄 것이다.

밤에 자면서 기침을 많이 하고 땀을 흠뻑 흘린다

최근에 해외여행을 했거나, 감옥에 수감되었었거나, HIV/AIDS가 있다면, 폐가 감염된 질환인 결핵에 걸렸을지도 모른다. 결핵은 한때 '소모병'이라고 불렸을 정도로 신체를 많이 소모시키는 질환이므로 결핵 환자는 체중이 쭉쭉 빠진다. 물론 당연하게도 환자의 폐도 쭉쭉 나빠지고 결국 생명이 위독해진다. 진단은 흉부 엑스레이와 가래 분석을 통해 확정한다.

살이 빠지는 원인으로 몸 속에 회충 같은 기생충을 의심해 볼 수 있다

회충 같은 장내 기생충은 메스꺼움, 배가 더부룩한 느낌, 체중 감소를 유발할 수 있다. 실제로 역사를 보면 여성들이 살을 빼겠다고 일부러 회충을 삼킨 예도 있다. 인터넷 검색에 도가 튼 사람이라면 지금도 온라인에서 알약 형태로 파는 회충 알을 검색해서 찾을 수 있다. 말할 필요도 없겠지만, 우리 의사들은 절대 추천하지 않는 방법이다. 장내 기생충은 장을 막아서 우리 생명을 위협할 수도 있기 때문이다. 살이 빠지고 배가 그득한 느낌이 들며, 해외여행을 자주 다닌다면, 대변 검사를 받아 기생충이 있는지 살펴볼 필요가 있다.

암에 걸렸어도 살이 빠질 수 있다

대장내시경, 유방 조영술, 전립선 검사 같은 암 검진을 꾸준히 받고 있는가? 암 때문에 체중이 감소하는 것이라면 열, 통증, 메스꺼움, 구토 같은 증상도 따른다. 또한 간이나 비장이 붓기 때문에 조금만 먹어도 배가 부르다는 느낌이 들 수 있다.

응급실에 갈 것

머리가 어지럽거나 최근에 의식을 잃은 적이 있다

극심한 탈수 증상을 겪는 것일 수 있다. 몸에 수분과 염분이 많이 부족해지면 며칠 만에 살이 확 빠질 수 있다. 또한 소변량을 늘리는 이뇨제나 완하제(배변을 쉽게 하는 약·음료) 같은 약을 복용해도 탈수가 온다. 자주 토하거나 설사를 해도 마찬가지다. 이보다는 드물지만 운동을 너무 과하게 하거나 물을 충분히 마시지 않는 것도 원인이 될 수 있다. 극심한 탈수 상태인데도 조치를 취하지 않으면 혈압이 낮아져서 장기가 제 기능을 하지 못해 사망할 수도 있다. 수분 보충제를 마셔도 정상으로 돌아오지 않는다면 당장 응급실로 가야 한다.

이유 없이 살이 찐다

이유 없이 체중이 몇 킬로그램 불어나면 기분 좋을 일이 하나도 없다. 옷이 안 맞고, 볼 살이 두두룩해지고, 이중 턱이 생긴다. 그리고 이 비극이 본인의 잘못이 전혀 아니기를, 가령 신진대사가 느리다거나 하는 어떤 의학적 상황 때문이기를 남몰래 바란다. 그러면 건강한 식습관과 운동이라는 어렵고 귀찮은 해결책 대신 약을 먹는다는 간편한 해결책을 택할 수 있을 테니까.

유감스럽지만 과체중인 사람 중에는 너무 많이 먹고 운동을 거의 안 하기 때문이라는 이유 말고 다른 이유로 살이 찌는 사람은 아주, 아주 소수이다. 하지만 만약 **이유 없이 살이 찌는 데다 피곤하고, 변비가 있고, 항상 춥다는 느낌이 든다면, 갑상선 기능 저하증일 가능성이 있다.** 갑상선이 제대로 활동하지 않으면 몸의 신진대사 전체가 느려지고, 따라서 체중이 좀 불어날 수 있다. 만약 가임기 여성으로 이유 없이 살이 찌는 데다 여드름이 나고, 얼굴에 털이 돋고, 생리 주기가 불규칙하다면 다낭성 난소 증후군 일 가능성이 있다. 이런 질환이 있다고 생각되거나, 1년 안에 5~7킬로그램 이상 체중이 늘었다고 생각되면 병원에 가 보는 것이 좋다.

약품 때문에 체중이 증가하기도 한다. **삼환계**[09] 항우울제(아미트리프틸린, 미르타자핀), 항경련제(발프로산, 카르바마제핀), 항정신병약(올란자핀, 클로자핀) 등이 대표적이다. 하지만 살이 찌니까 약을 바꾸고 싶다면 반드시 의사와 상의해야 한다.

---

09 tricyclic 세 개의 원자 고리를 포함하는 화학 구조

뱃속이 더부룩하고 가스가 찬다

────

방귀를 못 참아서 망신당한 적이 있는가? 엘리베이터에서 다른 사람들에게 미안했던 적이 많은가? 아니면 뱃속이 항상 더부룩해서 식사를 하고 나면 배 둘레가 몇 인치는 늘어난 느낌이 드는가?

뱃속이 더부룩한 증상은 대개 위나 장에 있는 공기 때문이다. 무언가를 먹거나 마시면 자연스럽게 공기도 같이 위 속으로 들어온다. 또한 장 속에 사는 엄청난 수의 박테리아가 음식을 소화하는 작용을 도우면서 공기를 만들어낸다. 위 속에 공기가 차면 대개 트림이 나오지만, 장에 공기가 차면 헛배가 부르거나 뱃속이 더부룩해진다. 흔히 '가스가 찼다'고 표현하는 증상이다.

아무리 점잖고 세상 깔끔해 보이는 사람이라도 하루에 스무 번 정도는 이 가스를 몸 밖으로 내보낸다. 다시 말해 널찍한 사무실에서 일하는 사람이라면 근무하는 시간 내내 소리 없는 가스 공격을 당하는 셈이다.(재택근무가 좋은 또 하나의 이유이다.)

가끔씩 뱃속이 더부룩한 것은 정상적이다. 특히 너무 많이, 또는 너무 빨리 먹은 후에는 더더욱 그렇다. 그러나 항상 뱃속이 더부룩하다면, 흔한 경우는 아니지만 장이 막혔다거나, 간 질환이나 난소암 때문에 뱃속에 (공기가 아니라) 체액이 축척 된 것이 원인일 수 있다. 이럴 땐 어떻게 해야 할까?

당장 병원에 갈 것까진 없다

콩과 브로콜리가 가스를 채운다

우리의 장에 서식하는 갖가지 박테리아들은 우리 몸이 처리하지 못하는 식품 성분을 소화시키는 일을 돕는다. 이런 박테리아는 특히 완두콩, 병아리콩, 렌즈콩 등의 각종 콩류, 그리고 브로콜리, 양배추, 방울다다기양배추 같은 십자화과 채소를 좋아하는데, 불행히도 그 소화 과정에서 메탄과 이산화탄소 같은 가스를 생성한다. 그리고 우리 저자들의 경험에 따르면 이런 가스는 유독 업무 회의 중이거나 첫 소개팅 때를 골라 몸 밖으로 빠져나오려고 기를 쓰는 듯하다. 일단 콩류와 십자화과 채소를 며칠 먹지 않으면서 가스 방출량이 줄어드는지 살펴본다. 증상이 나아졌다면 계속 이런 식품을 멀리하거나(추천할 만한 방법은 못된다. 다들 몸에 좋은 식품이니까), 박테리아보다 먼저 이런 식품을 처리하도록 도와주는 식이섬유 함유량이 높은 채소나 양배추 즙 같은 것이 도움이 될 수 있다.

껌을 씹어도 가스가 찬다

껌을 씹으면 스트레스도 해소되고 입에서 상쾌한 향기를 뿜을 수 있지만, 동시에 많은 공기를 들이키게 된다. 게다가 껌에는 보통 감미료로 소르비톨[10]이 들어 있다. 콩류와 십자화과 채소를 좋아하는 장내 박테리아는 소르비톨도 좋아하기 때문에 얼른 달려들어 가스를 잔뜩 만들어낸다. 그러니 껌을 자주 씹으면 순간적으로는 기분이 좋아지지만 결국은 배가 더 빵빵해져 가스를 뿜게 만든다..

탄산음료를 즐긴다

빨대로 탄산음료를 마시는 행위는 가스를 직접 배에 채우는 것이나 다름없다. 첫째, 빨대로 빨아올리는 과정에서 공기를 잔뜩 마시게 된다.(곧바로 트림이 나오면 배출이 되지만, 탄산음료를 마시고 누우면 들이마신 공기가 장으로 들어가버리기도 한다.) 둘째, 탄산음료가 몸 속에 들어간 순간부터 음료 속 거품이 몸 밖으로 계속 빠져나간다. 세 번째로는, 음식과 음료에 단맛을 내는 감미료로 들어가는 과당(보통 고 과당 옥수수 시럽 형태)을 제대로 소화하지 못하는 사람들이 제법 많다. 이런 사람들이 탄산음료를 마시면 그 과당을 누가 맡아서 처리해줘야 할까? 당연히 장내 박테리아다. 그리고 앞에서도 말했듯 장내 박테리아는 그 처리 과정에서 가스를 생성한다.

생리 직전에 배에 팽만감이 있고 소화가 안 되는 경우

생리 직전에는 호르몬 수치가 널뛰듯이 달라지기 때문에 배가

---

10 sorbitol 주로 당뇨환자에게 설탕 대용으로 쓰인다.

급격히 팽만해지고 소화가 안되며, 몸에 체액과 염분이 축적되기 때문에 붓기가 생긴다. 허리가 쭉쭉 늘어나는 '추리닝' 바지를 입고 출근하고 싶은 마음이 간절해진다. 염분이 많은 음식 섭취를 줄이고, 되도록 몸을 많이 움직여서 장 운동을 도와 소화를 촉진하는 것이 좋다. 하지만 배의 팽만감 증상이 시간이 지날수록 심해진다면 병원에 가봐야 한다.

임신하면 배가 부른 건 당연하지만 더부룩하기까지 한다

임신한 여성 네 명 중 세 명은 배가 더부룩하고 변비가 온다. 자궁이 커지면서 내부 장기를 압박하기 때문이다. 프로게스테론(progesterone)이라는 난소의 **황체**에서 생성 분비되는 호르몬이 증가하면서 우리가 먹은 음식이 장을 통과하는 속도가 느려질 수 있다. 게다가 임산부 종합 비타민에 들어 있는 철분은 변비를 더 심하게 만들기도 한다. 더부룩한 느낌을 줄이려면 물을 충분히 마시고, 식이섬유를 많이 섭취하고, 몸을 되도록 많이 움직여야 한다.

의약품 부작용인 것 같다

복부 팽만감을 유발한다고 알려진 약품과 비타민은 꽤 많다. 항생제는 우리 장에 있는 좋은 박테리아를 몰살시킬 수 있으며 그래서 더부룩한 느낌과 설사를 유발할 수 있다. 아스피린, 진통제(특히 마약 성분 진통제인 오피오이드), 철분 보충제, 제산제, 항우울제 역시 복부 팽만감을 가져올 수 있다. 하지만 그렇다고 마음대로 약 복용을 중단해선 안 되며, 반드시 의사와 상의해야 한다.

이럴 때 병원에 가야 한다

배가 더부룩한데 하루 종일 지속되기도 하고 대변을 보면 나아지기도 한다

이런 경우는 장내에 가스가 찼기 때문이라기보다는 '복수'라고 하는 체액이 장 주변에 모여 있기 때문일 수 있다. 복수는 음식 섭취량에 따라 달라지지 않기 때문에 하루 종일 팽만감이 느껴지는 것이다. 복수가 많이 차면 배꼽이 눈에 보일 정도로 커질 수 있다. 복수가 차는 것은 간 질환, 심장 질환, 암(난소암 등)이 원인일 수 있다. 복부 초음파를 하면 복수가 찼는지, 원인이 무엇인지 알아낼 수 있다. 피부 또는 눈이 노래지기까지 했다면 간 질환일 수 있고, 다리가 붓는다면 심장 질환일 수 있다.

당뇨병이 있을 때도 가스가 차고 더부룩해 음식을 넘기기가 어렵다

위는 우리가 먹은 음식을 잘게 쪼개어 장으로 내려 보낸다. 당뇨병이 있으면 위 주변의 신경이 손상되기 때문에 위가 이런 기능을 수행하기가 어려워진다. 이를 위 배출을 지연시키는 '(당뇨병성) 위 마비'라고 하는데, 위 마비가 생기면 음식이 장으로 내려가지 않고 위에 그대로 머물게 된다. 그 결과 하루 종일 배가 더부룩하고 구토와 복통이 나고 메스꺼우며, 말 그대로 위에 공간이 남아 있지 않으므로 이전에 먹던 양만큼의 식사를 할 수가 없다. 병원에 가면 위가 비워지는 속도를 모니터링하는 스캔 검사를 통해 위 마비 여부를 진단하게 된다. 위 마비가 있다면 부드러운 음식을 소량으로 자주 섭취하는 방법으로 치료하고, 메스꺼움을 완화시키고 위가 좀더 활발하게 움직이도록 살짝 자극해 주는 약을 처방하기도 한다.

응급실에 갈 것

메스꺼운데다 복통도 심하다

장이 막혀서 음식과 공기가 정상적으로 통과하지 못하는 상황일지도 모른다. 치료하지 않고 두면 장 폐색이 일어나 장이 크게 손상되고 생명이 위험할 수도 있다. 당장 응급실로 가서 복부 엑스레이를 찍어 장에 막힌 부분이 있는지 확인해야 한다.

지난 1~2주 사이에 살이 급격히 쪘고 호흡도 가쁘다

신장, 심장, 간에 질환이 생기면 폐와 장 주위에 체액이 서서히 축적된다. 지금까지 신장, 심장, 또는 간에 문제가 없었다 하더라도 응급실로 가서 검사를 받아봐야 한다.

프로바이오틱스를 꼭 먹어야 할까?

우리 모두의 장 속에는 몇 조나 되는 박테리아가 살고 있다. 숫자로 따지자면 우리 몸 나머지 부분을 구성하는 세포를 전부 합친 것보다도 많고, 심지어 우리 은하계 별의 수 보다 더 많다.(박테리아 세포는 우리 몸의 세포보다 훨씬 작기 때문에 우리 장의 구불구불한 부분에 몇 십억 개가 뭉쳐서 존재할 수 있다.)

"아니! 박테리아는 나쁜 놈들 아닌가? 감염을 일으키는 것들이잖아? 그런 것들이 내 뱃속에 몇 조 마리나 살고 있다니! 이거 완전 시한폭탄을 끌어안고 사는 거잖아!" 하지만 사실 박테리아 대부분은 그렇게 나쁜 악당들이 아니다. 오히려 우리 대장 안쪽에 따개비처럼 붙어서 행복하게 살아가면서 대장 속을 지나가는 음식을 즐기고 우리에게 도움도 준다. 우리가 음식을 소화하는 과정을 돕고, 호르몬을 조절해 주고, 우리 면역 체계가 폭주하여 우리 몸의 세포를 공격하려 들면 브레이크를 걸어주는 등, 수많은 일을 하고 있다. 무엇보다 이들 박테리아는 클로스트리디움 디피실(159페이지 참조)같은 진짜 나쁜 박테리아를 몰아내어 우리 몸을 감염시키지 못하게 한다.(항생제를 먹으면 이런 좋은 박테리아가 죽어버리기 때문에 오히려 클로스트리디움 디피실에 감염될 수 있다.)

장내 박테리아에 변화가 일어나면 소화관뿐 아니라 우리 몸의 전반적인 건강에 직접 영향이 온다는 것이 점점 확실해지고 있다. 그래서 프로바이오틱스에 대한 관심이 급증하고 있다. 프로바이오틱스란 좋은 박테리아를 뜻하며, 알약 형태로 복용하거나 음식에 섞어 먹는 방식으로 섭취할 수 있다. 요거트나 건강보조식품에 비피더스균이나 젖산균 같은 좋은 박테리아를 넣었다는 광고를 보았을 것이다.

그렇다면, 이런 건강보조식품이 정말로 도움이 될까? 설사, 변비, 과민성대장증후군을 비롯하여 여러 증세를 대상으로 연구가 이루어지고 있으나 현재까지는 명확한 결론이 나오지 않았다. 프로바이오틱스를 섭취하면 나쁘다는 증거는 없으나, 반대로 도움이 되는지도 확실하지는 않다. 감염 때문에 생긴 설사 질환을 멎게 하는 효과는 있는 것으로 보인다. 또한 이전에 클로스트리디움 디피실에 감염되었던 사람은 항생제를 복용해야 할 경우 항생제 대신 프로바이오틱스를 섭취해야 클로스트리디움 디피실에 재감염 될 위험을 줄일 수 있다고도 한다.

메스껍고 구토가 난다

————

구토가 밀려올 때의 그 끔찍한 기분은 이루 말할 수가 없다. 화장실로 달려가 황급히 변기 뚜껑을 열고 무릎을 꿇는다. 불을 뿜는 기세로 위장 속 내용물이 입 밖으로 밀려나온다. 숨을 가쁘게 몰아 쉰다. 코와 입에서는 바늘이 찌르는 듯한 쓰라린 통증이 느껴진다. 그런데 다음 순간 더 끔찍한 감각이 밀어닥친다. 구토가 또 한 번 밀려온다는 느낌. 이 고통이 아직 끝나지 않았다는 감각.

다시 떠올리기도 싫은 지독한 느낌이지만, 사실 구토는 우리 몸이 몸 안에 들어온 독소를 제거하여 스스로를 보호하려는 반사작용이다. 위장은 무언가 위험한 것—맹독이나 과도한 알코올—이 들어왔다 싶으면 이리저리 비틀리면서 그것을 입 밖으로 힘차게 밀어낸다.

다행스럽게도 대부분의 사람들은 상한 초밥을 먹었거나 술을 좀 과하게 마신 후 같이 가끔 이런 끔찍한 기분을 겪는다. 밤새도록 변기를 끌어안고 진한 포옹을 나누지만 그러고 나면 정상적인 삶으로 돌아온다.

하지만 때로는 메스꺼움과 구토가 며칠, 또는 몇 주나 계속되기도 한다. 기분이 안 좋은 것은 물론이고 음식을 제대로 먹을 수도 없고 심지어 사회생활을 하기도 힘들어진다. 그러다가 구토물에 피나 담즙(초록색 액체)이 섞여 있기라도 하면 겁이 더럭 난다. 이래도 괜찮은 걸까? 그냥 침대 옆에 양동이 하나 갖다 놓고 잠을 청할까? 제산제를 먹고 버텨볼까? 어느 정도로 심각해지면 병원에 가볼까? 구토와 메스꺼움을 동반하는 증상에 대해 알아 보자.

당장 병원에 가지 않아도 될 경우

배가 살살 아프고, 구토한 지는 하루나 이틀 되었고 설사도 좀 한다
위장염일 가능성이 있다. '위 독감'이라고도 하며, 흔히 감염 때문에 위와 장이 자극을 받아서 생긴다. 가장 흔한 증상으로는 메스꺼움, 구토, 설사, 약한 복통이 있다. 열이 나는 사람도 있다. 묽은 죽이나 구강 전해질 용액 같은 수분을 섭취하는 것이 핵심이다.(게토레이 같은 스포츠 드링크도 좋지만, 스포츠 드링크류는 설사로 몸에서 빠져나간 체액을 보충하기에 알맞은 제품은 아니다.) 위가 괴롭지 않도록 간을 싱겁게 한 음식을 조금씩 먹는다. 위장 약을 복용하여 위가 받는 자극을 가라앉히는 것도 좋다. 이런 조치를 취하면 며칠 안에 증상이 가라앉을 것이다. 그래도 나아지지 않으면 병원에 가는 것이 좋다. 만약 복통이 심하거나 설사에 피가 섞여 있거나, 머리가 빙빙 돌 듯 어지럽고 계속 구토가 나온다면 응급실로 가야 한다.

친구들을 집들이에 초대하여 내가 만든 맛있는 요리를 대접했는데, 이후 다들 구토를 한다

제일 자신 있는 요리를 대접했는데 살인 미수가 될 뻔했는가? (다음부터는 요리 대행업체를 활용해야 할 듯.) 식중독은 위장염의 일종으로 박테리아나 박테리아가 만든 독소로 오염된 음식을 먹으면 걸릴 수 있다. 대부분의 사람들은 그런 음식을 먹고 24시간 정도 후부터 메스꺼움, 구토, 복통을 겪는다. 식중독을 일으키는 균으로는 (달걀, 익히지 않은 닭고기, 저온 살균하지 않은 우유에 있는) 살모넬라, (익히지 않은 조개류에 있는) 비브리오, (만들 때 손이 닿았고 이후 조리를 하지 않은 음식, 즉 샐러드, 빵 반죽, 가열하기 전의 가공육에 있는) 포도상구균이 있다. 여러 사람이 같은 음식을 먹었고 이후에 다같이 같은 증상을 겪는다면 식중독이라고 진단할 수 있다. 묽은 죽이나 전해질 용액으로 수분을 보충하고, 증상이 사라질 때까지 기다리는 것이 최선이다. 제산제를 복용해도 증상을 가라앉히는 데 도움이 된다. 그래도 낫지 않으면 병원에 가야 한다.

입덧이 있을 때의 구토

아기를 가진 것은 축하할 일이지만, 유감스럽게도 임신 초기 3개월 동안 많은 임산부들이 화장실 변기 앞에 무릎을 꿇고 입덧으로 고생을 한다. 입덧을 영어로 'morning sickness(아침병)'이라고 하지만, 실제로 입덧은 하루 중 어느 시간대에나 발생할 수 있다. 많은 과학자들은 메스꺼움이 실제로 진화적인 목적을 가지고 있다고 믿는다. 태아는 독소에 극히 민감하기 때문에, 임신 중에는 간이 싱겁고 부드럽고 안전한 음식을 먹도록 만드는 것이 입덧이라는 주장이다. 임신 4개월부터는 입덧이 사라지고, 점점 커지는 배를 감당하는 것이 새로운 걱정거리가 된다.

산부인과 담당의에게는 계속 증상을 알려야겠지만, 입덧이 생활에 심각한 지장을 가져오거나 열, 복통, 또는 설사를 동반하지 않는다면 크게 걱정할 것은 없다. 음식은 소량으로 자주 섭취하고, 간식으로는 생강사탕이나 생강차 또는 루이보이스차가 좋다. 피리독신 즉, 비타민 B6를 섭취하는 것도 도움이 된다. 처음에는 10밀리그램을 하루에 세 번 복용한다. 침을 맞거나 압박 손목밴드를 차고 입덧이 사라졌다고 주장하는 임산부들도 있지만, 아직 입증된 바는 없다. 아무튼 이런 모든 방법을 써도 소용이 없다면 병원에 가서 메스꺼움을 가라앉히는 약을 처방 받도록 한다.

매스껍지만 임신을 한 것 같지 않으나 가능성이 아주 없지는 않다.

임신이 가능한 여성으로 지난 9개월 안에 남성과 성관계를 가졌다면, 지금 느끼는 메스꺼움이 입덧이 아닌지 생각해 보아야 한다(설령 그 남성이… 그럴 능력이 없어 보이더라도). 임신진단 테스트기를 써본다.

이럴 때 병원에 가야 한다

최근에 약을 새로 복용하기 시작했는데 구토와 메스꺼움이 있다

진통제(특히 마약성 진통제인 오피오이드 계열), 항생제, 화학요법의 약품 등 부작용으로 메스꺼움을 일으키는 약품이 꽤 있다. 지금 먹는 약 중에서 메스꺼움을 유발하는 약이 있다고 생각되면 의사에게 알려야 한다. 그 약을 다른 약으로 바꾸기가 불가능하다면(특히 화학요법의 약품이 그러하다), 의사가 메스꺼움을 가라앉히는 약을 처방해 줄 수도 있다.

머리를 중심으로 이 세상이 빙빙 도는 느낌이다

우리 귓속의 내이는 우리 머리의 위치와 움직임을 감지하는 평행기관 역할을 한다. 이런 감지기가 고장 나면 현기증, 즉 세상이 끊임없이 빙빙 도는 것만 같은 지극히 불쾌한 감각을 느끼게 된다. 현기증을 유발하는 독과 독소는 아주 많기에(물론 술도 포함된다), 우리의 몸은 본능적으로 위 속에 그런 독소가 들어 있다고 판단하고 구토로 내보내려고 한다. 하지만 지금 느끼는 현기증이 독소 때문이 아니라면 헛되이 구토만 계속하게 된다. 병원에 가면 철저한 검사를 통해 현기증의 원인이 무엇인지 밝혀내고 적절한 치료법을 찾을 수 있다.

몇 숟갈 뜨지도 않았는데 배가 부르다는 느낌이 들고, 그나마 한 시간 안에 다 토해버린다 식사를 하고 나면 거의 예외 없이 먹은 것을 토해버리는가? 배가 빨리 부르고 구토를 하는 증상은 먹은 음식을 위가 대장으로 적절하게 보내지 못한다는 의미이다. 그래서 제대로 먹지도 않았는데 배가 부르고, 위가 가득 차서 토하게 된다.

위와 대장을 연결하는 부분이 글자 그대로 막혀 버린 것이 원인일지도 모른다. '위 출구 폐쇄'라고 하는 질환으로, 위에 궤양이 생겨 위에서 대장으로 나가는 부분이 부어올라 막히는 것이다. 또는 이보다 드물지만, 위벽에 종양이 생겼을 가능성도 있다.

위를 구성하는 근육이 수축 작용을 하지 않아 내용물을 제대로 밀어내지 못하는 것일 수도 있다. 이 경우는 위가 축 늘어진 가죽 주머니 마냥 음식을 받아들이기만 할 뿐, 처리하거나 대장으로 보내지를 않는다. 이를 '위 마비'라고 하며, 오랫동안 당뇨병을 앓은 사람에게서 흔히 나타난다. 위 근육을 조절하는 신경이 손상되었기 때문이다.

병원에 가면 내시경 같은 몇 가지 검사를 거쳐 정확한 원인을 알 수 있다.

마리화나(대마초)를 자주 접한다

오랫동안 마리화나를 꾸준히 피우거나, 먹거나, 여타 다른 방법으로 몸에 흡수했다면 카나비노이드 구토 증후군이 생겼을 가능성이 있다. 다만 가끔 친구에게 한 대 얻어 피는 정도가 아니라 최소 하루에 한 번, 또는 그 이상 애용할 때 나타나는 증세이다. 카나비노이드 구토 증후군이 있으면 자주 메스껍고 구토를 하지만 희한하게도 뜨거운 물에 목욕을 하거나 샤워를 하면 증상이 없어진다. 만약 매일같이 마리화나를 한껏 즐기고, 구토를 하고, 샤워로 증상을 가라앉히는 삶을 반복하고 있다면 일단 며칠만 마리화나를 끊고 구토가 사라지는지 관찰해 본다. 유감이지만 카나비노이드 구토 증후군이 확실하다면 마리화나를 끊는 것 외에는 장기적인 해결책은 없다.

누가 망치로 두들기는 듯한 두통과 함께 메스꺼움과 구토가 밀려오는 증상이 몇 주 동안 반복되고, 그때마다 큰 소리에 민감해진다(편두통)

편두통일 가능성이 있다. 편두통은 대개 머리 한쪽에만 쿵쿵거리는 통증이 느껴지고, 흔히 메스꺼움을 동반한다. 편두통 환자 다수가 스트레스, 생리, 또는 강한 냄새 같은 특정한 요인에 반응하여 편두통이 생긴다고 말한다. .

일 년에 몇 번 정도, 극심한 메스꺼움과 구토가 하루 이틀 계속된다

주기성 구토증이라는 드문 질환일 수 있다. 며칠 동안 메스꺼움과 구토가 이어진 다음 몇 주 또는 몇 달은 멀쩡하다. 그리고 이 주기가 계속 반복된다. 주기성 구토증이 있는 사람들 다수는 편두통 병력이 있는 경우가 많은데, 편두통 치료법 중에서 이 질환을 치료하는 데 도움이 되는 방법도 있다. 하지만 주기성 구토증이라고 확정하기 앞서 메스꺼움을 유발하는 또 다른 원인이 있는지 살펴봐야 한다. 그래서 병원에 가면 의사가 여러 가지 검사를 해볼 것이다. 주기성 구토증은 명확한 치료법은 없으나 편두통 치료약과 항우울제가 도움이 될 수 있다.

응급실에 갈 것

당뇨병이 있고, 요 며칠 혈당이 아주 높고 메스꺼움이 있다

우리 몸은 인슐린이 떨어지면 핏속의 당을 제대로 처리할 수 없게 된다. 우리 몸 속 장기들은 에너지원으로 당을 쓰기 때문에 당을 공급받지 못하면 울며 겨자 먹기로 다른 대체 에너지원을 찾아야 한다. 남아 도는 혈당의 수치가 치 솟고, 이러한 대체 에너지 원 (케톤이라고도 함)의 부산물이 혈액의 산성(acid) 수치를 증가시킨다. 이러면 메스꺼움, 피로감, 복통이 생기고 호흡이 거칠어진다. 지금 당장 응급실로 가서 인슐린 주사와 수액 정맥 투여를 받아야 한다.

두통이 심하고 메스꺼움이 느껴진다

앞에서도 설명했지만 편두통은 흔히 메스꺼움과 구토를 동반한다. 하지만 이전에 편두통을 앓은 적이 없는데도 심한 두통이 생기고 메스꺼움까지 느껴진다면 뇌에 가해지는 압력이 높아진 것일 수 있다. 두개골은 사방이 막혀 있으며 여유 공간이 별로 없다. 그래서 뇌가 부어 오르거나, 뇌 주변에 출혈이 있거나, 두개골 안쪽에 종양이 생기면 뇌가 두개골에 짓눌리게 된다. 더 악화되면 혼란해지고, 기진맥진해지고, 시야에 문제가 생기며, 궁극적으로는 심각한 뇌 손상은 물론 사망에 이를 수도 있다. 얼른 구급차를 불러야 한다.

구토물이 대부분 피다

방금 적색 양배추나 비트(진한 핑크색)가 들어간 샐러드, 또는 토마토 수프를 잔뜩 먹었다면 구토물이 불그스름한 것은 당연하다. 하지만 구토를 하고 화장실 물을 내리는데 선명한 붉은색 액체가 다른 구토물과 뚜렷이 구분되어 보인다면 피일 가능성이 크다. 위나 장에 출혈이 있으면 대부분 대변에 섞여 자연스럽게 배출된다. 하지만 위나 식도에 다량의 피가 들어가면 구토 반사 작용이 촉발되어 구토를 하게 된다. 간 질환이 진행된 사람은 식도에 혈관이 약하고 정상적으로 혈액을 응고 할 수 없기 때문에 이 끔찍한 구토를 할 가능성이 높다.

구토를 하고 복통이 아주 심하다

메스꺼움과 더불어 심한 복통이 있다면 여러 가지 급성 복부 질환 중 하나가 원인일 수 있다. 사실 복통이 있으면 치명적인 합병증이 생기기 전에 원인을 알아보고 알맞은 치료를 해야 한다. 심한 복통과 메스꺼움이라면 장 폐색, 췌장염, 담낭염, 맹장염, 게실염(대장 일부가 감염) 등이 주범일 수 있다. 장이 막혀서(폐색) 먹은 음식이 통과하지 못하면 왔던 곳, 즉 입으로 되돌아가게 된다. 장 깊숙한 대변을 만드는 곳까지 갔던 음식이 되돌아오는 것이기 때문에 대변과 같은 역겨운 냄새가 날 수 있다. 복통과 관련된 섹션을 찾아보면 더 자세한 정보를 읽어볼 수 있다(153페이지). 하지만 무엇보다 중요한 것은 복통이 정말로 심각하다면 빨리 치료를 받아야 한다는 사실이다.

제4장
여성만의 부위

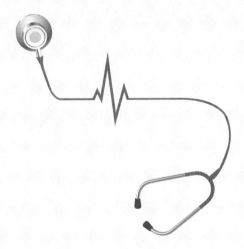

가슴에 멍울이 만져진다

———

글: 티모시 린츠 (의학박사)

일생 동안 여성 여덟 명 중 한 명은 유방암에 걸린다고 하니, 가슴에 멍울이 잡힌다면 걱정에 휩싸이는 것은 당연한 일이다. 좋은 소식은, 이런 멍울 중 다수는 암이 아니라는 사실이다. 나쁜 소식은, 그 사실을 확정하려면 조영술 검사를 여러 번 하고 조직검사(가슴 조직을 수술로 약간 떼어내어 검사하는 것)을 해야 할 수도 있다는 것이다.

가슴에 멍울이 있는지 주기적으로 검사를 받아야 할 필요가 있는지를 문의하는 여성들이 많다. 그리고 필요가 있다면 얼마나 자주 해야 하는지도. 의사들 사이에서 이 문제를 두고 오랫동안 논쟁이 벌어졌다. 의학 전문가들이 내린 최종 결론은 유방 자가검사를 정기적으로 하면 이로움보다는 오히려 해가 될 수도 있다는 것이다. 다른 검사 방법에 비해 유방 자가검사는 위험한 멍울과 양성 멍울을 정확히 구분하지 못하기 때문이다. 그래서 일단 멍울이 발견되면 침습적인 방법(주사나 수술 등 신체에 상처를 내는)으로 추가 검사를 해야 하는데, 이런 검사는 건강에 득 될 것이 거의 없다.

하지만 본인의 유방이 평소에 어떤지는 본인이 제일 잘 알게 마련이다. 정기적으로 자가검사를 하지는 않더라도 유방에 멍울이 생겼거나 한쪽 유방의 모양이 달라졌다면 알아차릴 수 있을 것이다. 그렇다면 그 다음엔 어떻게 해야 할까? 다음 주쯤으로 병원에 진료 예약을 한다? 아니면 지금 당장 병원 응급실로 달려가 응급 유방 조영술 검사를 받아야 할까?

당장 병원에 갈 것까진 없다

최근에 유방을 다쳤는데 뚜렷하게 멍이 생겼고 그 아래에 멍울이 만져진다

유방에 멍이 생겼다면 그 표면 아래에 피가 모여서 멍울처럼 만져질 수 있다. 멍이 없어진 후에도 1주일 동안은 멍울을 잘 살펴본다. 1주일이 지났는데도 멍울이 작아지지 않으면 병원에 가는 것이 좋다. 유방을 다치면 유방의 손상된 지방조직이 딱딱해지는 지방 괴사의 원인이 될 수 있고, 이렇게 만들어진 멍울이 암이 아니라는 것을 입증하려면 검사를 받아야 한다. 아주 우연히도 다친 바로 그 부위에 종양이 있을 가능성도 있다.

생리 중에 유방이 아프고 멍울 같은 것이 만져진다

여성들 다수가 생리 기간이면 유방에 있는 작은 낭포들이 부어올라 통증을 느낀다. 양쪽 유방이 다 아프고 멍울이 있는 것처럼 느껴지면 괜찮은 것이다. 하지만 멍울이 너무 크게 느껴지거나 생리가 끝났는데도 없어지지 않는다면 유방 초음파 검사를 받아 보아야 한다.

이럴 때 병원에 가야 한다

수유 중일 때 종양 같은 것이 만져진다

유관이 막히면 모유를 생산하는 유선이 부어올라 마치 종양처럼 만져진다. 이를 유선 낭종이라고 하며, 수유 중이거나 수유 직후에 발생한다. 병원에 가면 유방 조영술 또는 초음파로 암일 가능성이 있는지를 확인한다. 유선 낭종 진단을 확정 판정하려면 부어 오른 유선에 바늘을 꽂아 모유가 나오는지를 확인하는 방법을 쓸 수도 있다. 유선 낭종 자체는 위험한 병이 아니며 딱히 치료가 필요하지도 않다.

유두 근처에 아프고 빨간 멍울이 있다

유방이 감염되어 생기는 유선염일 가능성이 있다. 수유 중인 여성에게 많이 생기며, 박테리아와 면역 세포가 뭉쳐 농양(고름염)이라고 하는 덩어리를 생성하기도 한다. 항생제로 치료하며, 농양이 너무 크면 고름을 빼내는 방법도 쓴다. 하지만 이런 유두 감염이 항생제로도 증상이 호전되지 않는다면 유방 파젯병(상피내암 일종)이라는 유방암의 초기 징후일 수도 있다. 병원에서 여러 가지 검사를 통해 진단을 확정해야 한다.

멍울이 있는데 앞의 모든 설명과 맞지 않다. 다만 특별히 아프거나 하지는 않다

일주일 안에 병원에서 진단을 받아본다. 연령과 유방의 밀도에 따라 다르지만 유방 초음파나 유방 조영술을 (어쩌면 둘 다) 받아봐야 할 수 있다. 이런 검사로도 그 멍울이 위험한 무언가가 아니라는 것이 명확하게 밝혀지지 않는다면 조직검사를 받아야 한다. 그렇다고 유방 조영술을 당장 받아야겠다는 마음으로 응급실에 가서는 안 된다. 응급실에서는 유방 조영술을 시행하지 않기 때문에 어차피 일반 환자용 클리닉으로 가라는 권고를 들을 것이다.

응급실에 갈 것

유방이 붉어지고 부어 올랐으며 아프다. 게다가 열, 오한, 그리고 어지럼증이 있다

아주 심한 유선염일 수 있으니 한시라도 빨리 수액 정맥 주사와 항생제를 투여 받아야 한다. 몇 시간 안에 병원에서 치료를 받을 수 없다면 응급실로 간다.

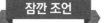

유방 조영술은 얼마나 자주 받아야 할까?

유방 조영술은 지금까지도 여전히 열띤 논쟁거리이다. 의학 전문가들 중에는 유방 조영술을 40세에 처음 받고 그 이후는 매년 받는 것이 좋다고 하기도 하고, 50세에 처음 받고 (다만 유방암이 가족력이라면 좀더 일찍 받아야 한다) 그 이후는 2년에 한 번씩 받는 것이 좋다고 주장하기도 한다.

그런데 검사를 좀더 일찍, 자주 받는 게 뭐가 잘못되었다는 건가? 검사는 많이 하는 게 좋은 거 아닌가? 유감스럽지만 유방 조영술은 완벽한 검사가 아니다. 멍울이 암인지 아닌지 여부를 항상 명확하게 보여주는 것이 아니기 때문에 유방 조영술 결과가 이상하다 싶으면 결국 조직검사를 하게 된다. 게다가 유방 조영술 자체가 그리 편안한 검사가 아니다. 딱딱한 플라스틱 판 두 개 사이에 유방을 끼워 샌드위치 만들 듯이 짓누르기 때문이다.

그래서 유방 조영술을 일찍, 자주 하면 암을 더 빨리 찾아낼 수는 있지만 암이 아닌 조직까지도 샅샅이 찾아내어 괜히 걱정을 하게 만들거나 문제가 되기도 한다.(남성의 경우, 전립선암 검사가 비슷한 상황이라 할 수 있다.) 의사와 상의하여 본인의 마음가짐과 원하는 바에 가장 잘 맞도록 유방 조영술 일정을 잡아야 한다.

유두에 분비물이 나온다

─────

글: 티모시 린츠 (의학박사)

유난히 힘든 하루를 마치고 드디어 퇴근했다. 어서 집에 가서 푹 쉬고 싶은 마음뿐이다. 집에 도착해서 가방은 대충 소파에 던져놓고 곧장 침실로 가서 일단 옷을 벗어 침대에 휙휙 던진다. 제일 보들보들한 잠옷을 꺼내 입는 한편 리모컨을 찾아 두리번거리는데… 아니, 이게 뭐지? 브라에 얼룩이 묻었잖아? 이거 피 아냐? 그럼 혹시… 유방암???

여성에게 유방은 자존감의 상징이라지만 때로는 저주처럼 느껴진다. 성인기의 많은 여성들이 유방 때문에 허리통증을 겪고, 매년 유방 조영술로 유방암 검진을 받아야 하고, 유방암에 걸린 게 아닌가 불안에 떨고, 얼빠진 표정으로 바라보는 시선을 견뎌야 한다. 그 놈의 진화 덕분에 오로지 몇 개월 동안 갓난아기에게 젖을 먹이기 위해서 말이다.

그런데 만일 집에 아기도 없는데 유두에서 젖이나, 아니면 다른 종류의 체액이 흘러나오기 시작했다면? 그냥 며칠 동안 가만히 있으면서 더 이상 안 나오기만을 바라야 할까? 아니면 어서 유방 조영술이나 초음파를 받아봐야 할까?

당장 병원에 갈 것까진 없다

배우자/애인/파트너가 유방에 집착한다

성행위 중에 유두가 계속 자극을 받으면, 몸은 그 자극을 갓난 아기가 젖을 빠는 것으로 오해하기도 한다. 그리고 경제학에서 흔히 말하듯, 수요가 있으면 공급이 따른다. 뇌에서 모유 생성을 담당하는 부위가 자극을 받으면 프로락틴이라는 호르몬을 분비하고, 프로락틴은 양쪽 가슴에서 모유가 나오게 한다. 해결책은, 배우자/애인/파트너에게 다른 장난감을 찾아보라고 말한다. 어떤 대안을 제시할 것인지는 여러분의 창의력에 맡긴다. 그런 후에도 분비물이 1~2주 넘게 계속 나온다면 병원에 가보는 것이 좋다. 분비물이 한쪽 가슴에서만 나온다면 좀 위험하다. 비정상적인 혹, 가령 암 때문일 수도 있다.

거추장스럽고 나를 속박하는 브라를 착용하지 않은 지 꽤 되었다

브라를 하지 않은 상태에서 유두가 흔들리면서 옷에 계속 스치면, 뇌는 이런 자극 또한 굶주린 어린 아기가 젖을 빠는 것으로 오해할 수 있다.(상당히 원시적인 반사작용이긴 하다.) 헐렁한 브라를 착용하거나 유두에 피어싱을 했을 때도 유두를 자극하여 모유가 분비될 수 있다. 다시 한 번 강조하지만 자극 때문에 모유가 분비될 때에는 반드시 양쪽 가슴에서 나와야 한다. 우리의 뇌는 이럴 때 좌우를 구분하지 않기 때문이다. 유두를 보호하는 옷차림으로 바꾸었음에도 모유가 나온다면, 병원을 찾아가자.

최근에 가슴 수술을 받았거나, 화상 또는 다른 부상을 입은 적이 있다

최근에 가슴에 메스를 댔다면 유두에서 분비물이 나오는 것이야말로 참으로 짜증스러운 증상이다. 몸 속 신경계의 배선이 엉키는 바람에 뇌가 가슴의 통증을 아기가 젖을 빠는 것으로 오해했을 가능성이 있다.(우리 저자들이 지어낸 이야기가 아니다.) 앞에서도 언급했듯 이렇게 되면 뇌에서 모유 생성을 담당하는 부위에 스위치가 켜지고, 양쪽 가슴에서 젖빛 분비물이 나오게 된다. 담당의에게 일단 알린다.(유감이지만 이 이상 우리가 제시할 수 있는 해결책은 없다.)

임신 마지막 주에 가슴에서 젖이 분비된다

임신 후 마지막 몇 주 동안에는 호르몬이 과도하게 작용하여 양쪽 가슴에서 젖이 분비될 수 있다. 정상적인 수유를 대비하는 준비운동이라고 생각하면 마음이 편하다. 피가 섞인 분비물이 나오는 경우도 있는데, 유방이 급격히 커지면서 울혈이 생기는 것이 원인이므로 역시 정상이다. 하지만 담당의에게 알리는 것이 좋다.

이럴 때 병원에 가야 한다

한쪽 유방에서만 분비물이 나온다

이 경우는 앞에서 설명한 모유 생성 부위의 착각이 아니라 그쪽 유방에 뭔가 문제가 있음을, 즉 초기이거나 상당히 진행된

암이 있음을 의미할 수 있다. 연령과 병력에 따라 다르지만 유방 조영술이나 가슴 초음파, 또는 두 가지 다를 받아봐야 한다. 유두에 조영제를 주입하여 스캔 화면에 유선이 선명히 보이는지를 관찰하는 방법을 쓰기도 한다.

한쪽 유두 주변에 발진이나 불그스름한 반점이 돋았다

유두 안쪽이나 주변부 피부가 감염되면 고름 비슷한 분비물이 나올 수 있다. 여기에다 고열이 나고 머리가 어지럽다면 감염이 혈류까지 퍼졌다는 의미일 수 있으므로 지금 당장 병원이나 응급 센터로 가야 한다. 이보다 훨씬 드물지만 심각한 유두 감염은 파젯 병이라는 일종의 유방암이다. 유두 주변에 따갑고 아픈 발진이 생기고 분비물이 생기는 질환으로 단순한 피부 감염과 구분하기 힘들기 때문에, 병원에 가면 일단 항균성 또는 스테로이드 크림으로 발진을 치료해 보고 일주일 내에 발진이 가라앉지 않으면 조직검사로 파젯 병인지 여부를 진단하게 된다.

조현병 또는 만성 구역질 때문에 약을 복용하고 있고 복통도 있다

조현병 치료에 쓰이는 항 정신병약(할로페리돌, 플루페나진, 리스페리돈)과 구역질 치료에 많이 쓰이는 약(메토클로프라미드)은 뇌의 정상적인 신호를 교란하여 프로락틴 수치를 높이기도 한다. 그래서 양쪽 유두에서 젖 같은 분비물이 나오는 경우도 있다. 일단 담당의에게 알리고, 정말로 성가시다면 약을 바꾸거나 복용량을 달리해 본다.(반드시 의사와 상의하고, 절대 혼자 결정해서는 안 된다.) 한쪽 유방에서만 분비물이 나온다면 유방암이 아닌지 좀더 철저한 검사가 필요하다.

피곤하고, 변비가 있고, 몸무게가 늘고 있다

일단, (우리 저자들도 포함해서) 요즘 안 그런 사람이 몇 명이나 있겠는가? 하지만 이런 증상을 느낀 지 얼마 되지 않았다면 갑상선에 문제가 있을지 모른다. 갑상선은 우리 몸의 신진대사를 조절하는 역할을 하는데, 갑상선이 기능을 제대로 못하면 몸 전체가 둔해지며, 대개 살이 찐다. 드물지만 갑상선이 제 기능을 못하게 되면 뇌의 모유 분비 담당 영역에 혼선을 일으키기도 한다. 그러면 프로락틴이 분비되어 양쪽 유방에서 젖이 나온다. 병원에 가면 의사가 피 속에 갑상선 호르몬과 프로락틴이 얼마나 들어 있는지 검사를 할 것이다.

남자인 경우

남자가 젖을 분비하는 것은 절대 흔한 일은 아니다. 〈미트 페어런츠 2〉에서 로버트 드 니로가 인조 유방을 차고 손자에게 젖을 먹이는 장면이 있기는 하지만… 남자인데 유두에서 분비물이 나온다면 병원을 찾아 몇 가지 혈액 검사와 유방 초음파를 찍는 것이 좋다.

출산 후에는 프로락틴 수치가 높아져 얼마간 임신을 하지 못하게 된다

많은 여성들은 아기를 낳고 나면 프로락틴(젖분비 호르몬) 수치가 높기 때문에 단기간은 불임이 된다.(즉, 자연이 페이스를 조절하게 만들어 주는 것이다.) 하지만 이렇게 새로 엄마가 된 여성이 아니라 해도 비정상적으로 프로락틴 수치가 높아져서 생리 주기가 불규칙해지고, 불임이 되고, 모유를 분비하는 경우가 있다. 앞에서 설명했듯 유두가 자극을 받거나 특정한 약물을 복용해서 프로락틴 수치가 높아지기도 하지만, 프로락틴을 분비하는 기능을 담당하는 뇌 부위, 즉 뇌하수체에 종양이 생겨도 프로락틴 수치가 높아질 수 있다. 별다른 이유 없이 프로락틴 수치가 높다면 뇌 MRI를 찍어 종양이 있는지 여부를 확인해야 한다.

두통이 자주 오거나 시야가 자주 좁아진다(터널 시야)

뇌하수체에 종양이 생기면 프로락틴이 분비되어 바로 앞에서 설명한 증상이 모두 나타난다. 종양이 커지면 두통을 일으키기도 하고, 눈과 뇌를 연결하는 부근의 신경을 압박하기 때문에 시야가 좁아져 이른바 '터널 시야'가 된다. 뇌하수체 종양은 악성이 아니며 다른 장기로 전이되지 않기에 약물만으로 치료되기도 한다. 하지만 약물로도 크기가 줄어들지 않으면 수술로 제거해야 한다. 뇌하수체는 뇌의 아래쪽 표면에 자리잡고 있으므로 경우에 따라서는 두개골을 자르지 않고 콧구멍을 통해 뇌하수체 종양을 끄집어내 제거하기도 한다. 대단하지 않은가?

질에 출혈과 분비물이 있다

글: 티모시 린츠 (의학박사)

소유자가 원하든 원하지 않든, 자궁은 인간의 장기 중에 정기적으로 피를 흘려야 하는 유일한 장기이다. 자궁은 약 40년 동안 그렇게 매달 꼬박꼬박 속을 비워내고, 그 결과물을 접하는 자궁의 소유자는 짜증을 터뜨리거나 겁을 내지만 때로는 안심을 하기도 한다.(피임이 제대로 됐을 때.).

생리는 4주에서 6주에 한 번, 그리고 나흘에서 엿새 정도 지속되는 것이 정상이다. 하지만 가끔은 이보다 오래 계속되거나 무슨 봇물이라도 터진 듯 생리 혈이 쏟아지기도 한다. 아니면 정말 뜬금없는 날짜에 불쑥 비치기도 하고, 아무리 봐도 피처럼 보이지 않는 분비물이 나오기도 한다. 그러면 자궁의 소유자는 일진이 사납다고 한탄하면서 대체 왜 자궁이 이 난리인지 의아해한다.

먼저, 생리라는 배출 작용을 간단히 정리해 보자. 질 출혈은 대개 자궁에서 비롯된다. 질과 자궁을 연결하는 자궁 경관은 작고 고리처럼 생긴 틈이다. 매달 자궁은 임신을 할 가능성에 대비하여 자궁 벽을 두툼하게 만들지만, '이번 달에도' 난자를 찾아오는 정자가 없으면 벽을 허물어 버리고 다시 시작한다.

가끔은 자궁에 비정상적인 혹이 생겨서 생리 주기와 관계없는 출혈이 일어나기도 한다. 또한 피가 섞이지 않는 자궁 분비물은 감염이 있다는 징후일 때가 많다.

그렇다면 생리 기간도 아닌데 피가 나오거나 분비물이 있다면 어떡해야 할까? 그냥 좀 지나면 없어지겠거니 기다려야 할까? 탐폰을 밀어 넣고 일상으로 돌아가도 될까? 산부인과로 달려가 골반 검사를 이것저것 받아봐야 할까?

당장 병원에 갈 것까진 없다

속옷에 희끄무레한 분비물이 조금 묻어 나오지만 질에 통증이 있거나 가렵거나 화끈거리는 느낌은 없다

다음 생리가 오기 전까지 질과 자궁 경관은 점액과 죽은 세포가 섞인 분비물을 내보내는데, 이것은 극히 정상이다. 다만 양은 하루에 한 티스푼, 즉 속옷에 자국을 남길 정도여야 한다. 분비물은 있으나 질에서 통증이나 가려움이 느껴지지 않으면 걱정할 거리는 아니다.

얼마 전에 자궁내 피임기구를 삽입했는데 생리혈이 많아졌다

자궁내 피임기구는 임신할 가능성을 크게 낮추지만, 자궁은 이 새로운 입주자가 마음에 안 들면 생리 기간에 불만을 표시하기도 한다. 비호르몬 피임법인 자궁 내 피임기구(파라가드 ParaGarD)를 삽입하면 대개 생리 혈이 많아진다. 호르몬피임법인 자궁 내 피임기구(미레나Mirena)를 삽입하면 처음에는 생리혈이 많아지지만 차츰 줄어들고, 완전히 나오지 않게 되기도 한다.

질 출혈은 임신 가능성을 높인다

60세 이하이고 지난 9개월 내에 성행위를 한 적이 있다면 그냥 넘어가지 말고, 뭔가 다른 원인이 있을 거라고 넘겨짚지도 말고, 임신 테스트를 해본다. 원하든 원하지 않든 임신을 하면 질 출혈과 분비물이 있을 수 있다.

이럴 때 병원에 가야 한다

질이 가렵거나 따끔따끔하고, 흰색의 짙은 분비물이 나온다

진균 감염일 가능성이 있다. 질이 진균(효모균)에 감염되면 질에 통증이 느껴지고 가려우며, 흔히 코티지 치즈 같다고 표현하는 끈끈한 분비물이 나온다. 항생제를 복용하면 진균을 억제하는 착한 질 박테리아를 죽여버리므로 진균 감염을 일으킬 수 있다. 당뇨병에 걸린 여성 역시 질이 진균에 감염될 위험이 커진다. 병원에 가면 분비물을 검사하여 진균 감염인지 진단한다. 대개는 항진균 알약을 하나 복용하는 것만으로도 진균을 퇴치할 수 있다. 이전에도 진균에 감염된 적이 있었고 이번에도 진균 감염이 확실한 것 같다면 약국에서 처방전 없이 살 수 있는 경구용 항진균제나 질 젤을 사서 바르는 방법도 있다.

질에서 회색이나 초록색이 약간 섞인 분비물이 계속 나온다

질 트리코모나스증이거나 세균성 질염일지도 모른다. 질 트리코모나스증에 걸리면 질이 가렵거나 따끔거리며 지독한 냄새가 나는 분비물이 나온다. 이런 소식을 전하게 되어 유감이지만 질 트리코모나스증은 성행위를 통해 전파되는 성병이다. 병원에 가면 분비물을 검사하여 진단을 확정한다. 본인은 물론이고 성행위 파트너도 항생제 치료가 필요하다. 안 그러면 성행위를 다시 하는 순간 또다시 질 트리코모나스증에 걸릴 테니까. 그러니 이 질환에 걸린 남성도 치료를 받아야 하지만 대개 남성은 아무런 증상이 없다. 치료를 받게 하려면 설득의 기술이 약간 필요할 수도 있다.

세균성 질염은 질에 살고 있는 정상적인 박테리아의 균형이 깨지면서 생기고, 일반적으로 질 트리코모나스증만큼 괴롭지는 않다. 세균성 질염은 아주 흔한 병이지만 대부분의 여성은 아무런 증상을 느끼지 못한다. 하지만 아주 소수는 썩은 생선 비린내를 풍기는 묽은 회색 분비물이 나오기도 한다. 이 냄새는 성행위를 하면 더 심해지니 파트너가 샤워를 하러 가면 얼른 향초를 켜놓는 것도 한 방법이다. 질 트리코모나스증과는 달리 세균성 질염은 질 통증이나 가려움증을 일으키지 않는다. 속옷에서 늦은 오후 생선을 말리는 부둣가 같은 냄새가 난다면 의사와 상의하여 분비물 검사를 받아본다.(남성 성행위 파트너는 치료를 받을 필요가 없다.) 유감스럽게도 세균성 질염은 치료가 안 되는 경우가 흔하며 재발도 쉽게 되므로, 항생제를 두 종류 이상 복용해야 할 수도 있다.

생리 기간에 통증이 심하고 양도 많다(자궁근종)

자궁벽에 비정상적인 혹이 생기는 자궁근종일 가능성이 있다. 자궁근종은 아주 흔한 질환으로 특히 흑인 여성에게서 많이 발견된다. 악성은 아니므로 자궁 밖으로 퍼져나가지 않으며, 대개는 아무 문제도 일으키지 않지만, 생리 때 생리 혈이 많고 묵지근한 골반통이 생기는 경우도 있다. 드물게는 근종이 너무 커져서 자궁 주변 장기인 방광이나 장을 압박하기도 한다. 방광을 압박하면 소변을 자주 보게 되고, 장을 압박하면 변비가 생긴다. 자궁 내에 근종이 생기면 불임과 유산을 유발할 수도 있다.

병원에 가면 초음파로 자궁근종을 진단한다. 출혈이 문제라면 피임약과 여타 약물로 증상을 가라앉힐 수 있다. 자궁근종 때문에 생활에 지장을 줄 정도이고 약물 치료로도 나아지지 않는다면 수술로 크기를 줄이거나 제거해야 할 수도 있다. 의사가 자궁으로 가는 혈관에 화학물질을 주입하여 자궁근종 크기를 줄이는 방법도 있고, 자궁의 일부나 전체를 제거해야 하는 경우도 있다. 자궁근종의 크기와 환자가 임신할 계획이 있는지 여부에 따라 적합한 치료법을 쓴다.

제왕절개를 한 이후로 생리 기간이 길어졌다

제왕절개를 하면 자궁을 열어서 태아를 꺼내는데, 이때 자궁 안쪽에 좁고 기다란 틈 같은 부위가 남을 수 있다. 생리가 시작

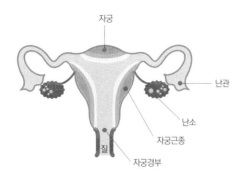

자궁

난관

난소

자궁근종

질

자궁경부

〈자궁 구조〉

되면 피가 이 부위에 모였다가 빠져나가므로 생리 기간이 며칠 더 길어질 수 있다. 성가시기는 하지만 위험한 증상은 아니고, 초음파로 진단할 수 있다. 아이를 더 가질 예정이라면 의사가 이 틈을 닫는 시술을 권할 수 있다.

질 내 성교를 한 후 피가 점점이 묻어난다

파트너가 거칠게 시도했다면 약한 출혈과 쓰라림이 있을 수 있다. 하지만 성행위 후에 꼬박꼬박 출혈이 있다면 질이 감염되었거나, 심지어 종양이 있을지도 모른다. 종양처럼 비정상적인 세포 덩어리는 취약하기 때문에 (아무리 윤활유를 바르고 부드럽게 대했다 하더라도) 반복해서 닿으면 출혈이 일어나기 쉽다. 또한 폐경 후 질 건조증이 있다면 과도한 마찰 때문에 성교 후 출혈이 일어날 수 있다.(216페이지의 〈잠깐 조언〉 참조). 산부인과에 가서 정밀 검진을 받아본다.

생리 주기가 끝나고 다음 주기가 시작되기 전인데도 피가 나온다

그런 증상이 지난 몇 달 동안 계속 있었다 해도, 일단 크게 걱정할 일은 없다. 자궁이 생리 기간 내에 속을 완전히 비우지 못해서 그럴 가능성이 있기 때문이다. 하지만 자궁에 비정상적인 혹이 있어서 생리 주기와 관계없이 출혈이 일어나는 것일지도 모른다. 산부인과에 가서 위험한 증세가 아닌지 정밀 검진을 받아보는 것이 좋다.

이제 폐경기에 접어들었다고 생각하는데 출혈이 있다

폐경기로 넘어갈 때 생리가 갑자기 끝나는 여성은 드물다. 대개는 주기가 길어져서 몇 달에 한 번씩 생리를 하거나, 드문드문 불규칙해지다가 마침내 완전히 끊긴다. 하지만 아예 생리가 끊긴 지 몇 년이 지난 후에 질 출혈이 있다면 조금 심각한 문제일 수 있다. 질 출혈에 더해 질 건조증과 통증까지 있다면, 단순히 질에서 자연 분비되는 윤활제가 충분하지 않아 마찰이 과도하기 때문일 수 있다. 이를 질 위축이라고 하는데 나이 든 여성에게 흔하며 여러 가지 치료약이 있다(216페이지 〈잠깐 조언〉참조). 하지만 질 건조증도 없고 통증도 느껴지지 않는다면 종양이나 다른 비정상적인 혹 때문일지도 모른다. 산부인과에 가서 정밀 검진을 받아보는 것이 좋다.

항상 생리 양이 많고, 딱히 자궁에 이상이 있는 것 같진 않다

지금까지 대형 생리대를 박스째 쓸 정도로 생리 양이 많았지만 산부인과에 가서 검진을 받아도 별 이상이 없다는 말을 들었다면, 지혈기능을 하는 혈액응고의 장애가 있을지도 모른다. 과거에 이를 뽑거나 수술을 받은 후에 피를 많이 흘렸던 경험이 있다면 가능성이 높다. 병원에서 간단한 혈액 검사를 받으면 여러 가지 혈액응고의 장애 중에 어떤 질환인지를 밝혀낼 수 있다.

질 분비물이 많고 골반통이 심하다

생식관(자궁 경관, 자궁, 나팔관)이 감염되는 골반염에 걸리면 분비물이 나오거나 심지어 출혈이 생길 수도 있다. 또 하나 걱정되는 가능성은 수정란이 자궁이 아니라 자궁 경관이나 나팔관에 착상하는 자궁 외 임신이다. 이렇게 좁은 곳에 착상한 수정란이 커지기 시작하면 통증과 출혈을 유발한다. 오늘 당장 산부인과에서 진료를 받을 수 없거나 통증이 견디기 힘들 정도라면 응급실로 가야 한다.

응급실에 갈 것

하혈이 심하고, 머리가 심하게 어지러우며 특히 일어설 때 더 어지럽다

이 정도라면 출혈의 원인은 차라리 중요하지 않다. 더 중요한 문제는 몸에 피가 많이 부족해졌다는 것과 그래서 혈압이 떨어지고 있다는 사실이다. 탐폰이나 생리대가 금방 흠뻑 젖을 정도이고 머리가 어지럽다면 당장 응급실로 가야 한다. 수술을 통해 빨리 출혈을 막고, 수혈을 해야 할 수도 있다.

질 건조증과 성행위 통증

위축성 질염이라고도 하는 질 건조증은 대개 에스트로겐 수치가 낮아서 생기는 성가신 질환이다. 실제로 폐경기 여성 중 거의 반이 질 건조증을 경험한다. 일반적으로 모유 수유 기간이거나, 수술로 난소를 제거했거나, 특정한 약을 복용하고 있을 때에도 질 건조증이 생길 수 있다.(자궁내막증 치료제인 류프롤라이드, 불규칙한 생리에 복용하는 메드록시프로제스테론, 몇몇 경구 피임약, 디펜히드라민 같은 항히스타민제가 그런 약들이다.)

질 건조증의 주요 증상으로는 성행위 중의 통증(성교 통증), 성행위 후 출혈(마찰이 과도하기 때문에), 질 가려움증, 따끔거림 등이 있다. 또한 질을 보호하는 점액과 분비액이 없어지기 때문에 질에 침입한 박테리아에 취약해지므로 부근에 있는 요관에 박테리아가 침범할 가능성이 높아진다.

질 건조증을 효과적으로 치료하는 방법은 많이 있으니, 나이가 들면 어쩔 수 없이 생기는 현상으로 체념할 필요는 없다. 먼저 시도해 볼 방법은 성행위 직전에 아스트로글라이드(Astroglide)나 K-Y 젤리 같은 윤활제를 바르거나, 평소에 바지실(Vagisil) 젤이나 리플렌스(Replens) 같은 질 보습제를 사용하는 것이다. 병원에 가서 에스트로겐 부족으로 질 건조증이 생긴 것으로 진단이 나오면 에스트로겐이 함유된 질 치료제를 처방 받을 수 있다. 가장 흔한 치료제로는 에스트레이스(Estrace) 같은 크림, 바지펨(Vagifem) 같은 질 좌약, 에스트링(Estring) 질 크림 같은 것 등이 있다. 여성들 중에는 에스트로겐 알약이나 패치를 더 선호하기도 하지만 이런 제품은 몸 전체의 에스트로겐 수치를 높이므로 유방암이나 혈전 병력이 있다면 추천하지 않는다.

주의할 점은, 성행위 통증의 원인은 질 건조증 외에도 많다는 것이다. 몇 가지 예를 들자면 감염, 해부학적 이상, 자궁 내막증(160~161페이지 참조), 신경 질환, (수술 등으로) 이전에 상처를 입었거나, 불안감, 우울증, 성적 학대를 당한 경험 등이 있다. 증상이 있어도 그저 참고 견디거나 혼자서 어떻게 해보려 하는 것보다 산부인과에서 철저한 검사를 받아보는 것이 가장 좋은 해결책이다.

제5장
남성만의 부위

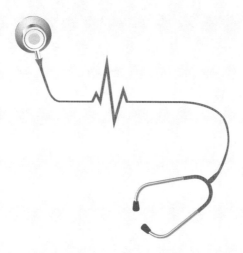

정액에 피가 섞여 있다

———

자기 정액을 빤히 들여다볼 일은 거의 없기는 하지만… 그래도 어느 날 문득 보았더니, 눈을 의심하는 일이 벌어졌다면? 세상에… 저거 피 아냐?! 이제 난 끝장이야! 빨리 주변을 정리하고 각오를 해야 겠어… 정액에 피가 섞여 있다니 죽을 날이 가까워졌든지, 죽지는 않아도 최소한 고환 하나는 떼내야 하겠지. 일단 진정하시라! 피 좀 흘렸다고 당장 죽지는 않는다. 그리고 고환 하나를 떼낼 일도 없다.(아마도).

정액은 전립선과, 고환과 음경을 연결하는 관을 따라 늘어선 여타 분비선에서 나오는 체액에 정자가 들어 있는 것이다. 정액에 피가 섞여 나오는 것을 '혈 정액증(hematospermia)'이라고 하는데 눈으로 보면 온갖 불행한 상상을 다 하게 되지만 대개는 전혀 걱정할 일이 아니다. 많은 경우 전립선이나 음경 안에서 아주 가는 모세혈관이 터졌음을 의미할 뿐으로, 저절로 낫는다. 하지만 때로는 혈 정액증이 기저 질환, 심지어 암이 있음을 뜻할 수도 있다.

그래서 정액에 피가 섞여 있는 것을 무심히 넘겨서는 안 된다.(그럴 사람은 없겠지만…) 그렇다고 지금 당장 바지를 주워 입고 병원으로 뛰어가야 할까? 남성만의 고민을 알아 본다.

당장 병원에 갈 것까진 없다

한두 번 정도 정액에 피가 났으나 이제는 아니다

그 부분 어딘가에서 작은 모세혈관이 하나 터졌다가 저절로 나았을 가능성이 크다. 아무 일도 아니니 소란 피울 것도 없고, 다시 그… 생활을 즐겨도 좋다.

가끔씩 하는 것이 좋다

만약… 하루에 여러 번 음… '분출'을 한다면 그쪽 관들이 지쳐서 출혈이 생길 수 있다. 그러니 좀 자제하고 다른 취미를 찾아 보는 것이 좋다.

최근에 정관수술을 받았는데 정액에 출혈이 있다

그 심정 이해가 간다. 정관을 절제한다는 시련을 이겨낸 지 얼마 되지도 않았는데 이젠 정액에 피가 섞여 나오는 끔찍한 일까지 당하다니? 그 자리에 힘없이 주저앉아 "신이여, 제게 왜 이런 벌을 내리시나이까?"라고 외칠 만하다. 하지만 일단 진정하시라. 정관수술을 받고 한 주 정도는 정액에 피가 섞여 나오는 경우가 흔하다. 담당의에게는 알리되, 공포에 질릴 필요는 없다. 하지만 소변을 볼 때 통증이 있거나 따끔거린다면 감염이 되었을 가능성이 있으니 빨리 병원을 찾아야 한다. 게다가 열이 높고 어지럼증이 느껴진다면 감염이 심각하다는 의미이니 구급차를 부르도록.

얼마 전에 전립선 생체검사 받았다

전립선은 정액 대부분이 만들어지는 곳이다. 전립선 생체검사란 전립선에 바늘을 찔러 넣어 살 한 조각을 떼어내는 것이니 생체검사을 받은 후 피가 나오는 것이 이상할 일이 아니다. 다만 담당의에게는 알리는 것이 좋다.

전립선암 판정을 받았다

전립선암이 있고, 특히 최근에 시술이나 치료를 받았다면, 정액에 피가 섞여 있어도 놀랄 일은 아니다. 다만 만전을 기하기 위해 담당의에게 알리는 것이 좋다.

이럴 때 병원에 가야 한다

소변을 볼 때 타 들어 가는 듯한 아픔이 느껴지거나, 음경에서 분비물이 나오거나, 음낭에 통증이 있다

그… 부위에 감염이 생겼을 가능성이 있다. 위치가 어디냐에 따라 요도염(요드는 음경 안에 있는 관이다), 전립선염, 부고환염(부고환은 고환 위쪽에 있으며 정자를 저장하는 곳이다)이 될 수 있다. 일련의 진통제 또는 항생제를 복용해야 할 수 있다. 그래도 차도가 없고 CT촬영으로도 원인이 뚜렷하게 드러나지 않으면, 만성 비 세균성전립선염일지도 모른다. 만성 골반통증후군이라고도 하는 이 질환은 흔하지는 않은 질환이다. 소변 볼 때 통증이 느껴지고, 소변이 자주 마렵고, 사정할 때 통증이 있고, 발기에 문제가 생기는 등의 증상을 동반한다. 원인과 효과적인 치료법은 아직 알려지지 않았지만, 병원에서 항염증 약과 알파 차단체를 처방해줄 것이다.

혈액 응고 억제제는 정액에 피를 유발 할 수 있다

와파린, 아픽사반, 리바록사반, 다비가트란, 아스피린 같은 혈액 응고 억제제는 모두 정액에 피가 섞이는 증상을 유발할 수 있다. 혈액 응고를 억제하는 효과 때문에 모세혈관이 터져 발생합니다. 하지만 드물게는 혈액 응고 억제제가 지금까지는 거기 있다는 것을 알지 못했던 숨겨져 있던 종양에서 출혈을 유발하기도 한다.(그러니까 혈액 응고 억제제가 종양을 찾아내어 당신의 생명을 구해준 것이다!)

앞에 나온 모든 설명이 내게는 들어맞지 않고, 마흔 살이 넘었다

여기까지 와서도 우리 의사 저자들이 당신의 증세를 짚어내지 못했다니, 유감스럽다. 하지만 병원에 가서 의사의 진찰을 꼭 받아보기 바란다. 앞에 설명하지는 않았어도 감염이 되었거나, 전립선 안에 돌이 있거나, 암, 혈관 이상 등의 여러 가지 가능성이 남아 있다. 병원에 가면 의사가 직장에 손가락을 넣어 전립선에 종양이 있는지(긴장을 풀면 그렇게 끔찍한 경험은 아니다)

검사하고, 소변의 감염 여부와, 전립선 특이항원(PSA) 이라고 하는 화학물질의 수치를 측정할 것이다. 그래도 원인이 발견되지 않는다면 조영검사로 전립선과 고환을 찍어야 할 수도 있다.

응급실에 갈 것

골반이나 음낭에 극심한 통증이 느껴지고, 열, 오한, 그리고 어지럼증이 있다

심각한 전립선 감염 또는 고환 감염일지도 모른다. 지금부터 몇 시간 안에 진료를 받을 수 없다면 응급실로 간다. 여러 가지 검사를 받고 되도록 빨리 항생제를 투여 받아야 할 수도 있다.

고환에 멍울이 만져진다

———

그냥 코가 간질간질해서 재채기 한 번 했는데 여기저기서 "bless you!(몸조심 하세요!)"를 외치는데, 정작 담배로 자기 폐를 작살내는 사람에게는 아무 말도 하지 않는 것을 이상하게 생각해 본 적이 있는가? 이처럼 고환은 정자를 생성하고 테스토스테론 같은 중요한 남성 호르몬을 만들어내지만, 우리는 고환의 특이한 점에 대해서는 생각해 보지 않는다.

왜 이것들은 주머니에 담겨서 우리 몸 밖에 매달려 있을까? 중요한 기관인데 왜 몸 밖에 나와 있을까? 위험하지 않을까? 여성들은 난자를 생산하는 중요한 기관인 난자를 몸 안에 품고 있지, 다리 사이에 내놓고 덜렁거리지는 않지 않는가? 그리고 왜 우리 저자들의 친구들은 우리가 이런 질문을 문자로 보내면 답을 해주지 않는 걸까?

아마도 고환은 우리 몸의 다른 부분보다 약간 낮은 온도를 좋아해서인지도 모른다. 사실 음낭의 피부는 아주 얇고, 혈관이 표면을 따라 지나간다. 그래서 주변 공기에 체온을 쉽게 빼앗긴다. 하지만 그렇다고 고환을 아예 얼리라는 말은 아니다. 한겨울에 얇은 옷만 입고 돌아다닌다면 고환은 몸에 자석처럼 달라

붙어 빼앗긴 열을 보충하려 들 것이다.

고환은 외부에 노출되어 있기 때문에 표면에 예전과 다른 점이 있으면 쉽게 눈에 띈다. 몇몇 의사들은 한 달에 최소 한 번은 고환을 잘 살펴보라고 권한다. 그건 좀 지나친 듯하지만 (그리고 그럴 만큼 한가한 사람도 없겠지만), 그래도 1년에 네 번이나 다섯 번은 살펴보는 것이 좋다. 따뜻한 물로 샤워를 한 직후, 녀석들이 긴장을 풀고 느긋하게 있을 때가 가장 좋은 시간이다. 고환은 몸에 붙어 있는 줄기 부분을 제외하고는 표면이 매끈해야 한다.

고환 한쪽에 멍울이 만져지고 다른 고환에는 없다면, 두말할 나위 없이 고환암이라는 증거일까? 반려견을 중성화시키듯이 그쪽 고환을 수술로 제거하고 가짜 고환이라도 달아야 할까? 고환에 대해 알아 본다.

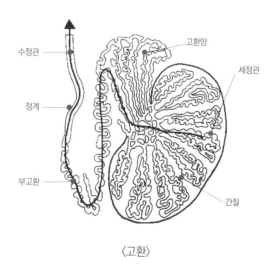

〈고환〉

이럴 때 병원에 가야 한다

고환 위쪽에 지렁이 같은 선들이 튀어나와 있다

멍울처럼 불룩불룩 튀어나온 그 선들은 실제로는 고환에서 피를 내보내는 혈관이 확장된 것이다. 태아일 때는 고환이 복부 안에 들어 있지만 차츰 밑으로 내려와 음낭 안에 자리잡게 된다. 그렇게 별난 여행을 하는 동안 고환의 혈관들은 우리 몸 안에서 길고 구불구불한 여정을 거치게 된다. 그래서 고환 혈관들은 골반 어디선가에서 눌려 음낭 아래쪽에 울혈을 일으키고 음낭을 꽉 채우기도 한다. 이렇게 확장된 혈관은 때로는 통증을 일으키거나, 고환 속 체온을 높여 정자를 생산하지 못하게 만들기도 한다. 이런 확장된 혈관이 문제를 일으킨다면 수술이 필요할 수 있다.

고환 위쪽에 말랑말랑한 멍울이 생겼다

고환 위쪽에는 부고환(epididymis)이라고 하는 기관이 들어 있다. 우리 몸 속에서 부고환은 고환에서 만든 정자를 보관하여 사정 시 내보낼 준비를 하는 역할을 맡고 있다. 사람에 따라 부고환이 별다른 이유 없이 커지기도 하는데, 위험한 증상은 아니며 치료가 필요한 경우도 거의 없다. 하지만 대부분의 사람들은 자신의 고환 위쪽이 원래 어떻게 생겼는지 알지 못하고, 고환암이 부고환에서 생기는 경우도 있기 때문에, 일단 병원에서 음낭 초음파 검사를 받아보는 것이 좋다.

고환에 불룩한 멍울 같은 것이 있고 기침을 하면 커진다

혹시 바지를 내리고 고개를 돌린 상태에서 기침을 해보라는 요청을 받고 나서 그 사실을 알게 되었는가? 만약 그랬다면, 부디 공항 검색대에서가 아니라 의사에게 검사를 받은 상황이었기를 바란다. 병원에서 의사가 이런 검사를 한다면 탈장(헤르니아)이 있는지 확인하기 위해서이다. 탈장은 장의 일부가 복부에서 미끄러져 나와 음낭 속으로 들어간 것이다. 기침을 하면 횡격막이 장을 아래쪽으로 누르기 때문에 탈장된 부분이 음낭 안으로 더 깊이 들어가고, 그래서 불룩한 부분이 더 커진다. 탈장 부분이 자주 아프거나 손가락으로 눌렀을 때 음낭 안에서 밀려나오지 않는다면, 수술로 해결해야 한다. 불룩한 부분에서 심한 통증이 느껴진다면 그 부분이 뒤틀려서 혈액을 충분히 공급받지 못하는 상황일 수 있다. 이 경우는 당장 응급실로 가야 한다.

고환에 단단한 혹이 있다

병원에 가서 초음파 검사로 암이 아닌지 확인해 봐야 한다. 언젠가는 없어지겠지 라며 가만히 있어서는 안 된다. 고환암은 조기에 발견하면 완치율이 높지만 너무 늦게 알게 되면 치명적이다. 고환암이 발견되는 평균 연령이 30대 초반이니, 젊고 건강하다고 그냥 넘어가서는 안 된다.

고환 통증

소년들은 대개 초등학교 체육 시간에 고환은 아주 예민하고 약한 곳이라고 배운다. 그래서 남자의 다리 사이를 살짝 만 걷어차도 몇 분 동안은 옴짝달싹 못하게 된다고 하면서, 절대로 그렇게 하지 말라는 말도 듣는다. 다리 사이에서 대롱거리는 그 조그마한 기관은 아주 중요하며, 그러니 그에 걸맞게 '조심히' 다루라는 자연의 가르침일지도 모른다.

그런데 남의 발길이 닿지도 않았는데 고환이 갑자기 저 혼자 아프기 시작했다면? 거기를 부여잡고 몸을 둥글게 만 채로 통증이 진정되기만을 기다려야 할까? 고통을 느끼지 못하게 차라리 정신을 잃기만을 기도해야 할까?

실제로 고환에 갑작스럽게 통증이 느껴진다면 응급 처치가 필요하다는 신호일 수 있다. 고환 한쪽이 음낭 안에서 혈관에 뒤엉키기도 하는데, 이때 혈관이 빨리 풀리지 않으면 고환에 피를 공급할 수가 없다. 그러면 고환은 고통에 울부짖고, 심지어 죽어버리기도 한다. 통증이 시작되면 시한폭탄이 켜진 것과 마찬가지다. 빨리 치료를 받지 않으면 죽어버린 고환을 수술로 제거해야 한다. 고환을 구할 수 있는 것은 시간뿐이다.

고환에 서서히 통증이 느껴지고 붓기까지 했다면, 부고환이 감염된 부고환염일 가능성이 있다. 부고환은 고환 위에 얹혀 있는 듯한 기관으로 정자를 보관한다. 부고환염은 대개 성행위로 옮는 성병인 클라미디아나 임질에서 비롯된다.(그러니 성행위 파트너를 갈아치우기 전에 치료하는 편이 좋다.) 나이든 남성, 그리고 성행위 중에 삽입하는 입장의 남성이라면 요로 감염증을 유발하는 균(예: 대장균)과 동일한 박테리아가 원인일 수 있다. 어느 쪽이든 항생제로 치료가 가능하다.

발기 부전

———

플라톤은 음경이 바람둥이 같다고 말했다. 낮에는 숨어 있다가 밤만 되면 나와서 놀고 싶어하고, 관심을 끌려고 안달이지만 낯선 사람을 보면 겁을 먹고, 소유자의 말을 잘 듣는 척하지만 사실은 자기가 하고 싶은 대로 하니까. (농담이다. 플라톤이 실제로 이런 말을 하지는 않았다.)

발기 부전은 삽입하기 충분할 만큼의 발기를 하거나 유지하지 못하는 증상으로 정의한다. 원인으로는 성적 충동이 감소하는 것과, 사정이 너무 빨리 일어나거나 아니면 아예 일어나지 않는 것이 꼽힌다. 그래서 수많은 남성과 그 파트너들이 수치심, 불안감, 우울을 느끼게 된다.

1998년 비아그라 같은 약품의 등장은 혁명적인 일이었다. 많은 남성들이 손쉽게 접근할 수 있는 방법이기도 했을 뿐 아니라, 발기 문제에 대해 새로운 방식으로(즉, 공개적으로) 대화를 하는 계기가 되었기 때문이었다. 이런 문제가 나오면 과거에는 침묵이 깔렸지만 이때부터는 유머가 그 자리를 차지했고, 발기 부전이 있는 사람들은 자기와 같은 고민을 하는 사람들이 꽤 많다는 사실을 깨닫게 되었다.

물론 지금도 수많은 남성들이 자신의 발기 문제에 집착하고 있다. 그곳의 힘으로 자신의 남자다움과 자존심을 판단하기 때문이기도 하고, 자신의 증상이 심각한 문제가 있음을 뜻하는 것은 아닌지 두렵기 때문이다.(이건 당연히 할 수 있는 걱정이다.)

그렇다면 다리 사이의 문제를 어떻게 처리해야 할까? 본격적으로 거사를 치르기 전에 재빨리 알약 하나를 입에 털어 넣을까? 갈 데까지 가지는 않는 관계를 유지할까? 아니면 이 문제를 해결할 더 쉬운 방법이 있는 걸까?

당장 병원에 갈 것까진 없다

일어서기는 하는데 타이밍이 안 맞는다

그러니까, 각고의 노력을 기울여 '아는 사이'에서 '썸 타는 사이'로 발전하고, 여러 번 데이트 끝에 드디어 저녁 먹고 당신의 집에서 술을 한 잔 하기로 약속을 잡았다. 여차여차해서 옷을 하나씩 벗고, 두근거리는 심장을 부여잡으며 비싼 돈 주고 산 명품 팬티를 벗었는데… 다리 사이의 그것이 천적 만난 벌레 마냥 쪼그라들어 있었다… 그런데 잠깐, 오늘 아침에 눈을 떠 보니 그 부분이 '텐트를 치고 있었는데…'. 대략 이런 사연 아닌가? 그렇다면 당신은 발기 부전의 가장 흔한 원인, 즉 발기를 해야 한다는 불안감에 사로잡혀 있는 것이다. 이는 거의 모든 남성에게 일어날 수 있다. 한 번 실패하면 다음 기회가 생겼을 때 불안감이 들고, 그래서 또다시 실패하는 악순환에 빠질 위험이 있다. 이 치명적인 악순환에서 탈출하려면 편안한 마음을 가져야 한다. 일단 자위행위를 통해 발기를 할 수 있다는 자신감을 되찾는다. 정식으로 성행위를 하기 앞서 약한 수준의 전희를 충분히 즐긴다. 이런 문제가 있었던 남자들이 다 그랬듯, 얼마 안 가 발기 부전에서 해방될 것이다.

담배를 많이 피운다

20대~30대 남성이 발기 부전인 경우 그 주된 원인은 흡연이다. 니코틴은 음경 안의 혈관을 손상시켜서(물론 몸의 다른 부분에 있는 혈관도 손상시킨다) 음경이 발기하기 어렵게 만든다. 이제 담배를 보거든 본인의 음경을 떠올려 보시라. 얼핏 보기에는 튼튼하고 긴 것 같지만 불이 붙자마자 금방 줄어들고 시들어 버린다. 다행스럽게도 담배를 끊으면 음경이 정상으로 돌아올 것이다.

요즘 자전거타기에 미쳐 있다

자전거 타기는 심장에는 정말 좋은 운동이지만 회음, 즉 음경과 항문 사이의 작은 부위에 있는 신경에는 과도한 압력이 가해지므로 그 부분의 감각이 없어지고 발기 부전으로 이어질 수 있다. 하지만 발기 부전 탓으로 자전거타기를 언급하려면 투르 드 프랑스(프랑스와 주변국을 주파하는 장거리 자전거 경주)에 출전해도 될 만큼 매일 하루에 몇 시간씩 딱딱한 고무 안장에 앉아 있어야 가능하다. 그래도 일단 좀더 말랑말랑하거나 더 넓은 안장으로 바꿔 보자. 투르 드 프랑스 이야기를 하니까 말인데, 이 대회에서 연속 7년 우승했으나 도핑 위반 혐의가 드러나 사이클계에서 영구 퇴출당한 랜스 암스트롱 처럼 아나볼릭 스테로이드를 사용한 것은 아니기 바란다. 이 약물 역시 발기 부전을 일으킨다. 만약 자전거를 몇 주 정도 타지 않았는데도 발기 부전이 나아지지 않는다면 병원에 가봐야 한다. (물론 자전거를 타지 말고 대중교통을 이용하거나 운전해서 갈 것.)

카사노바가 되려고 노력 중인데 잘 안 된다

나이가 들면 성적 욕구가 줄어들고 이따금 발기 부전이 되는 것은 지극히 흔한 일이다. 40세가 되면 약 40%의 남성이 이런저런 발기 문제를 겪는다. 50세가 넘었으나 여전히 20살짜리 상대와 밤새도록 즐기고 싶다면 기대치를 좀 낮추는 것이 좋겠다. 하지만 성적 능력이나 욕구가 갑작스럽게 변했거나 성기능장애로 삶의 질이 낮아질 정도라면 이 항목을 끝까지 읽기 바란다.

이럴 때 병원에 가야 한다

몇 년 동안 병원에 간 적이 없다

발기에 문제가 있다면 고혈압이나 당뇨병이 있다거나 콜레스테롤이 높다는 첫 번째 신호일 수 있다. 또한 심장병이 있다는 경고일 수도 있다. 음경으로 가는 동맥이 막히면 피가 음경에 모이지 않아 발기가 되지 않는데, 이 과정이 심장으로 가는 동맥이 막히는 과정과 동일하기 때문이다. 병원을 찾아 지금 겪고 있는 발기 문제를 이야기하면 철저한 검사를 받아 원인을 찾아낼 수 있다. 필요하다면 실데나필/비아그라/바르데나필 /타달라필 같은 약을 투여하여 막힌 동맥을 열기도 한다. 우울감을 느끼고 기력이 없다면 테스토스테론 수치가 낮은 것인지도 모른다 .병원에 가면 혈액 검사로 테스토스테론 수치를 점검하고, 필요한 경우 테스토스테론 대체 요법을 처방할 것이다.

허리 군살 '배둘레햄'이 두둑하다

복부 지방 과다는 옷맵시를 망가뜨릴 뿐 아니라 에스트로겐 수치가 높은 것과 연관이 있다. 에스트로겐은 여성 호르몬이므로 이 수치가 높으면 발기 부전이 올 수 있다. 이런 경우는 살을 빼고 운동을 하면 발기와 성욕이 같이 개선된다.(이것은 좋은 일이다. 지금보다 날씬해지면 마음에 드는 사람 앞에서 좀더 자신감이 생길 테니까.) 하지만 일단 병원에 가서 비만과 연관이 있고 음경으로 피를 보내는 동맥에 손상을 주는 다른 원인이 있는지—가령 고혈압, 고콜레스테롤, 당뇨병—를 진단받아 보는 것이 좋다.

내게 문제가 있는 것이 아니라 약 때문이다

많은 약물이 성욕과 발기 기능을 방해합니다. 성욕과 발기력을 저해하는 약품에는 우울증 치료제로 쓰이는 선택적 세로토닌 재흡수를 억제하는 항우울제(설트랄린/ 플루옥세틴/프로작/ 파록세틴/, 시탈로프람/ 에스시탈로프람)와 혈압 치료용으로 쓰이는 베타 차단제(아테놀올, 메토프롤롤)가 있다. 이 책에서 계속하는 말이지만 이런 약이 문제를 일으킨다고 해서 멋대로 복용을 중지해서는 안 되며, 반드시 의사와 상의해야 한다. 그리고 이쯤에서 니코틴, 마리화나, 코카인, 알코올, 헤로인 역시 발기 문제를 일으킬 수 있다는 사실도 꼭 덧붙이고 싶다.

음경이 구부러진다

발기한 음경이 비정상적으로 구부러지는 증상을 페이로니 병이라고 하는데 남성 20명 중 1명에게서 발생한다. 음경에 대한 반복적 작은 외상성 손상으로 인해 생겼다가 나으면서 그 상흔이 원인인 것으로 보인다.(그렇다고 음경에 이상한 짓…을 했다는 의미는 아니다. 음경은 사소한 동작으로도 상처가 생길 수 있다.) 음경이 구부러지면 사정하는 동안 통증이 있고 성행위를 할 수 없게 된다. 비뇨기과에서 치료할 수 있으며, 음경에 주사기를 찔러 상흔 조직을 제거하는 방법을 쓰기도 한다.(상상하는 것만큼 끔찍한 방법은 아니다.)

배뇨, 배변 또는 사정 중에 타는 듯한 느낌이나 통증이 있고, 소변이 자주 마려우며, 소변 줄기가 끊어졌다 이어졌다 한다

만성 비 박테리아성 전립선염일 가능성이 있다.(만성 골반통증후군이라고도 한다.) 방광과 음경을 연결하는 관과 전립선이 감염되어 생기는 질환으로, 병원에 가면 항염증제와 알파 차단제를 처방하여 증상을 완화시켜 줄 것이다. 그래도 증상이 낫지 않는다면 항생제를 처방하기도 한다.

응급실에 갈 것

낫 모양의 적혈구 장애가 있고, 발기가 오래 지속된다(자극이 없어도 두 시간 이상 간다)

몸에 영구적인 손상이 생기기 전에 빨리 응급실로 가야 한다. 발기가 오래 지속되는 증상을 의학용어로는 음경지속발기증, 영어로는 프리아피즘(priapism)이라고 하는데, 프리아포스 (Priapus)는 그리스 신화에 나오는 번식과 다산의 신이다. 낫 적혈구 장애가 있는 남성은 적혈구가 비정상적으로 구부러져 있어 음경 안의 혈관을 막아 피가 빠져나가지 못하게 되므로 음경지속발기증이 생기기 쉽다.

발기 부전 때문에 약을 먹고 있는데 발기가 오래 지속된다

약 광고를 보았다면 알겠지만 그런 약은 음경지속발기증의 원인이 되기도 한다. 몸에 영구적인 손상이 생기기 전에 빨리 응급실로 가야 한다. 발기가 오래 지속되게 하는 또 다른 약품으로는 클로르프로마진(정신병 치료용)과 트라조돈(우울증 치료용)이 있다.

흥분을 억제할 수가 없다

조루(조기사정)는 많은 남성에게 아주 흔한 증상으로 고충과 당혹감을 유발하는 원인이기도 하다. 당연한 말이지만 옷을 벗기도 전에 발사가 끝나버리면 성행위 파트너를 만족시키기가 어렵다.

좋은 소식은, 대부분의 남성은 간단한 팁 몇 가지만 지키면 사정을 미룰 수 있다는 것이다. 먼저 전희를 좀더 오래 해야 한다. 파트너를 절정에 도달하게 만들기가 더 수월할 뿐 아니라, 약한 자극은 마음의 긴장을 풀고 다리 사이의 그 친구를 둔감하게 만들기 때문이다. 다음으로는, 성행위 몇 시간 전에 자위를 하여 저장량을 좀 줄여둔다. 이런 방법을 썼는데도 사정을 너무 빨리 해버린다면 (투명하거나 맨살 감촉의 콘돔이 아닌) 두툼한 콘돔을 써 본다. 이 방법도 소용이 없다면 마취제가 소량 들어간 콘돔이나 스프레이로 음경 끝부분을 둔감하게 만드는 것도 좋다.

그래도 효과가 없다면, 의사와 상담하여 선택적 세로토닌 재흡수 억제제를 처방 받는 방법도 있다. 이 약품은 흔히 우울증 치료제로 쓰이지만 부작용으로 사정을 연장시킨다. 부작용이라고는 하지만 당신의 고민을 해결해 줄 것이다.

제6장
화장실에서 알게 되는 것들

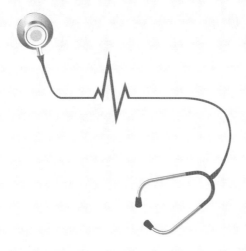

소변에 피가 섞여 있다

———

엄숙한 분위기 가득한 의대 건물 복도(와 화장실)에서 익히 알려진 지혜 한 가지는, 건강한 오줌은 신문 활자가 선명하게 보일 정도여야 한다는 것이다. 그렇다고 신문지 위에 소변을 보라는 말은 물론 아니다.(요즘 신문을 보면 그리고 싶은 생각이 간절할 수 있겠지만.) 그보다는 검사를 하려고 시험관에 오줌을 담았을 때 투명해야 한다는 의미이다. 만약 짙은 노란색이라면 수분이 부족하다는 뜻이니, 투명한 노란색이 될 때까지 물을 마셔주자.

하지만 만약 소변이 핑크색이라면? 오렌지색이라면? 빨간색, 아니면 갈색이라면? 피가 섞였다는 뜻일까? 공포에 질릴 정도로 심각한 일일까?

소변에 피가 섞여 나오는 것을 의학용어로는 '혈뇨'라고 한다. 좋은 소식은, 평소와 색깔이 다른 소변이라도 실제로 피가 섞인 경우는 거의 없으며, 그보다는 음식이나 약품의 부산물이 소변에 섞여 피처럼 보인다는 것이다. 만약 소변 검사를 해서 실제로 소변에 피가 섞여 나왔음이 밝혀졌으나 뚜렷한 원인이 없다면, 다음 단계는 그 피가 어디에서 온 것인지를 알아내는 것이다. 주로 신장, 방광, (남성의 경우) 전립선이 많다.

그렇다면 이 문제를 어떻게 접근해야 할까? 물을 벌컥벌컥 들이키면서 소변이 맑아지기만을 바라야 할까? 아무 컵에라도 소변을 받아 담아서 응급실로 달려가야 할까?

당장 병원에 갈 것까진 없다

방금 비트가 들어간 샐러드나 음식을 먹었다

비트가 건강에 좋다고 해서 샐러드에 넣거나 창의적인 비트 요리를 만들어 먹었다면, 스스로 건강을 챙겼다는 사실에 뿌듯해지기도 전에 벌건 소변을 누게 되어 깜짝 놀랄 수 있다. 하지만 비트를 썰었던 도마를 본다면 대체 어떻게 된 일인지 짐작이 갈 것이다.

비트에 든 색소는 그 즙이 닿는 모든 것을 물들인다. 실제로 수백 년 동안 비트는 천을 염색하는 데 쓰였고, 심지어 지금도 요리에 자줏빛을 낼 때 쓰인다. 비트를 먹으면 그 색소 중 일부가 피에 흡수되고 소변을 물들이기도 한다. 장이 흡수하지 못한 색소는 결국 대변으로 나오기 때문에 대변이 검붉은색이 된다.

흥미로운 사실은, 철 결핍성 빈혈증이 있는 사람은 비트 색소를 피에 더 많이 흡수한다는 것이다. 그러니 숨이 잘 가쁘고 비트를 먹으면 소변이 아주 빨갛게 되는 사람이라면 빈혈이 있는지 검사를 받아보는 것이 좋다.

마법에 걸렸다

생리 중에는 거의 대부분 소변이 생리혈과 섞이게 된다. 생리혈 한두 방울이 변기에 떨어져 변기물 전체를 물들이기도 하고, 요도의 입구에 생리혈이 약간 모여 있다가 소변이 나올 때 같이 나오기도 한다. 드물지만 방광 안에 자궁내 조직이 발달해 있는 여성이 있는데 이를 자궁 내막증이라고 하며(160~161페이지 참조), 이 경우 생리 중 소변에 생리혈이 섞일 수 있다.

요로 감염 때문에 '페나조피리딘'이나 '피리듐'을 먹고 있다

이 약은 방광이 감염되었을 때 따끔거리는 통증을 줄여주지만 덤으로 오렌지색이나 붉은색 소변을 만들어낸다. 팬티 몇 벌쯤 물들 수도 있지만(그러니 주중에는 검은색 팬티를 입는 것이 좋다), 소변에 피가 섞인 것은 아니다.

리팜핀을 먹고 있다

리팜핀은 항생제 내성 세균과 결핵 같은 심한 감염을 치료하기 위한 약품인데, 우리 몸의 모든 분비물을 오렌지색으로 만드는 독특한 부작용이 있다. 소변도 오렌지색이 되고, 침도 오렌지색이 되고, 심지어 땀도 오렌지색으로 변한다.

방금 마라톤을 완주했다.

장거리 달리기나 수영처럼 격렬한 유산소 운동을 하고 나면 네 명 중 한 명은 피 섞인 소변을 보게 되는 데 이것은 운동성 혈뇨다. 왜 이렇게 되는지 원인은 모르지만, 장기간 신장에 충격을 주기 때문일 수 있는데 문제가 있는 것은 아니다. 2~3일 지나면 없어진다. 하지만 강도 높은 운동을 한 후에 근육이 심하게 손상되면 근육 파괴, 즉 '횡문근융해증'이 올 수 있고 이 증상은 위험하다. 파괴된 근육 섬유가 내뿜는 화학물질이 소변을 갈색으로 물들인 것이고, 신장 부전(모세혈관 손상)까지 일으킬 수 있으니 당장 응급실로 가야 한다.

이럴 때 병원에 가야 한다

신장의 자가면역 질환과 후두염

드물기는 하지만 후두염의 합병증 중 하나가 신장의 자가면역 질환이다. 신장 질환은 후두염을 앓게 된 지 며칠 또는 몇 주 후에 시작될 수 있다. 가장 심한 경우는 얼굴이나 다리가 붓고, 혈압이 높아지고, 신장기능저하와도 연관될 수 있다. 다행히 이 합병증은 아주 드물다.

소변이 붉고 얼굴과 다리가 부었다

소변이 붉은색이고 온몸, 특히 얼굴과 다리가 많이 부었다면, 신장이 손상되었을 가능성이 크다. 손상된 신장이 수분을 소변으로 빨리 내보내지 못하자 남은 수분이 피부 아래에 모인 것이다. 또한 신장이 손상되면 소변에서 피를 걸러 내지 못하게 된다. 빨리 병원에 가서 원인이 무엇인지 파악하고 치료를 해야 한다.

진통 소염제를 많이 먹고 있다

비 스테로이드성 항염증제(이부프로펜, 나프록센, 아스피린)를 장기간 많은 양을 복용하면 신장이 심하게 손상될 수 있고, 그 첫 번째 증상이 피 섞인 오줌일 수 있다. 하지만 만성 통증 때문에 이런 약을 먹어야 하는 사람이 많다. 의사와 상의하여 안전하고도 효과적인 장기 치료법을 찾아봐야 한다.

혈액 응고 억제제(혈액 희석제)를 먹고 있다

심장병이 있거나 혈전 병력이 있다면 와파린, 아픽사반, 리바록사반, 다비가트란 같은 혈전 생성 억제제나 관련된 약(티카그렐로/, 프라수그렐/, 클로피도그렐)을 먹고 있을 것이다. 이런 약들을 복용할 때 필연적인 결과는 몸의 어느 부분에선가 피가 흘러나올 위험이 있다는 것이다. 무시무시하게 들리지만 방광 내에서 아주 가느다란 혈관 하나가 터지는 사소한 문제로 끝날 수도 있다.(물론 혈전 생성 억제제를 복용하지 않았다면 이럴 일이 없었겠지만.) 그러나 때로는 당장 병원에 가봐야 할 부위, 가령 종양 같은 곳에서 출혈이 일어날 수도 있다. 이런 경우는 혈액 응고 억제제가 종양을 조기에 찾아내어 당신의 목숨을 구해준 셈이라고 할 수 있다. 병원에 가서 어디에 출혈이 있는지 철저한 검사를 받아봐야 한다.

남성이고, 소변이 시원하게 나오지 않고 찔끔찔끔 나온다(전립선비대증)

전립선 비대증일 가능성이 있다. 전립선은 (방광에서 소변이 나오는 관인) 요도가 음경으로 들어가 몸 밖으로 나오기 직전까지 요도를 감싸고 있는 형태이다. 전립선이 비대해지면 요도가 눌려 좁아지기 때문에 소변이 나오려면 힘을 더 주어야 한다. 또한 전립선이 비대해지면 출혈이 요도 안으로 들어가 소변이 붉은색이 된다. 전립선 비대증보다는 드물지만 방광이나 전립선에 종양이 생겼을 가능성도 있으니, 병원에 가서 여러 가지 검사로 진단을 확정할 필요가 있다.

50세가 넘었고 소변에서 피가 난다

그렇다면 소변에 피가 섞여 나오는 원인이 암일 가능성을 생각해 보지 않을 수가 없다. 현재 담배를 피우고 있거나 이전에 피운 적이 있다면 암 중에서도 방광암일 가능성이 특히 높아진다. 병원에서 작은 카메라를 방광에 넣어 종양이 있는지 살펴보는 방광경 검사를 포함하여 여러 가지 검사를 받아봐야 한다.

루푸스(낭창)가 있다

루푸스는 자가면역 질환으로 특히 젊은 여성에게 많고, 루푸스의 가장 위험한 합병증 가운데 하나가 신장 질환이다. 루푸스가 있고 소변에 피가 섞여 나온다면 지금 당장 병원에 가는 것이 좋다.

낫 적혈구장애가 있다

낫 적혈구장애란 특정한 조건에서 적혈구가 정상적인 구체 모양이 아니라 낫 (또는 초승달) 같은 형태를 띠는 질환이다. 적혈구가 낫 모양이라면 구체 모양의 적혈구와는 달리 핏속을 매끄럽게 돌아다닐 수 없는 것이 당연하다. 그 결과 그 적혈구 때문에 혈관이 막혀서 극심한 고통을 유발한다. 낫 적혈구장애는 또한 신장을 크게 손상시키므로, 그 조각들이 소변에 섞여 혈뇨를 배출하게 된다. 이 합병증이 일어날 가능성을 줄이려면 수분을 계속 공급해야 한다. 낫 적혈구장애가 있고 소변에 피가 섞여 나온다면 당장 치료를 받는 것이 좋다. 오늘 병원에서 진료를 받을 수가 없다면 응급실로 가야 한다.

응급실에 갈 것

배꼽 아래쪽과 뒤쪽이 마치 발작이 일어나듯 통증이 일어났다가 사라졌다가 한다. 또한 골반 아래쪽 또는 등허리에 심한 통증이 경련하듯 반복된다(신장결석)

남성이 느낄 수 있는 고통 중 출산 때 여성이 느끼는 통증과 가장 엇비슷한 것이 신장 결석이 요로를 지나갈 때의 통증이라고 한다. 과연 그런지는 불운하게도 두 가지를 모두 겪어본 사람만이 판단할 수 있겠지만.

신장 안에서 소변이 만들어질 때 자그마한 돌멩이가 같이 만들어지기도 한다. 이 돌멩이(결석)가 커져서 소변을 방광으로 보내는 좁다란 관(요관)으로 들어가게 되면 더 좁아진 요관을 억지로 지나갈 때마다 허리 아래쪽과 아랫배, 그리고 골반에 찢어지는 듯한 통증이 찾아온다. 게다가 날카로운 돌멩이는 요관에 있는 혈관의 일부를 찢어버리기도 하므로, 소변에 피가 섞여 나오기도 한다. 이 고통은 돌멩이가 이윽고 길다란 요관을 통과하여 아주 널찍한 공간이 펼쳐진 방광으로 들어가야만 끝이 난다.

신장 결석은 수분이 부족한 것이 원인일 수 있으며, 위 우회술을 받은 사람에게(위 우회술은 위와 장을 재배치하게 되므로 신장 결석을 유발하는 화학물질의 흡수가 증가하기 때문이다), 또는 당뇨, 고혈압, 비만인 사람에게 더 흔하게 나타난다. 병원에 가면 초음파나 CT 스캔으로 결석이 있는지 확인한다. 진단이 내려지면 통증을 관리하고, (소변량을 늘려 결석이 잘 빠져 나오도록) 수액을 투여하고, 결석이 빠져 나오는 것을 돕는 약을 처방한다. 결석이 너무 커서 이런 방법으로는 도저히 빠져 나오지 않는다면 레이저나 초음파 시술로 결석을 잘게 부수거나 제거해야 한다.

얼마 전에 교통사고 등으로 외상을 입었다

사고 당시에는 별다른 상처가 없어 다행이라고 생각했지만 지금 와서 소변에 피가 섞여 나온다면 그때 신장이나 방광을 다쳤을지도 모른다. 그렇다면 당장 진료를 받아봐야 한다. 또는 팔이나 다리가 어딘가에 심하게 부딪혔다면 근육 파괴가 일어났을

지도 모른다. 파괴된 근육에서 나오는 화학물질이 피에 들어가면 소변이 갈색이 된다.

열, 오한, 어지럼증이 있다.

신장이나 방광이 심하게 감염되었을지 모른다. 당장 응급실로 가서 정맥으로 수액을 공급받고 항생제를 투여 받아야 한다.

소변에서 지독한 냄새가 난다

소변에서 좋은 냄새가 날 일이야 없겠지만 그래도 유난히 지독한 냄새가 날 때가 있다. 소변을 누었는데 변기에서 올라오는 냄새 때문에 구역질이 날 정도라면, 문제가 있는 것이다.

첫 번째로, 혹시 조금 전에 먹은 음식에 아스파라거스가 들어 있지 않았는지 확인해 본다. 아스파라거스를 조금이라도 먹었다면 소변에서 꽤 심한 냄새가 날 수 있다. 미국 건국의 아버지 중 한 명이자 100달러 지폐에 얼굴이 나오는 벤자민 프랭클린은 1700년대에 벌써 이 사실을 알아차렸고, "아스파라거스 몇 줄기를 먹으면 오줌에서 불유쾌한 악취가 나게 될 것이다"라고 썼다. 재미있는 사실은, 인류의 약 반은 이런 문제가 없다. 그들의 소변에서 악취가 나지 않기 때문이 아니라, 이들의 코가 그런 악취가 나게 하는 화학물질의 냄새를 맡지 못하기 때문이다.

아스파라거스를 먹지도 않았는데 소변에서 지독한 냄새가 난다면 요로 감염증일 가능성이 있다. 소변이 자주 마렵고, 소변을 볼 때 통증이 있고, 소변 색이 이상하다면 그 가능성이 더 커진다. 의사와 상의하면 항생제를 처방해 줄 것이다.

소변을 볼 때 통증이 있다

———

소변을 볼 때 통증이 있는 증상을 의학 용어로는 '배뇨 장애'라고 한다. 아주 흔한 증상이며 특히 여성들이 많이 겪는다. 그러니 이 증상의 내용은 여성들 위주로 쓰여졌다.(지금 이 글을 읽는 독자가 남성이고, 소변을 볼 때마다 통증을 느낀다면, 그 원인은 감염일 가능성이 높으니 병원에 가는 편이 좋다.)

배뇨 장애는 대개 전형적인 요로 감염증이 있음을 보여주는 증상이다. 소변은 평소에는 균이 섞여 있지 않지만, 소변에 박테리아가 번식하여 방광과 요도를 감염시키면 요로 감염이 되어 소변을 볼 때 통증을 느낀다. 그 외에 약품, (비누나 거품 목욕 같은) 피부 자극물, 성병도 배뇨 장애의 원인이다.

그렇다면 이 중 어느 것이 당신의 원인일까? 욕조에 거품을 풀었기 때문일까, 아니면 성병을 지닌 파트너를 욕조에 들였기 때문일까? 세정제를 잘못 써서일까, 아니면 클라미디아 성병에 걸려서일까? 일단 마음을 가라앉혀야 할까, 아니면 당장 산부인과를 찾아가 항생제 처방을 받아야 할까?

당장 병원에 갈 것까진 없다

성행위 후 통증이 있다

좋은 책이나 영화는 성행위를 낭만적으로 묘사하기 마련이지만, 이 책에서는 사랑의 속삭임은 독자 여러분의 상상에 맡기고 바로 성행위 후의 장면으로 넘어가고자 한다. 성행위 직후에 소변을 보는데 타 들어가는 듯한 통증을 느꼈다면, 감염보다는 마찰, 살정제, 또는 정액 때문에 해당 부위가 자극을 받았기 때문일 가능성이 크다. 하지만 성행위를 하고 몇 시간이나 며칠이 지난 후에 증상이 시작되었다면 요로 감염이나 성병일 가능성도 있다.

거품목욕을 즐기거나, 샤워를 할 때 온몸을 구석구석 박박 씻는다(정말로 '구석구석'이어야 한다)

혹시나 해서 하는 말인데 (사실 많은 여성들이 모르는 사실이기도 하다), 소변은 질과 클리토리스 사이에 있는 작은 구멍인 요도에서 나온다. (클리토리스는 어디 있는지 부디 모르지 않기만을 바란다.) 요도 입구가 자극을 받으면 배뇨 장애가 올 수 있다. 그리고 샤워나 목욕을 할 때 우리가 쓰는 거의 모든 것, 즉 샴푸, 비누, 바디 워셔, 거품 목욕제 등이 그런 자극이 될 수 있다. 그렇다고 이런 세정제들을 모두 갖다 버릴 필요는 없다. 소변을 볼 때 느끼는 불타는 듯한 통증이 몇 시간 안에 가라앉고 그 외에는 아무 증상이 없다면, 요도 부위를 자극하지 않는 것만으로도 배뇨 장애가 다시 생기지 않을 것이다.

이럴 때 병원에 가야 한다

소변이 탁하거나 냄새가 심하고 평소보다 소변을 더 자주 눈다
요로 감염증일 가능성이 아주 크다. 요로 감염증은 대부분의 여성들이 일생에 한두 번은 겪는다. 여성은 항문이 요도 입구에서 아주 가깝고, 요도 역시 방광에서 그리 멀지 않다. 그래서 항문에 있는 박테리아가 방광으로 옮겨가기가 쉽다. 반면 남성은 여성보다 요로 감염증에 걸릴 확률이 낮다. 음경 끝에 요도 입구가 있으므로 항문의 박테리아가 건너오기에는 너무나 먼 거리이기 때문이다. 당뇨병이나 신장 결석이 있는 사람, 임산부는 요로 감염증에 걸릴 가능성이 더 높다. 요로 감염증이 있다고 생각되면 지금부터 하루나 이틀 안에 병원에 가는 것이 좋다. 의사가 간단한 소변 검사를 통해 진단을 확정할 것이다. 요로 감염증에 자주 걸린다면 수분을 많이 섭취하고(소변을 자주 보면 박테리아를 더 많이 씻어낼 수 있다), 잠들기 바로 직전에 소변을 보고(소변이 방광에 하룻밤 머물러 있으면 감염될 위험도 그만큼 높아진다), 성행위를 한 직후에 소변을 보는(성기 안으로 들어온 박테리아를 씻어낼 수 있다) 등의 방법으로 감염 가능성을 낮출 수 있다. 그래도 요로 감염증에 자주 걸린다면 병원에서 항생제를 처방 받아 성행위 직후에 복용한다.

감염이 되었다는 증상이 모두 나타나지만 병원에 갔더니 감염이 아니라는 진단이 나왔다

간질성 방광염은 방광통 증후군이라고도 하며 증세는 요로 감염증과 비슷하지만 실제로 감염되었다는 증거는 나오지 않는다. 방광의 내벽에 염증이 있는 것이 근원적인 문제일 가능성이 크다. 진단도 쉽지 않고 치료도 쉽지 않은 질환이므로 전문 산부인과를 찾아 자세한 검사를 받아봐야 한다.

질이 가렵고 하얀 분비물이 나온다

질 곰팡이 효모균(진균) 감염은 '칸디다(candida)'라고 하는 곰팡이가 원인이다. 효모균이 좋아하는 당이 많거나(예: 당뇨병 환자), 곰팡이 효모균이 번식하지 못하게 하는 이로운 질 박테리아가 줄어들면(예: 항생제를 복용 중인 사람) 곰팡이 효모균에 감염될 가능성이 커진다. 곰팡이 효모균 감염은 통증(평소뿐 아니라 소변을 볼 때에도), 가려움, 코티지 치즈처럼 보이는 물기 많고 희끄무레한 분비물이 그 증상이다. 다행히도 곰팡이 효모균 감염은 치료가 쉬워서, 항진균 젤을 바르거나 항진균 알약을 한 번 먹는 것만으로도 치료된다. 곰팡이 효모균에 자주 감염된다면 병원에서 항진균 알약을 몇 개 더 처방 받아 필요할 때마다 복용하는 것도 좋다.

성기에 물집이 있고, 화끈거리거나, 누르스름한 분비물이 나온다

클라미디아, 임질, 헤르페스 같은 성병에 걸렸을 가능성이 있

다. 성병을 일으키는 균은 요도와 질을 감염시킬 뿐 아니라 자궁과 나팔관에까지 번져 불임 같은 장기적인 문제를 일으키기도 한다. 시간이 지나면 낫겠거니 라고 생각해선 안 된다. 성병은 그냥 낫지 않을뿐더러 더 심해질 가능성이 크다. 병원에 가면 간단한 소변 검사로 진단을 확정할 수 있다. (당신은 물론이고 성행위 파트너도) 치료를 위해서 항생제나 항바이러스 약을 복용해야 한다.

응급실에 갈 것

소변을 볼 때 통증은 물론이고 열, 요통, 구역질, 어지럼증까지 있다

방광에 세균 감염이 심해지면 빠른 시간 내에 신장까지 감염되어 '신우신염'으로 발전할 수 있다. 그러면 감염이 혈류에까지 퍼져서 생명이 위험해진다. 빨리 응급실로 가서 정맥으로 항생제를 투여 받아야 한다.

크랜베리 주스를 마시면
요로 감염증을 예방할 수 있다?

요로 감염증을 앓아본 적이 있는 미국인이라면 최소한 한 번쯤은 주변 사람에게서 크랜베리[11] 주스를 마시면 좋다는 조언을 듣는다. 미국 크랜베리 생산자 협회의 리베이트를 받았을 수도 있겠지만 대개는 순수하게 좋은 의도에서일 것이다. 맛있는 주스를 마시는 것만으로도 방광이 불타는 듯한 고통을 겪지 않아도 된다면 반가운 일이지만, 냉장고에 달콤한 주스를 채워놓는다면 헬스 트레이너나 치과의사에게 좋은 소리를 못 들을 게 뻔하다. 과연 물 대신 크랜베리 주스를 마시면 요로 감염증을 예방할 수 있을까?

크랜베리 주스에 박테리아가 방광 내 세포를 오염시키지 못하게 하는 화학물질이 들어 있다는 연구 결과가 있기는 하다. 하지만 인간을 상대로 세심하게 통제한 실험에서 크랜베리 주스나 크랜베리 추출물 캡슐을 복용했을 때 꾸준한 효과가 나온 경우는 없었다. 게다가 물에 비해 크랜베리 주스는 많이 섭취하면 칼로리도 높고, 위산 역류를 증가시킬 위험도 있다. 다른 모든 주스와 마찬가지로 가끔 크랜베리 주스를 마시는 것은 전혀 해로울 것이 없지만, 방광의 건강을 위해서라는 이유로 굳이 크랜베리 주스를 마실 필요는 없다.

---

11 붉은 빛깔의 과일 크랜베리는 미국의 추수감사절에 꼭 등장하는 과일 중 하나로 블루베리,포도와 함께 3대 과일로 꼽힌다.

소변이 자주 마렵다

남이 화장실 가는 걸 가지고 이러쿵저러쿵 얘기하는 것은 몸무게나 정치적 견해를 물어보는 것만큼이나 무례한 언행으로 여겨진다. "화장실에 엄청 오래 계셨네요. 괜찮으세요? 오늘 오후에만도 벌써 네 번째 아니던가요?" 이런 질문 받고 싶어하는 사람은 단언컨대 아무도 없을 것이다.

하지만 화장실에 자주 가는 것은 확실히 눈치가 보이는 일이다. 특히 화장실로 가려면 팀장 책상 앞을 지나가야 하는 사무실 구조라면 더더욱. 오늘 오후에 벌써 다섯 번째로 팀장 코앞을 지나가는 거라면 슬슬 걸음걸이가 어색해진다. 눈이 마주치면 어떡하지? 바닥만 보고 지나갈까? 소변이 자주 마려워서 화장실에 자주 가는 것은 나도 알고 상사도 아는 사실이지만, 진짜 질문은 따로 있다. 대체 왜 이렇게 자주 소변을 보는 걸까?

소변이 자주 마려운 증상은 의학 용어로 '다뇨증'이라고 하며, 이 용어는 화장실에 자주 가야 해서 살짝 짜증이 나는 수준에서부터 의학적으로 심각한 문제가 되는 증상에 이르기까지 넓은 범위를 가리킨다. 대부분 사람들은 하루에 여섯 번에서 여덟 번 소변을 본다. 이보다 더 자주 소변을 보거나, 밤에 자다가 깨서 여러 번 화장실에 간다 해도(이런 경우는 '야간뇨'라고도 한다), 그저 물, 커피, 또는 알코올을 너무 많이 섭취한다는 의미일 수 있다. 하지만 당뇨병이 있거나 신장에 문제가 생겼다는 증거일 수도 있다.

그렇다면 앞으로도 비행기표를 예약할 때 복도 좌석을 달라고 하는 정도만으로 그쳐야 할까? 회사에서 소변이 마려우면 다른 층 화장실을 골고루 쓰는 방식으로 동료들의 이목을 피해야 할까? 혹은 소변 보는 횟수를 줄이고 방광을 좀 쉽게 해줄 방법을 찾아봐야 할까? 아니면 당장 병원에 가야 할까?

당장 병원에 갈 것까진 없다

커피나 술을 많이 마신다

물이나 여타 액체를 잔뜩 마시면 소변을 자주 보는 것은 너무나 당연한 이치다. 말이 났으니 말인데, 물을 하루에 여덟 잔 마셔야 한다는 조언은 속설에 불과하다. 누가 여덟 잔이라는 기준을 정했는지는 모르겠으나, 보다 합리적인 기준을 제시한다면 물은 갈증이 나지 않을 정도로, 그리고 소변이 맑고 엷은 노란색이 될 정도로 마시는 것이 좋다. 알코올과 카페인은 소변량을 더 늘린다. 그래서 술집 문 닫는 시간이 가까워질수록 화장실 줄은 더 길어지는 것이다. 커피나 술의 섭취량을 줄이는 것이 상책이고, 잠들기 전에는 더더욱 덜 마셔야 한다.

임신하면 소변이 더 자주 마렵다

임신을 하면 뱃속의 아이를 위해 몸에 수분이 더 많이 저장된다. 호르몬 수치가 변하고 필요한 수분량이 바뀌면 화장실에 더 자주 가게 된다. 게다가 태아를 담은 자궁이 커지면서 실제로 방광을 누르기 때문에, 방광은 임신하기 전과 같은 용량의 소변을 담을 수가 없다. 그래서 신장이 임신하기 전과 동일한 소변량을 생산하더라도 방광은 전보다 더 자주 소변을 내보내게 된다.

이뇨제 및 새로운 약을 복용하기 시작했다

이뇨제는 말 그대로 소변량을 늘리는 약인데 고혈압 환자들에게 처방되기도 한다. 소변량이 늘어나면 핏속의 남는 수분이 바깥으로 배출되므로 혈압이 내려가기 때문이다. 이외에도 몇몇 혈압약, 항우울제, 항불안제가 방광을 통제하는 호르몬에 영향을 주어 화장실에 자주 가고 싶게 만든다. 하지만 약 복용을 중단하거나 약을 바꾸려면 반드시 의사와 상의해야 한다.

이럴 때 병원에 가야 한다

머리도 어지럽고 항상 목이 몹시 마르다

몸에 수분이 많을 때 소변으로 내보내는 것은 자연스러운 일이다. 하지만 몸에 수분이 부족한데도 소변이 계속 나온다면 자연스러운 일이 아니다. 소변이 자주 마려운데 목이 몹시 마르고, 이뇨제 같은 소변량을 늘리는 약을 먹는 것도 아니라면, 당

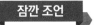
소변이 나오지 않는다

소변이 계속 마려운 것보다 더 나쁜 일은 딱 한 가지, 바로 소변을 제대로 볼 수 없는 일일 것이다. 의학 용어로는 '요폐(尿閉)'라고 하는 이 증세는 방광이 가득 찬 것처럼 느껴지지만 소변이 전혀 나오지 않는 경우를 가리킨다.

남성의 경우 요폐의 가장 흔한 원인은 전립선 비대증이며, 그 외에는 약품, 뇌졸중, 다발성 경화증, 척수 손상이 원인이 될 수 있다. 요폐를 일으키는 약품으로는 히스타민제(디펜히드라민 , 세티리진 , 펙소페나딘 같은 알레르기 치료제), 충혈완화제(가성에페드린 , 페닐에프린),

삼환계 항우울제(아미트리프탈린 , 노르트립틸린), 전신 마취제(수술 몇 시간 후에 증상이 나타날 수 있다)가 있다.

요폐는 즉시 치료를 받아야 한다. 소변이 몸 밖으로 배출되지 못하면 쉽게 감염이 되기 때문이다. 게다가 방광이 지나치게 부풀어오르면 이전에 상상도 해보지 못한 고통을 경험하게 된다. 단기 치료법으로는 대개 플라스틱 관을 요도에 넣어 방광을 바로 비우는 방법을 쓴다(소변을 빼내는 도뇨관 설치). 그런 다음 장기 치료법으로 소변이 나갈 길을 열어주는 여러 가지 약을 사용한다. 드물지만 사람에 따라서는 가끔씩 직접 자신의 요도에 도뇨관을 삽입하여 방광을 비워야 하는 경우도 있다.

뇨병일 가능성이 있다. 당뇨병 환자는 핏속에 당이 너무 많아 신장이 그 당을 배출하기 위해 소변을 많이 만들어낼 수밖에 없다. (그래서 소변에 당이 들어 있다고 '당뇨'라는 이름이 붙었지만, 그렇다고 소변에서 진짜로 단맛이 나는지 맛을 볼 필요는 없다.) 그래서 몸에 수분이 부족해지기 때문에 항상 목이 마르고 물을 많이 찾게 된다. 병원에 가면 소변과 혈액을 검사하여 진단을 확정한다. 아무리 수분을 많이 섭취해도 머리가 어지럽고 늘 피곤하다면 지금 당장 응급실로 가야 한다.

소변이 시원하게 나오지 않고 똑똑 끊어진다(전립선염)

남자들은 어렸을 때, 또는 젊었을 때 오줌으로 눈 위에 이름을 쓴 적이 있는가? 하지만 지금은 이름자는 고사하고 점밖에 찍히지 않는다면, 범인은 전립선이다. 전립선은 방광에서 나와 음경으로 들어가기 전까지의 요도 부근에 위치한다. 나이가 들면 전립선이 커지면서 요도를 눌러 방광으로부터 소변이 나가는 길을 차단할 수 있다. 소변이 요도를 통과하기 힘들어지므로 아무리 자주 소변을 보아도 방광이 늘 가득 차 있는 것처럼 느껴진다. 그러면 자다가도 몇 번씩 일어나 화장실로 가지만 한 번도 시원하게 소변을 볼 수가 없다. 병원에 가면 여러 가지 약품과 수술로 전립선 크기를 줄여 소변 길을 확보할 수 있다.

소변을 찔끔찔끔 흘린다. 기침을 하거나 웃으면 더욱 그렇다

슬프게도 나이가 들면 처지는 것은 피부만이 아니다. 골반의 근육들도 처지게 되어 방광이 소변을 담아두는 힘도 약해진다. 그러면 무거운 물건을 들거나 크게 웃거나 해서 복부 압력이 갑자기 높아지면 방광이 쥐어 짜여서 소변이 조금 나올 수 있다. 이를 긴장성 요실금이라고 하며, 대개 약품과 케겔 운동으로 치료한다. 케겔 운동이란 소변을 참을 때 사용하는 근육들을 조였다 풀었다 하며 단련시키는 운동법이다. 지루한 회의 중에 하면 딱 좋다.

갑자기 참기 어려울 정도로 소변을 보고 싶을 때가 많다. 그 외에는 아무 특별한 증상이 없다

사무실에서 한창 업무에 열중하고 있는데 갑자기 방광이 비상 신호를 보낸다. 급하게 화장실로 달려가서 변기 앞에 서거나 변기에 앉는데 방광이 이미 일을 저질러 버린다… 이런 증상을 과민성 방광이라고 한다. 방광 내벽을 형성하는 근육들이 방광에 소변이 가득 차지도 않았는데 갑작스럽게, 그리고 자주, 강력하게 수축을 하는 것이다. 마치 폭발 시간이 5초 남은 시한폭탄을 안고 사는 것과 비슷하다. 방광 근육을 진정시키는 데 도움이 되는 약이 많이 나와 있으니, 혼자서 끙끙 앓지 말고 병원에 가자.

응급실에 갈 것

골반통이 있고, 열, 오한, 그리고 어지럼증도 있다

방광이 심하게 감염되면 신장과 혈류에까지 감염이 퍼져 생명이 위독해질 수 있다. 신장은 척추 가까이에 있기 때문에 신장이 감염되면 허리 한쪽이나 양쪽에 통증이 온다. 지금 당장 응급실로 가서 정맥에 항생제와 수액을 투여 받아야 한다.

소변 또는 대변을 전혀 통제할 수가 없다.

뇌졸중, 또는 척추에 문제(출혈, 종양, 부상 등)가 있으면 방광과 장의 신경이 죽어버려 대소변이 흘러나오는 것을 막지 못하게 된다. 심각한 응급 상황이니 그 자리에 누운 채 구급차를 기다려야 한다.

오줌을 참으면 방광이 터져버릴까?

앞에서 설명한 여러 가지 이유 중 하나 때문에 소변을 자주 봐야 한다고 가정해 보자. 최신 영화가 개봉되어 극장을 찾았더니 관객이 꽉 들어차 있고 당신의 좌석은 열 한가운데이다. 중간에 오줌이 마려워졌는데 하필 영화가 절정으로 치닫는 장면이 나온다. 도저히 자리에서 일어나 옆자리 관객들의 눈총을 받아가며 빠져나갈 분위기가 아니다. 당신은 오줌을 참기로 하고 팝콘 컵을 꽉 쥔다. 그런데 잠깐… 엄마가 그러지 않았던가? 오줌을 너무 오래 참으면 방광이 안 좋아진다고?

보통 성인의 방광은 약 반 리터, 즉 500ml의 오줌을 담을 수 있다. 그리고 우리는 방광이 반은 차야지만 소변이 마렵다고 느낀다. 이때쯤 되면 방광이 조만간 화장실에 한 번 가야 한다고 신호를 보내는 것이다. 그래도 계속 오줌을 참아서 방광이 용량의 한계에 이르게 되면… 터지지는 않는다. 다만 결국 당신의 항의를 무시하고 당신의 의사와 관계없이 바지에 오줌을 흘려 보낸다. 그러니 팝콘 컵을 꽉 쥘 무렵이 되면 옆좌석 관객에게 뭐라고 양해를 구해야 할지 생각을 해 두자.

설사

글: 벤자민 레브월 (의학박사)

사회생활을 곤란하게 만드는 증상으로 설사보다 더한 게 있을까? 언제 닥쳐올지 모르게 계속되는 공포. 신호가 오면 쏜살같이 아무 건물에나 달려가 화장실을 찾아야 하고, 변기를 보자마자 앉을 곳을 휴지로 한 번 닦아낼 틈도 없이 털썩 주저앉아 뱃속을 비워야 하는 그 고행.

자기 결혼식 날 설사가 나 버린 친구나 지인의 이야기를 들은 적 있는가? 콘서트 중에 설사가 난 사람은? 우주비행사들은 우주 공간에서 설사가 찾아오면 어떻게 할까? 우리 저자들은 이런 상황을 같이 얘기해 보는 것을 좋아한다. 그래서 같이 밥 먹자는 소리를 못 듣는 것인지도 모르겠다.

선진국에서는 설사가 그저 무안하고 번거로운 일일 뿐이다. 하지만 이 세상의 다른 곳에서는 설사가 유아 사망의 주요 원인이다. 식중독에 걸렸기 때문이기도 하지만, 설사로 몸의 수분이 빠져나갔을 때 보충하기가 어렵기 때문이다.

엄격하게 정의하자면 설사는 배변횟수가 하루 3회 이상 증가하거나, 또는 배변이 헐거워 횟수가 증가한 상태를 뜻한다. 최대 2주까지 지속되면 급성, 그보다 더 오래 계속되면 만성이라고 한다.

급성 설사는 주로 감염이 원인이고(그래서 옛말에 아무 음식이나 주워먹으면 안 된다고 했나 보다), 며칠 안에 호전된다. 설사를 일으키는 박테리아나 바이러스가 장에 들어오면 장이 수분을 방출하도록 만들어 장 안을 액체로 가득 채운다. 음식과 물을 흡수하는 대신 장으로 그냥 통과해 버리게 만들기도 한다. 만성 설사도 감염이 원인이기도 하지만 과민성대장증후군, 염증성 장 질환, 음식 과민증, 약물 부작용 때문일 수도 있다.

설사를 하되 열은 없거나 대변에 피가 섞여 나오지 않는다면, 로페라마이드 같은 약을 복용하여 장이 꿈틀거리는 작용을 늦추는 것이 도움이 된다. 24시간 넘게 설사를 계속한다면 전해질 용액이나 묽은 죽으로 몸에서 빠져나간 수분을 보충해 주는 것도 잊지 말아야 한다. 기껏 보충한 수분이 결국 소변으로 빠져나가지 않으려면 물만 마셔서는 안 되고, 염분도 함께 섭취해야 한다. 스포츠 드링크는 아무 것도 마시지 않는 것보다는 낫지만, 당이 많이 들어 있어 이상적인 수분 보충제는 아니다.

설사가 계속 나와서 바지 내리기도 지쳤고 집에 있는 마지막 화장지도 다 써버렸다면, 이젠 전문의의 도움을 받아야 할 때가 된 것일까? 설사를 유발하는 요인들을 알아 보자.

당장 병원에 갈 것까진 없다

식사를 하고 몇 시간 뒤에 설사를 할 때가 가끔 있다
어떤 음식을 먹은 후에 그런 증상이 나타나는지 기록해 보면 뭔가 흥미로운 패턴을 발견할 수도 있다. 과일에 많이 들어 있고 여러 음료에도 자주 첨가되는 당인 과당은 가끔 소화 장애를 일으켜 설사를 유발한다. 우유에 주로 들어 있는 유당 역시 유당을 분해하는 데 필요한 효소인 락타아제(락테이스)가 없는 사람에게 가스가 차거나, 복부 팽만, 설사를 유발한다. 유제품을 끊거나 유당을 제거한 우유 또는 락타아제 보충제를 먹으면 설사를 하지 않는지 시험해 본다. 밀, 귀리, 보리, 맥주에 들어 있는 단백질이자 종종 악마 같은 존재로 묘사되는 글루텐은 셀리악 병이라고 하는 자가면역 질환이 있는 사람이 섭취할 경우 장에서 대혼란을 일으켜 통증과 설사를 유발한다. 마지막으로, 장이 예민한 사람은 매운 음식, 튀긴 음식, 기름진 음식을 먹으면 설사를 할 수 있다.

무설탕 껌이나 사탕을 입에 달고 산다
무설탕 껌과 사탕이 들어간 (소르비톨, 마니톨, 말티톨 같은) 인공 감미료는 심한 설사를 유발할 수 있다.

블랙 커피를 좋아한다
블랙 커피는 훌륭한 설사 유발제다. 그래서 오전 시간에 직장인들이 변기에 앉아 있게 만드는 주 원인이다. 출근 시간이 길다면 눈 뜨자마자 블랙 커피를 마시는 습관은 좀 생각해 봐야 할 것이다.

갑작스런 설사와 더불어 위가 경련하듯 아팠다

갑작스럽게 설사가 났다면 주요 원인은 바이러스성 위장염이다. 설사 외에도 위가 뒤집어지듯 아프고 구역질이 보너스처럼 따라온다. 증상은 하루 이틀 정도 계속된다. 며칠이 지나도 증상이 계속되면 병원에 가는 것이 좋다.

얼마 전에 크루즈 여행을 다녀왔다

크루즈 여행에서 노로바이러스에 감염되어 바이러스성 위장염을 겪는 경우가 있다. 노로바이러스는 육지에서도 전파될 수 있지만 주로 선박처럼 인구가 밀집된 폐쇄 공간에서 창궐한다.(기숙사에서도 다른 질환에 비해 노로바이러스가 일으키는 질환이 많이 발생한다.) 불행히도 노로바이러스에 감염되면 치료법이 없다. 물을 많이 마시면서 증상이 가라앉기만을 기다려야 한다. 그리고 손을 자주 소독하여 다른 사람에게 바이러스를 전파할 가능성을 줄여야 한다.

이럴 때 병원에 가야 한다

뱃속을 쥐어짜는 듯한 통증이 며칠 계속되고 있다 (그리고 옵션으로, 최근에 해외여행을 다녀왔다)

설사와 복통이 사흘 또는 그 이상 계속되고 있다면 항생제 치료가 필요한 박테리아 감염일 가능성이 있다. 설사에 피가 비친다면 그 역시 박테리아 감염의 증거가 된다.(박테리아 중에서도 대장균, 이질균, 살모넬라가 주범이다.) 병원에 가서 항생제를 처방 받도록 하자.

이런 증상이 해외여행 중에 발생한 경우 의학계에서는 '여행자 설사'라고 부른다. 손을 자주 씻고, 날음식을 피하고, 출처가 미심쩍은 물(은 물론이고 얼음도!)은 마시지 않는다면 여행자 설사를 겪을 위험을 줄일 수 있다. 해외여행을 가기 전 의사와 상의하면 설사에 걸렸을 때 먹도록 항생제를 처방 받을 수 있다.

몇 주 동안 간간이 설사를 하고, 복통도 있으나 화장실에 갔다 오면 나아진다

설사나 변비, 또는 둘 다를 일으키는 과민성대장증후군일 가능성이 있다. 열 명 중 한 명이 겪을 정도로 흔한 질환으로 위를 예민하게 만들지만 배변을 하고 나면 한결 증상이 나아진다. 드물지만 배변을 하면 통증이 더 심해지는 경우도 있긴 하다. 과민성대장증후군일 때 설사를 하는 것은 음식 섭취와 관련이 있으므로 낮에만 설사를 하고, 밤에는 특별한 음식을 먹지 않는 한 설사 때문에 깨는 경우는 없다. 병원에 가면 식습관을 바꾸도록 권하거나 증상을 완화시켜줄 약을 처방해 준다.

설사로 몸에 열이 나고 괴롭다

만성 설사에다 몸이 떨리고, 땀이 많이 나고, 체중이 줄고, 항상 몸에 너무 열이 난다는 느낌이 든다면 갑상선 기능 항진일 수 있다. 갑상선이 지나치게 활동해서 신진대사가 빨라지고 장을 촉진하는 것이다. 병원에 가면 혈액 검사로 진단하게 된다.

항생제를 복용하고 있거나, 새로 먹게 된 약이 있다

항생제, 이부프로펜과 나프록센을 포함하는 진통제 계열인 비스테로이드성 항염증제, 통풍 치료제인 콜히친, 당뇨병 치료제인 메트포르민 등, 설사를 일으키는 약은 너무나 많다. 복용하는 약 때문에 설사를 한다고 생각되면 담당의와 상의하여 복용 중단을 결정한다. 항생제를 복용하다 중단했으나 그 후 며칠이 지나도 설사가 계속된다면 클로스트리듐 디피실리균 감염이 아닌지 검사를 받아봐야 한다.(항생제는 장 안에 서식하는 좋은 박테리아를 모조리 죽여버리기 때문에 항생제를 복용하면 인체에 장염을 일으키는 클로스트리듐 디피실리균 같은 나쁜 균이 판을 치는 것이다.)

설사가 며칠 또는 몇 주나 계속되고, 체중 감소, 열, 관절통, 그리고 구강 궤양이 있다 셀리악 병(알레르기 질환)이나 염증성 장질환(여기에는 궤양성 대장염과 크론병이 포함된다) 같은 자가면역 질환일 가능성이 있다. 면역계가 혼란을 일으켜서 장 내벽을 공격하는 바람에 내벽이 상처를 입고 영양분을 제대로 흡수하지 못하는 것이다. 그 결과 섭취한 음식이 그대로 장을 통과하여 설사로 나오게 된다. 혈액 검사, 대변 검사는 물론 복부 CT 스캔, 내시경, 또는 대장내시경 등 여러 가지 검사를 통해 정밀 진단이 필요하다.

응급실에 갈 것

설사가 피가 많이 섞여 붉은색이거나, 검은색 아스팔트 같은 느낌이다

대변에 가끔 피 한두 방울이 섞이는 정도는 작은 치핵 때문일 수 있다. 하지만 피가 상당히 많이 나왔다면 생명이 위독할 수 있는 문제일지도 모른다. 당장 응급실로 가서 철저한 진료를 받아야 한다. (대변에 피가 섞이는 증상에 대해서는 279~284페이지를 참조.)

머리가 빙빙 도는 듯 어지럽고 물이나 음식을 삼킬 수가 없다

설사로 몸의 수분이 다 빠져나가 심각한 탈수가 왔거나, 더 심각하게는 장 안쪽 어딘가에 출혈이 일어난 것일지 모른다. 여기에 온몸에 힘이 없고 심장 박동이 빨라졌다면 더욱 안 좋은 징조이다. 수분보충용 용액을 섭취해도 전혀 나아지지 않거나, 아무 것도 목으로 넘길 수가 없다면, 빨리 응급실로 가서 정맥에 수액을 공급받는 등의 처치가 필요하다.

변비

글: 벤자민 레브월 (의학박사)

항상 뱃속이 그득한 느낌인가? 출퇴근 시간 교통체증보다 더 막히는가? 아니면 변기에 오래 앉아 있는 중인가?

많은 사람들이 당신과 같은 증상, 즉 변비를 겪고 있다. 너무나 흔한 증상이고 특히 나이든 성인에게 많다. 배변 횟수가 1주일에 3번 미만이거나, 대변이 덩어리지고 딱딱하거나, 몸 밖으로 밀어내기가 너무나 힘들거나, 아무리 오랜 시간 변기에 앉아서 아무리 많은 힘을 주어도 후련하게 모두 내보낸 기분이 들지 않는다면, 변비로 정의한다. 이런 증상이 석 달 넘게 계속된다면 공식적으로 만성 변비라 할 수 있다.

변비가 있기는 하지만 무언가 조치를 취하기에 충분하지 않다 싶으면 이렇게 생각을 바꿔보자. 대변이 나오지 않는다고 해서 우리 몸이 대변을 만들지 않는 것은 아니지 않는가. 실제로 변비가 있으면 지금 본인의 대변 한 아름을 깔고 앉아 있는 것과 마찬가지다. 역겨운 것도 역겨운 것이지만 통증도 있고 대장에 장기적인 문제를 일으킬 수도 있다.(그래도 다 잊어버리고 여느 때와 똑같은 메뉴로 점심을 먹으러 가겠는가?!)

그렇다면 변비를 어떻게 해결해야 할까? 소화계 조절을 도와

준다 어쩐다 하는 요거트를 잔뜩 먹으면 될까? 아니면 뭔가 좀
더 과감한 조치가 필요한 걸까?

당장 병원에 갈 것까진 없다

물을 마시면 효과가 있을까?

하루에 필요한 수분을 충분히 섭취하지 않고 몸에서 목이 마
르다는 신호를 보내도 계속 무시한다면, 당신의 대장은 사하라
사막처럼 메말라가고 대변은 피라미드처럼 딱딱해진다. 수분,
특히 일반적인 물을 많이 마시면 대변이 부드러워져서 쉽게 대
장을 통과해 밖으로 나올 수 있다.

벤티 사이즈? 그게 뭐지?

커피를 큰 잔 가득 마시면 장 운동을 도와 대변이 장을 더 빨
리 통과하게 해준다. 그러니 아침에 벤티 사이즈(592ml) 커피를
마시는 것도 변비를 해결할 수 있는 좋은 방법이다.(하지만 출
근길에 교통 체증을 만난다면 좀…)

식이섬유 음식을 적게 먹는 편이다

식이섬유는 식물에 있는 복합 탄수화물로 식이섬유를 많이 섭
취하면 대변이 부드러워져서 밖으로 밀어내기 쉽다. 식이섬유
를 적게 먹으면 변비가 올 수 있다. 그러니 과일, 채소, 콩류, 견
과류, 통밀 빵이나 통밀 파스타 같이 식이섬유가 많은 음식을

더 많이 섭취해야 한다. 동시에 흰빵, 일반 파스타, 치즈, 달걀처럼 식이섬유가 적은 음식은 줄이도록 한다.

내 사전에 운동이란 없다

주중에는 책상 앞에만 앉아 있고 주말에는 소파에 누워만 있는다면 온몸뿐 아니라 대장도 축 처진다. 최소 하루에 30분은 약간 빠른 걸음으로 걷도록 한다. 이 정도만 몸을 더 움직여도 장 운동이 활발해질 뿐 아니라 심장과 전반적인 몸 건강도 좋아진다.

해외 여행을 자주 한다

해외 여행을 자주 하면 변비에 걸리기 쉽다. 비행기 화장실이 워낙 불편하기 때문이기도 하지만(만약 비행기 화장실에서 화장지가 다 떨어졌다면?), 일상 활동에서 벗어나고 평소에 먹던 식습관을 유지하지 못하기 때문이기도 하다. 물론 집에서 아침마다 호텔 같은 뷔페식을 챙겨먹는다면 이야기가 다르겠지만. 여행 중에도 평소 일상을 유지하고, 물을 많이 마시고, 식사 시간과 먹는 음식을 되도록 평소대로 유지하는 것이 좋다. 평소에 화장실을 규칙적으로 간다면 그 규칙을 지키는 것도 도움이 된다.

임신 중 철분 섭취가 변비를 유발할 수 있다

임신을 하면 황체 호르몬이 증가하고, 황체 호르몬은 장을 통과하는 대변의 움직임을 느리게 만든다. 또한 임신 중에 복용하는 비타민에는 철분이 들어 있는데, 철분도 변비를 유발할 수 있다. 산부인과에서 식습관을 바꾸거나 대변 유연제를 복용하라고 추천할 것이다.

복용하는 약 때문에 변비가 생긴다

변비를 유발할 수 있는 약으로는 오피오이드(진통제), 혈압약(특히 칼슘 통로 차단제와 이뇨제), 철분 보충제, 몇 가지 항우울제와 알레르기 약이 있다.

이 중에서 오피오이드가 가장 변비를 심하게 유발한다. 어떤 이유에서 장기적으로 오피오이드를 복용해야 한다면 메틸날트렉손(변비 치료제로 쓰이는 통증 치료제) 같은 약이 장 청소에 도움이 될 것이다. 어떤 약이든 의사와 상의하지 않고 마음대로 복용해선 절대 안 된다.

이럴 때 병원에 가야 한다

복통이 꽤 심하지만 배변을 하고 나면 나아진다

과민성대장증후군일 가능성이 있다. 복통과 더불어 설사, 변비, 또는 설사와 변비가 모두 오는 질환이다. 복통은 배변을 하고 나면 가라앉는다. 과민성대장증후군은 치료법이 없지만, 식습관을 바꾸고 증상 완화를 도와주는 몇 가지 처방약을 복용하면 증상을 줄이는데 도움을 줄 수 있다.

독소를 씻어낸다고? 당신의 지갑에서 돈을 빼 낼 뿐…

인터넷을 보면 우리 몸에서 독소를 제거해 준다는 마법의 '클렌즈(정화제)'와 '디톡스'가 넘쳐난다. 우리 의사들 입장에서는 천체물리학자 닐 타이슨이 다이어트법에 대해 트위터에 올린 글에 공감한다. "어떤 사람이 '독소'라는 단어를 사용할 확률은 그 사람이 화학에 대해 얼마나 모르느냐와 상관관계를 갖는다."

물론 이 세상에는 적법하게 사용되지만 피해야 할 독소들이 있다. 담배 연기가 그 좋은 예다. 하지만 주스 형태의 '클렌즈'를 일주일 마신다고 해서 크게 도움이 되지는 않는다. 사람의 대장 안에 독소가 잔뜩 쌓여 있는 비밀의 저수지가 있어 씻어낼 수 있는 것도 아니다. 일주일 동안 값비싼 주스를 마시는 것이 건강에 도움이 된다고 믿을 만한 이유는 존재하지 않는다.

변비가 있다면 이 항목에 나오는 조언을 따라 하는 것이 좋다. 온몸이 피곤하고 축 처진다면 잠을 더 자고 운동을 더 열심히 하는 것이 좋다. 아니면 고기와 설탕보다 과일과 채소가 더 많은 식습관을 유지한다. 다이어트 시장에서 말하는 '독소'는 여러분이 힘들게 번 돈을 여러분의 지갑에서 빼내기 위해 마케팅이 만들어낸 상상 속 악당일 뿐이다.

최근에 몸이 으슬으슬 춥고, 피곤하고, 배가 더부룩하다

신진대사를 조절하는 갑상선이 갑상선 호르몬을 충분히 만들어내지 못하는 것이 원인일지 모른다. 갑상선 호르몬이 부족하면 변비, 체중 증가, 체모와 피부의 변화, 피로감을 비롯하여 계속 추운 느낌이 드는 등 다양한 증상을 겪게 된다. 병원에 가면 간단한 혈액 검사를 통해 진단을 확정할 수 있다.

체중이 줄고 대변에 피가 점점이 섞여 있다

변비가 있으면 입맛이 둔해져서 체중이 감소하고, 변기에 오래 앉아서 힘을 주다 보니 치핵이 생기고 항문 주변의 혈관이 확장하여 피가 나올 수 있다. 반면에 대장에 종양이 있어 출혈이 생기고 대변이 장을 통과하지 못하게 막는 것일 수도 있다. 비정상적인 혹이 있는지 여부를 검사하는 대장 내시경을 받아보는 것이 좋다.

수분을 많이 섭취하고, 활동량을 늘리고, 식이섬유를 많이 먹는데도 변비가 나아지지 않는다

그렇더라도 다른 질환 없이 그저 변비가 워낙 심한 것일 수도 있다. 병원에 가서 기본 검사를 받으면 다른 원인이 있는지 여부를 알 수 있다. 그래도 원인을 정확히 알 수 없다면 둘코락스/바이사코딜(대장운동 촉진) /폴리에틸렌글리콜 같이 소화계를 세척할 수 있는 약을 먹는 방법도 있다. 의사와 상의하여 알맞은 조합을 찾아본다.

응급실에 갈 것

복통이 아주 심하다

장 폐색(장이 막혀서 대변이 통과하지 못함), 맹장염, 게실염 (대장의 일부가 감염 됨) 일 가능성이 있다. 이런 질환은 대장의 움직임을 느리게 하여 급성 변비를 일으킨다. 또한 만성 변비가 있으면 이런 질환이 생길 위험이 커진다. 어느 쪽이든 응급실로 가서 급히 처치를 받아야 한다.

대변에 피가 섞여 있다

————

2007년에 어떤 모험심 가득한 젊은이가 치아의 치석을 제거하는 치실을 삼키는 동영상을 올려 유명해진 적이 있다. 시간을 두고 치실 한 곽을 조금씩 삼켜서 결국 치실 한쪽 끝이 대변에 섞여 나오게 한 것이다… 다른 쪽 끝은 여전히 목구멍에서 나와 있는 상태로.(엽기!)

말할 것도 없이 역겹고도 또한 위험한 행동이다. 그러니 절대 따라 하면 안 된다. 절대로. 그렇지만 이 무모한 행위는 우리의 입이 가슴, 복부, 골반을 구불구불 통과하며 이어지는 길다란 관으로 항문까지 이어져 있다는 사실을 상기시켜 준다.

이렇게 입과 엉덩이를 연결하는 관을 위장관이라고 한다. 위장관은 입, 식도, 위, 소장, 대장, 직장을 포함하며, 최근 어느 기고문에 따르면 그 표면적을 다 합치면 소형 원룸 크기에 맞먹는다고 한다.

그렇게 넓은 표면적에 혈관이 퍼져 있기 때문에, 위장관은 출혈이 쉽게 생기는 부위이며 그렇게 흘러나온 피가 나갈 출구는 두 군데뿐이다. 대부분 대변으로 피가 섞여 나오는 것과 구토물에 피가 섞여 나오는 경우다. 하지만 양쪽 다 생명을 위협하는 문제가 있음을 암시할 수도 있다.

대변에 피가 섞여 나올 때 그 모습은 출혈이 어디에서 비롯되었는지에 따라 달라진다. 위에서 출혈이 있다면 피가 음식물과 같이 소화되었기 때문에 검고 타르 같은 느낌이다. 반대로 장 쪽에서 출혈이 있다면 대변이 밤색이거나 선명한 붉은색을 띤다.

대변에 피가 섞여 있다면 치핵이 있나 보다 하고 넘겨버려야 할까? 아니면 당장 병원으로 달려가야 할까?

당장 병원에 갈 것까진 없다

화장지로 몇 번 닦았더니 피가 나온다

공중 화장실의 화장지가 거칠 수 있다. 피가 나오는 것은 그런 화장지로 문지르는 바람에 항문 주변에 생긴 작은 상처들에서 나온 것일 수도 있다. 부드러운 화장지를 사용하는 것이 좋다.

대변이 불그스름하다. 그런데 어제 저녁에 비트가 들어 있는 요리를 맛있게 먹었다 비트에는 닿기만 하면 모든 것을 자주색으로 물들이는 강력한 색소가 들어 있다. 대변에 피가 섞여 있는 것처럼 보일지라도 사실은 비트 요리의 잔해에 물든 것이다. 재미있는 것은 비트 색소는 혈액에도 흡수되어 소변에까지 들어갈 수 있으므로, 비트를 먹고 나면 소변도 핑크색이나 자주색으로 변한다.

이럴 때 병원에 가야 한다

배변을 한 후 피가 한두 방울 떨어진다

치핵은 항문 주변의 혈관이 약해지고 울혈이 생긴 것이다. 대체로 노년기에 흔하지만 임신 중에 생길 수도 있고(골반 혈관이 눌리기 때문이다), 변비인 사람에게도 생긴다.(항문에 계속 힘을 주고 쥐어짜면 혈관이 상하기 때문이다.) 배변 중에 치핵이 찢어지면 대변에 피가 무늬처럼 들어기기니 변기에 피가 서너 방울 떨어진다. 병원에 가면 직장을 검사하여 진단을 확정하게 된다. 연령대에 따라 암이 아닌지 검사를 추가할 수도 있다.

치핵은 출혈, 가려움, 통증이 심한 경우에만 치료가 필요하다. 그렇지 않으면 식이섬유를 많이 섭취하여 대변을 부드럽게 만들어 변비를 없애고, 운동을 해서 장이 활발히 움직이게 하는 것으로 충분하다. 또한 치핵이 있는 사람 대부분은 따뜻한 물로 좌욕을 하면 증세가 완화된다. 아니면 처방전 없이 살 수 있는 치핵 크림을 발라 통증을 가라앉히는 것도 좋다. 이 모든 방법이 소용없다면 수술로 치핵을 제거해야 할 수도 있다.

대변에 빨간색 줄무늬처럼 피가 섞여 있지만, 그 외에 다른 증상은 없다

(앞에서 설명한) 치핵이 있거나 아니면 대장 안에 생긴 종양에서 출혈이 있거나, 대장 안에 비정상적인 혈관이 있을지 모른다. 병원에서 대장내시경으로 진단을 받아야 한다(285페이지 잠깐 조언 참조).

배변을 할 때 찢어지는 듯한 통증이 있고, 대변에 선명한 빨간색 피가 섞여 있다

치열, 즉 항문이 찢어진 것일 수 있다. 흔한 원인으로는 만성 변비(크고 단단해진 대변이 항문을 통과해야 하기 때문에), 자연분만(골반 아래쪽에 성한 곳이 없다), 항문 성교 등이 있다. 치열이 있으면 출혈이 따르고 배변할 때 통증이 극심하다. 다행히 따뜻한 물에 담그고 식이섬유를 많이 먹어 대변을 부드럽게 만들면 증상이 완화된다. 병원에 가면 항문에 바르는 크림을 처방해 줄 것이다. 이 크림을 바르면 치열 부위로 가는 혈류를 늘려 치료를 촉진한다.

혈액 항응고제(희석제)를 복용 중이다

혈액 항응고제를 복용하면 평소라면 출혈도 없을 사소한 혹 같은 것에 의해 출혈이 일어날 수 있다. 하지만 혈액 항응고제가 종양이나 여타 심각한 혹 같은 증식물의 출혈을 유발하여 조기에 발견할 수 있게 만들어주기도 한다. 병원에 가면 대장내시경으로 어떤 경우인지를 판별할 수 있다. 이런 작용을 하는 항응고제에는 와파린, 아픽사반, 리바록사반, 다비가트란 이 있다.

대변이 때로 완전히 새까만 색이지만, 그 외에 다른 증상은 없다

철분 보충제를 먹고 있다면 그 녀석이 범인일 가능성이 높다. 검은색 감초, 블루베리, 펩토 비스몰(Pepto-bismol) 제산제도

대변을 검은색으로 만든다. 이들 중 어느 것도 먹은 적이 없다면 위에 출혈이 생긴 것이 원인일지도 모른다. 위에 출혈이 생기면 피가 음식과 같이 대장을 통과하며 소화되기 때문에 색이 검어진다. (그리고 대변도 검어진다.) 대변 샘플을 병원에 가져가서 검사를 받아보는 것이 좋다. 간단한 검사만으로도 대변에 피가 섞인 것인지 아닌지 판별할 수 있다. 대변에 피가 섞인 것이라면 대장 내시경술을 받아야 한다.

대장암 가족력이 있거나, 대변에 피가 섞이는 증상과 더불어 살이 빠지고 있다

대변에 피가 한두 방울 섞이는 정도에 불과하더라도 대장암인지 아닌지 검사를 받아봐야 한다. 다른 사람들보다 대장암일 확률이 높기 때문이다. 병원에 가서 대장내시경을 받아 보자.

응급실에 갈 것

대변에 피가 나고 현기증이 나며, 특히 일어설 때 더 어지럽다

대변에 피가 섞여 나오고 머리가 어지럽다면 장 내에 더 많은 피가 흘러나오고 있을 가능성이 크다. 어지럼증은 출혈이 이미 위험한 수준에 이르렀다는 신호다. 당장 응급실로 가서 진찰을 받아야 한다. 수혈이 필요할 수도 있다.

배변을 하려고 변기에 앉았는데 선홍색 피가 쏟아지다시피 나온다

항문 출혈로도 생명이 위독할 만큼 많은 피를 쏟을 수 있다. 당장 응급실로 달려가지 않으면 심장이 멎은 후에야 출혈도 멎게 될 것이다.

당신의 대장이 카메라 세례를 받는 순간

청년 시절은 생전 처음 겪는 즐거운 일이 연속으로 이어진다. 운전 면허를 따고 차를 몰 수 있게 되고, 드디어 당당히 신분증을 내밀고 술도 마신다… 반대로 장년에 접어들면 생전 처음 겪는 서글픈 일이 이어지게 마련이다. 가령 50세가 되면 드디어 몇 년마다 대장내시경 검사를 반드시 받아야 하는 첫 해가 된다거나… (몇 년 더 버티면 경로 할인을 받을 수 있게 된 건 서글픈 일인지 아닌지 잘 모르겠지만.)

대장내시경 검사를 받게 되면 의사가 내시경을 당신의 대장 안으로 밀어 넣어 이상 혹(용종)이나 출혈이 없는지 살펴본다. 좀 이상한 부분이 있으면 조직을 떼내어 암이 아닌지 여부를 검사한다. 카메라는 길고 좁은 관 끝에 달려 있다. 이 관에 윤활제를 듬뿍 발라 당신의 항문에 넣는다. 차라리 손톱이 뽑히는 게 나을 정도로 끔찍스럽게 들리는가? 다행히 검사를 하기 전에 수면 마취약을 준다. 또한 길게 잡아도 30분 정도로 끝난다.

사실 대장내시경 검사에서 가장 괴로운 부분은 시술 자체가 아니다. 수면과 비슷하게 몽롱한 상태로 검사를 받기 때문이다. 그보다는 검사를 받기 전날 저녁부터 준비하는 과정이 더 괴롭다. 병원에서 주는 커다란 통에 든 맑은 액체를 그날 밤과 다음날 아침 일찍 다 마셔야 한다. 슬프게도 이 액체는 다량의 설사를 유발하기 위해 특별히 만들어진 액체다. 검사를 받으려면 장에서 내용물을 모두 씻어내야 하기 때문이다.(대장 벽에 대변이 묻어 있으면 종양을 찾아내기 힘들다.)

성인 대부분은 50세에 처음 대장내시경 검사를 받아도 괜찮다. 하지만 일부에서는 그보다 일찍, 40세부터 정기적으로 검사를 받아보라고 권고한다. 가족 중에 대장암에 걸린 사람이 많다면 그보다 더 일찍 받아야 한다. 또한 대변에 피가 섞여 있다거나 뚜렷한 원인 없이 빈혈이 있다면 대장암일 가능성이 있으므로 빨리 대장내시경 검사를 받아야 한다. 대장내시경 검사는 대개 5~10년에 한 번씩 받지만, 폴립(암이 아닌 용종)이 있다면 그보다 더 자주 받는 것이 좋다.

대장내시경 검사 과정이 끔찍스럽게 들리더라도, 우리 의사들은 방금 소개한 일정대로 검사 받기를 추천한다. 요즘 TV 프로그램에서도 연예인들이 대장내시경 검사를 받는 모습이 많이 소개되지 않는가? 그들도 견뎌낼 수 있다면 당신도 견딜 수 있다. 그래도 꺼려진다면 대안이 몇 가지 있다. 가령 정기적으로 대변을 점검하여 피가 섞여 있는지, 또는 종양(DNA 흔적이 암과 일치)이 있다는 유전적 증거가 있는지를 판별하는 특수 키트를 사용할 수도 있다. 다만 이런 키트는 대장내시경만큼 정확하게 암을 찾아내지는 못한다. 게다가 종양이 있을 것 같다는 증거가 나오면 어차피 대장내시경 검사를 받아야 한다.

제7장
팔과 다리

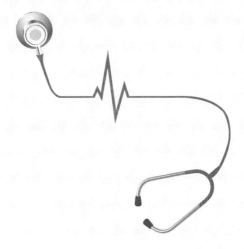

다리 통증과 경련

글: 니콜라스 모리세이 (의학박사)

다리가 아파서 할 일을 제대로 못할 정도인가? 다리 통증은 오늘은 헬스클럽을 빼먹어야겠다거나 탁지에 발을 올려놓겠다는 핑계거리로 요긴하게 써먹을 수는 있겠지만 정상적인 활동을 방해하기도 하며 때로 드물지만 다른 부위에도 문제가 있다는 의미일 수 있다.

대부분의 경우 다리 통증은 종아리 근육 경련이다. 다리 근육이 강하게 수축되면서 경련, 또는 쥐가 나는 것이며, 근육으로 가는 신경이 과도하게 흥분해서 발생한다. 마그네슘, 칼륨, 또는 칼슘 같은 전해질 수치가 낮거나, 해당 부위에 산이 축적되거나, 수분이 부족한 것이 주요 원인이다. 운동한 후에 스트레칭을 충분히 하지 않아도 근육 경련(쥐)이 생길 수 있다.

하지만 다리 통증은 전부 근육 경련일까? 혈액 순환이 잘 안된다거나, 혈전이 있다거나, 근육, 신경, 아니면 관절에 염증이 생긴 것은 아닐까?

당장 병원에 갈 것까진 없다

과도한 운동을 했다

우리 의사들이 운동을 하고 평소에도 몸을 많이 움직이라고 권하기는 하지만, 그렇다고 지나치게 몸을 쓰는 것은 좋지 않다. 운동을 너무 과하게 하면 근육 피로, 탈수, 그 외에 운동과 관련된 부상, 즉 정강이 통, 힘줄 염, 실핏줄 골절이 생길 수 있다. 물보다는 수분 보충액으로 수분을 계속 섭취하고, 운동 전후에 스트레칭을 해준다. 발에 잘 맞고 편안한 운동화를 신는 것도 중요하다. 발가락을 꼼지락거릴 만한 여유가 있어야 한다. 운동 후에 다리가 아파오면 스트레칭과 마사지, 그리고 아세트아미노펜/타이레놀/ 이부프로펜 복용으로 통증을 가라앉힌다.

밤에 자다가 다리에 쥐가 난다

50세가 넘은 성인의 반 정도가 한밤중에 종아리나 발에 쥐가 나는 고통스러운 경험을 한다. 침대에서 뛰쳐나와 쥐가 난 쪽 근육을 풀어주면 통증이 가라앉는다. 쥐가 나는 것을 예방하려면 잠자리에 들기 직전을 포함하여 하루에 서너 번 근육 스트레칭을 해준다든가 비타민 B 복합 캡슐을 복용해 본다. 그래도 쥐가 난다면 의사와 상의하여 근육을 이완시켜 주는 약을 복용하는 방법도 있다. 잠들기 전에 토닉 워터 한 잔을 마셔보라는 의사도 있다. 토닉 워터에 들어가는 퀴닌이란 성분이 근육 경련을 완화시킬 수 있기 때문이다. 하지만 퀴닌은 발진, 두통, 메스꺼움, 이명, 부정맥, 혈소판 감소 같은 심각한 부작용이 따르므로 반드시 의사의 지시 하에 섭취해야 한다.

임신으로 체중이 늘었다

임산부가 다리에 쥐가 나는 것은 흔한 일이다. 엄마가 되어서 겪는 신체적 고통에 비하면 새 발의 피 수준이기는 하지만. 임산부가 다리에 쥐가 나는 것은 일단 다리에 실리는 체중이 증가하기 때문이다. 또한 인신 마지막 석 달 간은 혈중 칼슘과 미그네슘 농도가 비교적 낮다. 이 기간에 계속 다리에 쥐가 난다면 칼슘 또는 마그네슘 보충제를 먹는 것이 좋다. 이런 보충제는 태아에게도 안전하다. (하지만 만전을 기하기 위해 담당 산부인과 의사와 반드시 상의한다. 드물지만 본인이나 태아가 이런 보충제를 섭취했을 때 문제가 될 수도 있다.) 그런데 임신기에 다리에 쥐가 나는 것은 혈액 응고가 더 흔한 원인이다. 그러니 다리 한쪽이 유난히 벌겋고, 붓고, 그리고 통증이 있다면 당장 담당의에게 알려야 한다.

이럴 때 병원에 가 볼 것

밤에 잠자리에 누우면 다리가 들썩거려서 일어나 돌아다녀야 할 것만 같다(하지불안증후군)

하지불안증후군은 다리가 아프지는 않으나 양쪽 다리가 불쾌하게 얼얼하고 다리를 움직이면 좀 나아진다. 이런 증상은 쉬고 있을 때나 자려고 누웠을 때 특히 심해지고, 아침에는 괜찮아진다. 성인 열 명 중 한 명은 이런 하지불안증후군을 갖고 있다. 다리가 들썩거려서 밤에 잠을 이루지 못하고 침실 안을 왔다 갔다 한다면 이 증후군일 가능성이 있다. 하지불안증후군은 항히스타민제, 항우울제, 메토클로프라마이드 같은 구역질 예방약 등의 부작용일 수도 있다. (그렇다고 의사와 상의하지 않고 마음대로 복용을 중단해서는 절대 안 된다.) 아니면 철분 부족, 신장병, 신경 장애, 다발성 경화증이 있다는 신호일 수도 있고, 임신을 했다는 신호일 수도 있다. 자리에 눕기 전에 스트레칭을 하면 증상을 줄이는 데 도움이 된다. 뜨거운 물에 샤워를 하는 것도 좋다. 하지만 무엇보다 병원에서 정밀 진단을 받아보아야 한다.

양말을 신으면 발목이나 다리에 자국이 깊게 남고, 자주 신던 신발이 이제는 맞지가 않다

다리에 수분이 차서 부어 오르면 피부가 당겨져 통증이 생긴다. 다리가 붓는 것은 여러 가지 원인이 있으므로(296~300페이지 참조), 정밀 진단을 통해 신장, 간, 또는 심장 질환이 원인인지 여부를 살펴야 한다.

척추관 협착증 같은 증상이 있다

척추 아래쪽 디스크가 튀어나오거나 척추관이 좁아져 다리로 가는 신경을 누르면 통증이 오고, 정상적인 감각이 없어지거나,

힘을 줄 수가 없게 된다. 몸을 앞으로 숙일 때 증상이 나아진다면, 척추관 협착증일 가능성이 있다. 신경 주변이 좁아져서 신경이 눌렸으나 척추를 구부리면 그 부분이 약간 넓어져서 증상이 완화되는 것이다. 이부프로펜 같은 항염증제를 복용하면 신경에 가해지는 압력이 줄어들어 증상이 나아질 수 있다. 그래도 소용이 없다면 병원에서 문제의 신경 주변에 스테로이드를 주사하여 염증을 억제하거나, 수술을 통해 신경 눌림을 해소하는 방법이 있다. 신경 장애가 있어도 이와 유사한 증상을 겪게 되는데, 신경 장애는 당뇨병, 장기간의 알코올 중독, 비타민 부족, 특정 자가면역질환이 있으면 발생 가능성이 높아지는 일종의 신경 손상이다. 치료법은 원인에 따라 달라지지만, '가바펜틴'과 '프레가발린'같은 통증 완화제 약을 복용하면 대개 증상이 완화된다.

걸을 때 다리에 통증이 있지만 쉬면 괜찮아진다

다리 한쪽 또는 양쪽에 피를 보내는 동맥이 좁아졌을지도 모른다. 다리 근육이 열심히 일해야 할 때 피를 제대로 공급받지 못하면 통증이 생긴다. 이런 현상을 의학용어로 '파행증(절뚝거림)'이라고 한다. 담배를 피우거나 고혈압, 고 콜레스테롤, 또는 당뇨 병력이 있는 사람이 파행이 생길 가능성이 가장 크다. 그러니 치료법은 담배를 끊고(에휴…), 혈압, 콜레스테롤, 혈당을 조절하는 생활 습관과, 걷기 운동을 규칙적으로 하며 조금씩 거리를 늘려나가는 것이다. 매일 조금씩 더 근육을 사용하면 다리에 새롭게 혈관이 생기게 되어 혈액 공급이 원활해질 수 있다. 하지만 증상이 너무 심하면 병원에서 다리로 가는 혈류를 증가시키는 약을 처방해 주거나, 수술을 통해 막힌 혈관을 열거나 우회하는 방법을 쓸 수도 있다. 만약 한쪽 다리의 증상이 빠르게 악화되거나 쉴 때에도 통증이 계속된다면 그쪽 다리에 피가 전혀 통하지 않는 것일 수 있으니 당장 응급실로 가야 한다.

얼마 전부터 다리 통증약을 먹고 있다

다리에 통증이나 경련(쥐)을 유발하는 약으로는 이뇨제(소변으로 몸에서 여분의 수분과 염분을 빼내는 약이므로 탈수와 전해질 부족을 일으키기도 한다), 알부테롤 흡입기(천식 치료제), 경구 피임약, 랄록시펜(골다공증 치료제), 스타틴(콜레스테롤 억제제) 등이 있다. 반드시 의사와 상의하여 복용 중단 여부를 결정해야 한다.

한쪽 다리가 벌겋고, 열이 나고, 만지면 아프다

봉와직염이라는 피부 감염증일 가능성이 있다. 특히 최근에 그 다리의 피부가 찢어지는 상처를 입었다면 더욱 그렇다. 아니면 다리 표면 아래의 혈관 중 하나에 혈전이 생겼을지도 모른다. 이 경우는 대개 위험하지는 않으나 통증과 붓기가 생길 수 있다. 봉와직염은 피부 조직에 나타나는 급성 세균성 감염증의 하나로, 세균이 침투한 부위에 붉은 반점, 열감, 부종이나 통증이 있는 것이 특징이다. 오늘 바로 병원에서 진료를 받을 수 있는지 알아보고, 오늘 진료 받기가 불가능하거나 열과 오한까지 있다면 바로 응급실로 가야 한다.

응급실에 갈 것

한쪽 다리만 붓고 아프며, 최근에 버스/기차/비행기를 오래 탔거나 다리를 다쳤다

그쪽 다리의 심정맥 중 하나에 혈전이 생겨서 붓고 아픈 것일 수 있다. 게다가 그 혈전이 신체의 다른 부위, 가령 폐에 들어갈 수도 있다. 이런 혈전은 (자동차/버스/비행기를 오래 탔거나, 뼈가 부러져 깁스를 했거나 등의 이유로) 최근에 다리를 오래 움직이지 못했던 사람, 경구 피임약을 복용하는 사람, 암이 있는 사람에게 더 흔하게 발생한다. 초음파로 진단을 확정한 후, 최소 3개월 동안 혈액 항응고제(희석제)를 복용해야 한다.

한쪽 다리가 아프고, 차갑고, 마비가 온다

그쪽 다리의 동맥 중 하나가 갑자기 완전히 막혀버렸을 가능성이 있다. 괴저 (질병으로 신체 일부 조직의 파괴)처럼 돌이킬 수 없는 합병증이 오기 전에 약을 투여하고 수술을 통해 혈류를 회복시켜야 한다. 앞으로도 그 다리를 계속 몸에 붙여놓고 싶다면 지금 당장 응급실로 가시라.

발이 붓는다

————

어느 날 갑자기, 제일 좋아하는 구두에 발이 들어가지 않는다. 왜 이러지 싶어서 내려다 보니… 세상에 이게 뭐야? 내 발목이 언제부터 종아리와 두께가 똑같아졌지?

손, 발이 붓는 것을 의학 용어로는 '말초 부종'이라고 하며 피부 속과 아래에 체액이 축적되기 때문에 생긴다. 부종이 좀더 심해지면 종아리, 심지어 허벅지까지 붓기도 하며, 손가락으로 눌러보면 눌린 자국이 사라지지 않고 오래 간다.

발이 부으면 보기 흉한 것은 당연한데, 심각한 증상으로 봐야 할까? 다행히 말초 부종은 대개 보기 흉한 것으로 끝난다. 하지만 가끔은 부은 데다 아프기까지 할 수 있다. 드물게는 부종이 심장, 신장, 또는 여타 핵심 장기에 심각한 문제가 있으니 빨리 치료해야 한다는 신호일 수 있다.

그렇다면 지금 당신의 발이 부어 오른 것은 어떻게 판단해야 할까? 그저 양말을 좀더 큰 것으로 살까, 아니면 당장 응급실로 가야 할까?

당장 병원에 갈 것까진 없다

짠 음식을 잔뜩 먹었다

우리 저자들도 배달이나 테이크 아웃해서 먹는 음식을 좋아한다. 사실 의대 다니는 내내 그런 음식만 먹었다. 하지만 슬프게도 맛있는 배달 음식은 대개 짠 음식이고, 짠 음식은 우리의 외모를 매력적으로 만들어 주지는 않는다.(세상은 왜 이런 걸까…) 찌게 먹으면 우리의 몸은 수분을 많이 붙잡아둔다. 그래야 우리의 피가 염전처럼 소금투성이가 되지 않기 때문이다. 이렇게 몸에 축적된 수분은 중력 때문에 발로 내려가서 발을 퉁퉁 붓게 만든다. 배달 음식, 포장 음식, 통조림, 그 외 염분이 많은 음식을 줄여야 한다.

한 곳에 오래 앉아 있거나 선 채로 많은 시간을 보낸다

심장은 힘차게 펌프질을 하여 피를 몸 곳곳으로 보내지만 그 피가 돌아오게 만드는 일에는 크게 관여를 하지 못한다. 몸을 움직이지 않으면 중력 때문에 몸 속 체액이 다리로 내려간다. 다리를 자주 풀어주면 말 그대로 체액을 심장 쪽으로 밀어 올리는 것이나 마찬가지다. 그러니 최소한 1시간에 5분씩은 자리를 벗어나 돌아다니도록 하자. 이것도 어렵다면, 앉아 있는 동안 다리를 받침대 위에 올려놓는다.

생리 직전에 다리가 붓는다

생리 전 호르몬의 급격한 변화는 기분에만 영향을 미치는 것이 아니라 몸이 수분을 많이 축적하도록 만든다. 생리 전에는 짠 음식을 삼가고 되도록이면 다리를 받침대에 올려놓는다.

다리를 붓게 하는 약

암로디핀(고혈압 치료제), 스테로이드, 에스트로겐, 테스토스테론, 미녹시딜 같은 약은 다리를 붓게 할 수 있다. 그렇다고 당장 약 복용을 중단하지 말고, 담당의와 상의한다.

이럴 때 병원에 가야 한다

임신 중 다리가 붓는다

임신 중에는 몸에 체액이 축적되는 것이 정상이며, 임신 4~6개월에는 대부분 임산부가 발목이 붓는다. 게다가 임신 후기로 갈수록 자궁이 점점 커져서 다리에서 심장으로 피를 보내는 혈관을 누르기 때문에 붓기가 더 심해지기 마련이다. 하지만 붓기가 갑자기 심해졌다면 심각한 문제가 있다는 신호일 수 있다. 한쪽 다리가 다른 쪽 다리보다 더 부었다면 혈전이 원인일지도 모른다(혈전은 임산부에게 흔하다). 양쪽 다리가 부었다면 드물지만 '자간전증'일 수도 있다. 자간전증은 임신 합병증 중 하나로 고혈압과 신장 문제와도 연관된다. 아니면 역시 드물기는 하지만 심장 근육이 약해지는 분만 전 후 심장근육증일 수도 있다. 이 경우는 얼른 지금 다니는 산부인과에 연락을 해야 한다.

짠 음식도 끊었고 다리는 항상 올려놓는데도 계속 발이 붓는다. 게다가 양쪽 다리에 보라색 거미 줄 같은 무늬가 생겼다

다리의 정맥이 손상을 입어 심장으로 피를 제대로 보내지 못하고 있는지도 모른다. 다리 정맥이 붓고 커지면 마치 무늬처럼 피부 밑으로 비쳐 보이고, 피와 체액이 다리에 갇히게 된다. 이를 만성 정맥 기능 부전이라고 하는데, 꽤 흔한 질환이다. 병원에 가면 여분의 체액을 몸 밖으로 배출하도록 이뇨제를 처방해 줄 것이다.

허벅지, 손, 또는 얼굴도 붓는다

그렇게 체액이 몸에 많이 축적되었다면 심장, 간, 또는 신장에 이상이 있는지도 모른다. 병원에 가서 검사를 받아봐야 한다.

응급실에 갈 것

한쪽 다리만 붓고 아프며, 최근에 다리를 다쳤거나 장시간 여행을 했다

다리 심정맥에 혈전이 생긴 '심부정맥 혈전증'일 가능성이 있다. 혈전 때문에 피가 다리에서 흘러나가지를 못해 다리가 붓고 통증이 있다. 혈전이 혈관을 타고 폐에 들어가면 생명이 위독해질 수 있다. 초음파 검사를 통해 혈전증임이 밝혀지면 최소한 3개월은 혈액 항응고제를 복용해야 한다.

발이 붓고 호흡도 가쁘다

심장, 간, 신장에 문제가 생기면 체액이 몸 전체에 축적되는데, 대체로 다리에서 시작하여 차츰 폐에까지 도달하게 된다. 폐에 물이 차면 숨을 쉬기가 어려워지며 밤에 자려고 누우면 호흡이 가빠진다. 아니면 다리에 혈전이 생겨 발이 부었고, 그 혈전 조각이 폐에까지 들어와 호흡 곤란을 일으킨 것인지도 모른다. 어느 쪽이든 당장 응급실로 가서 치료를 받아야 한다.

몸이 떨린다

———

손이 벌벌 떨려서 다시는 고급 레스토랑에서 수프를 시켜 먹을 엄두가 나지 않는가?

몸의 일부가 특정한 상황에서 의도치 않게, 통제하기 어렵게 덜덜 떨린다면 의학적으로 '떨림'이 있다고 할 수 있다. 대개는 손이 떨리지만, 머리, 혀, 눈, 치아, 성대(그래서 쉰 목소리가 난다), 다리가 떨리기도 한다. 떨림은 어느 연령대에서나 일어날 수 있으나 대개 노년기에 시작된다.

해당 부위를 가만히 둘 때에만 떨림이 일어나고, 그 부위를 의도적으로 움직이면 떨림이 줄어드는 경우를 '휴면성 떨림'이라고 한다. 반대로 해당 부위를 가만히 두면 떨림이 없고 움직이거나 사용할 때에만 떨리는 경우를 '활동성 떨림'이라고 한다. 해당 부위를 움직여 최종 과녁에 가져갈 때 떨리는 경우는 '목적성 떨림'이라고 한다.

떨림은 파킨슨병 같은 심각한 기저 질환이 있음을 의미할 수도 있으나, 대개는 별다르게 건강에 이상이 없는 사람들이 겪는 귀찮은 상황일 뿐이다. 다음의 증상을 알아 본다.

당장 병원에 갈 것까진 없다

추울 때만 떨린다

답은 간단하다. 이 역시 엄밀하게는 '떨림'이라고 할 수 있지만, 온혈동물에게는 지극히 정상적인 현상이다. 추울 때 몸이 떨리는 것은 걱정할 필요가 없다. 몸을 떨면 칼로리를 소모하고, 그러면 열이 나서 체온이 정상으로 돌아오는 것이다.

과녁에 집중할 때만 떨린다.

사람은 누구나 생리적 떨림이 있다.(이 역시 정상이다.) 생리적 떨림은 대부분 미세하지만 양손을 좍 펼치면 (아니면 수술용 현미경을 들여다보며 바늘에 실을 꿰어야 할 때) 떨림이 보이기도 한다. 생리적 떨림은 스트레스, 피로, 불안, 그리고 니코틴이 있으면 심해진다.

유전적인 떨림도 있다

생태적 떨림은 대개 성인기 후반부터 시작되며 부모에게서 유전되는 떨림이다. 생태적 떨림은 20명 중 한 명에게 나타날 정도로 아주 흔하며 일반적으로 주로 사용하는 손에서 시작되지만 해당 부위를 쓸수록 심해진다. 자주 쓰는 손에서 시작되지만 다른 쪽 손까지 퍼져나가기도 한다. 생태적 떨림은 술을 한두 잔마시면 가라앉기 때문에 진단이 쉽다. 그렇다고 술을 계속 마시는 것이 치료법은 물론 아니다. 생태적 떨림 때문에 삶의 질이 떨어진다면 병원에서 베타 차단제나 프리미돈 같은 약을 처방받아 복용할 수 있지만, 이런 약을 복용했을 때 생길 수 있는 부작용을 감수하면서까지 생태적 떨림을 없앨 가치가 있는지를 생각해 볼 필요가 있다. 의사의 권고에 따라 이런 약을 특정한 날에만 복용하는 방법도 있긴 하다.

이럴 때 병원에 가야 한다

약을 먹고 있는데 손 떨림이 심해서 약병 뚜껑도 못 열 지경이다

암페타민, 가성에페드린 같은 흥분제 복용, 카페인, 천식 흡입기, 몇몇 발작 치료제, 리튬, 테오필린, 갑상선 호르몬은 부작용으로 떨림을 유발할 수 있다. 평소 복용하는 약 때문에 손이 떨리게 되었다고 생각하더라도 담당의와 상의 없이 멋대로 약을 끊어서는 안 된다.

가만히 있으면 떨리는 휴면성 떨림과 더불어 동작이 느려지고, 몸이 굳고, 걸을 때 발이 질질 끌린다.

파킨슨병은 거의 백만 명에 달하는 미국인의 뇌에 영향을 미치는 질환으로, 몸을 움직이는 것이 점점 더 힘들어지게 된다. 파킨슨병의 전형적인 떨림은 엄지손가락을 집게손가락 가까이에 대고 원을 그리듯 움직이는 떨림이다. 그 외에도 몸이 굳고, 균형을 잡지 못하고, 걸을 때 발을 질질 끌고, 무언가를 삼키기가 어렵고, 건망증 또는 치매가 온다. 파킨슨병은 뇌에 도파민

이라는 화학물질이 부족해서 생기므로, 표준 치료법은 도파민 수치를 정상으로 돌리는 약을 투여하는 것이다. 그래도 효과가 없으면 수술을 통해 뇌를 조율할 수 있는 뇌 심부 자극기를 외과적으로 이식하는 방법도 있다. 파킨슨병은 주로 60세 이후에 발병하지만 파킨슨병과 비슷한 증상을 일으키는 '파킨슨증'같은 질환은 그보다 일찍 발병할 수 있다. 파킨슨증의 주요 원인 가운데 하나는 메토클로프라미드와 항정신병제제(할로페리돌, 리스페리돈)처럼 도파민 신호를 차단하는 약물의 사용 때문이다.

손이 떨리고, 컵 같은 것을 잡으려 손을 뻗으면 떨림이 심해진다.
'목적성 떨림'이 있으면 손을 사용하지 않아도 떨림이 심해지지만 특히 손을 뻗어 원하는 물건을 잡으려 할 때 손이 물건에 가까이 갈수록 심해진다. 목적성 떨림은 머리 뒤쪽에 자리한 소뇌 일부에 문제가 있음을 뜻하며, 다발성 경화증, 뇌졸중, 머리 부상, 알코올 중독 등이 원인일 수 있다.

술을 많이 마신다. 그런데 술을 안 마시면 몸이 떨린다
겨의 매일 4~6잔을 마실 정도로 술에 절어 살다가 갑자기 술을 안 마시면 금단 증상의 하나로 떨림을 겪을 수 있다. 그 외 증상으로는 두통, 불면증, 땀 흘림, 심계 항진(가슴 두근거림)이 있다. 이런 증상은 대개 며칠 지나면 나아지지만, 환각, 혼란, 또는 경련을 겪을 정도로 금단이 심각하면 생명이 위험할 수 있으니 응급실로 가야 한다.

아직 마흔 살이 안 됐지만 떨림이 있다

앞에서 설명한 떨림 중 한 가지를 가지고 있을 수도 있지만, 병원에 가면 윌슨병일 가능성이 있는지 검사해 볼 것이다. 윌슨병은 드문 유전질환으로, 구리가 체내에 축적되어 뇌와 간이 돌이킬 수 없는 손상을 입는다. 윌슨병 환자는 가만히 있을 경우의 떨림이나 목적성 떨림이 있을 수 있고, '날개 짓 떨림' 즉 팔을 들어올리면 새가 날개를 치듯 떨리는 증상이 흔히 나타난다. 그 외에 근육이 굳어지고, 피부가 노래지고, 구토, 복통이 있고, 복부와 다리에 체액이 들어차고, 말하기가 어려워지고, 성격이 변하는 등의 증상이 있다.

이런 증상 없이 떨림만 있는 윌슨병은 드물지만, 나이가 젊고 떨림이 있다면 윌슨병 여부를 검사하는 것이 좋다. 윌슨병은 치료하지 않으면 생명이 위험해질 수 있기 때문이다. 간단한 혈액 검사만으로도 진단이 가능하며, 구리가 많이 들어간 식품, 즉 견과류, 버섯류, 초콜릿, 말린 과일, 조개류를 피하고 체내의 구리를 배출시키는 약을 복용하는 방법으로 치료한다.

응급실에 갈 것

몸 떨림이 갑자기 시작되고, 더불어 몸에 힘이 빠지고, 말하기가 어렵고, 혼란 또는 고열이 있다.

이전에 없던 몸 떨림이 있고 기력쇠진, 언어 장애, 고열 등이 갑자기 시작되었다면 마그네슘이나 칼슘 같은 혈액 내 전해질

균형이 심각하게 깨어졌거나, 뇌졸중이 왔거나, 심각한 감염이 생겼다는 신호일 수 있다. 어느 쪽이든 생명이 위험할 수 있으니 즉시 응급실로 가야 한다.

관절통과 근육통

_____

글: 앤카 디누 아스카나스 (의학박사)

성인 인간의 몸에는 206개의 뼈와 300개가 넘는 관절이 있다. 관절은 뼈와 뼈를 연결하고 안정감, 완충 작용, 마찰 없는 움직임을 보장한다. 인대는 관절 주변의 조직으로 지지력을 더하고, 힘줄은 근육을 뼈에 연결하는 조직이다.

관절에 염증이 생기거나 닳으면 관절염이 온다. 관절염은 여러 다양한 유형이 있지만 대체로 나이 들어 퇴행성으로 염증이 생기거나 관절이 마모되어 생기는 유형(골관절염)과, 면역 세포가 관절을 공격하여 염증이 생기는 유형(류머티스성 관절염)으로 나뉜다.

그러면, 관절이나 근육이 쑤시고 아프면 더 안 좋은 문제가 생길 것이라는 징조일까? 작년 여름에 휴가지에서 진드기한테 물린 게 원인일 수 있을까? 아니면 그저 나이가 들어간다는 의미일까? 파스를 뿌리고 잊어버릴까, 아니면 병원에 가서 엑스레이를 찍어볼까?

당장 병원에 갈 것까진 없다

관절이나 근육이 쑤시고 아프다

의사 입장에서는 꾸준히 운동하고(적어도 하루에 20~30분) 몸을 많이 움직이는 생활 습관을 들이기를 권장하지만, 그래도 의욕이 앞서서 너무 무리하면 좋지 않다. 큰 목표를 세웠다면 차츰차츰 운동량을 늘려나가야 한다. 운동하기 전과 후에 스트레칭을 꼭 하고, 운동 후에 통증이 느껴진다면 얼음찜질과 마사지를 하고 아픈 관절을 충분히 쉬게 하는 기본적인 방법을 먼저 써 본다. 그래도 소용이 없다면 이부프로펜, 나프록센 같은 비스테로이드성 항염증제를 복용한다. 주의할 점은, 비 스테로이드성 항염증제는 신장 질환이나 심장 질환이 있는 사람에게는 문제를 일으킬 수도 있다. 통증이 너무 심하거나, 해당 부위를 움직이기가 힘들 정도거나, 충분히 쉬고 약을 먹었는데도 통증이 지속된다면 병원에 가는 것이 좋다. '횡문근 융해증'일 가능성이 있기 때문이다. 횡문근 융해증는 갑자기 너무 과격한 운동을 하면 근육 조직이 말 그대로 붕괴하는 질환이다.

춥거나 스트레스를 받으면 손가락이나 발가락 색이 변한다

레이노 현상일 가능성이 있다. 레이노 현상은 꽤 흔한 증상으로 20명 중 한 명이 겪는다. 기온이 낮고 정서적 스트레스가 있으면 손의 혈관이 좁아져서 손가락이 하얗게 되었다가 나중에는 퍼렇게 변한다. 통증을 느끼는 사람도 있다. 손가락뿐 아니라

발가락, 귀, 코, 심지어 젖꼭지에 이런 증상이 생기기도 한다.

레이노 현상이 일어나면 해당 부위를 따뜻하게 해준다. 평소에는 낮은 기온에 노출되는 것을 피하고(냉동실에서 뭔가를 꺼내는 행위 등), 장갑을 끼고(안에 핫팩이 든 것이 좋다), 담배를 피우지 않는 방법으로 예방을 한다. 조심해야 하는 약은 충혈완화제(페닐에프린, 가성에페드린), 편두통 치료제(트립탄, 카페인), 흥분제(메틸페니데이트) 등이다.

레이노 현상은 대개 큰 문제가 아니지만, 낭창(피부병)이나 경피증(작은 혈관 이상) 같은 자가면역 질환과 연관되었을 가능성이 있다. 추가 검사를 받아봐야 할 필요가 있다면 다음에 병원을 방문할 때 의사에게 알리자.

증상이 너무나 번거롭고 예방책도 별 쓸모가 없다면 병원에서 혈관이 좁아지는 것을 막아주는 칼슘 통로 차단제(고혈압 치료제)를 처방 받는 것도 좋다. 하지만 30분 넘게 손가락이 계속 퍼런색이고 통증이 느껴진다면, 혈관이 다른 이유로 차단되었을 가능성이 있으니 구급 센터나 응급실로 가야 한다.

이럴 때 병원에 가야 한다

관절이 삐었거나 상처가 났는데, 그 후로 붓고 아프다

통증이 참을 만하고 관절을 어렵지 않게 움직일 수 있다면 단순히 인대가 늘어난 것일 수 있다. 푹 쉬고, 얼음찜질을 하고, 부상당한 부위를 붕대로 압박하듯 감싸고, (발이라면) 높이 올려놓는 네 가지 처방으로 증상이 가라앉기를 기다려 본다. 증상이 하루 또는 이틀 넘게 계속된다면 병원에 가서 정밀 검사를 받아본다. 통증이 너무 심하거나, 관절을 제대로 움직일 수 없거나(혹은 체중을 지탱하지 못하거나), 부상당한 부위에 감각이 없다면, 뼈가 부러졌거나, 인대가 찢어졌거나, 힘줄이 파열되었을지도 모른다. 오늘 당장 병원에서 진료를 받을 수 없다면 응급실로 가서 정밀 검사를 받고 엑스레이를 찍어야 한다.

60세가 넘었고 관절 한두 개가 몇 달 또는 몇 년씩이나 계속 아프다

나이가 들면 지혜도 생기지만 안타깝게도 골관절염도 같이 생긴다. 골관절염은 60세 이상에서 특히 흔한데, 관절이 오랜 세월 꾸준히 마모되어 퇴행성이 왔기 때문이다. 대개 무릎, 골반, 손, 척추에 생기며, 몸을 움직이면 통증이 심하지만 쉬면 좀 나아진다.

(운동선수거나 무용수가 직업이라서) 반복하는 동작이 많고 특정 관절을 자주 쓴다면, 60세보다 젊은 나이에 골관절염이 올 수도 있다. 과체중이면 체중을 떠받치는 관절(무릎관절과 고관절)에 무리가 가기 때문에 손상이 심해진다.

병원에 가면 해당 관절을 X레이(와 어쩌면 MRI까지)로 찍어서 진단을 내릴 것이다. 일단은 (비 스테로이드성 항염증제가 들어간) 의료용 크림을 바르고, 물리 치료와 운동을 병행하는 것으로 치료 한다. 의사나 물리치료사가 관절을 안정시키고 강화하기 위해 부목을 대거나 보조기를 착용할 것을 권하기도 한다. 캡사이신 크림이 효과 만점이라고 추천하는 사람들도 있다. 매운 고추기름이 들어가 있어 바른 부위를 얼얼하게 만들기 때문에 통증을 느끼지 않게 된다.(처음 바를 때 톡톡 쏘는 듯한 느낌이 든다.) 체중을 줄이는 것도 관절에 가해지는 압박을 줄여 통증을 낫게 하는 데 도움이 된다.

이런저런 크림도 소용이 없다면 비 스테로이드성 항염증제를 복용해 본다. 통증이 계속된다면 해당 관절에 스테로이드(나 혈장 같은 다른 물질)을 직접 주사하는 방법이 도움이 될 수 있다. 그 어떤 방법을 써도 차도가 없다면 남은 희망은 수술을 통해 인공 관절로 갈아 끼우는 관절 치환술 뿐이다.

관절 여러 군데가 아프고, 특히 아침에 눈을 떴을 때가 제일 아프다

이런 통증이라면 자가면역 질환 때문일 수 있다. 자가면역 질환은 염증성 관절염을 유발하며, 염증성 관절염이 있으면 휴식을 취할 때는 통증이 더해지고 관절을 움직이면 나아진다. 염증성 관절염의 대표적인 예가 40세~60세 여성에게 가장 흔한 류머티스성 관절염이다. 류머티스성 관절염은 대칭적이어서 몸 양쪽의 동일한 관절, 즉 양손이나 양 발가락에 증상이 나타나고, 팔꿈치나 팔뚝에 통증이 없는 혹이 나기도 한다. 류머티스성 관절염은 자가면역 질환이며, 열, 체중 감소, 피로감, 눈 충혈/통증, 폐와 심장 내벽의 통증을 유발하기도 한다. 병원에 가면 혈액 검사와 엑스레이를 통해 진단을 하게 된다. 류머티스성 관절염으로 확진이 나더라도 두려워할 필요는 없다. 증상을 빠른 시간 내에 개선하고 관절 손상을 늦추는 약이 많이 나와 있다.

팔꿈치, 무릎, 또는 두피가 가렵고 비늘 같은 각질이 있다

건선(마른버짐)(336페이지 참조)이 있는 사람 셋 중 하나는 염증성 관절염도 있다(이를 건선성 관절염이라고 한다). 둘 다 우리 몸의 면역체계가 우리 몸의 세포를 잘못 공격하는 자가면역 질환이기 때문이다.(흥미롭게도 건선성 관절염이면서도 피부에는 이상이 없는 사람도 있다.) 또 다른 흔한 증상으로는 관절 주변의 힘줄과 다른 조직들이 붓고 아프며, 손가락과 발가락이 마치 소시지처럼 부어 오른다. 병원에 가면 진통제, 또는 몸의 면역계를 억눌러 더 이상 관절이 손상되지 않게 하는 약을 권고할 것이다.

열, 오한, 두통, 기침이 있고, 온몸의 근육과 관절 여기저기가 쑤시고 아프다

독감일 가능성이 있다.(올해 독감 주사를 맞았다 해도 독감에 걸릴 수 있다.) 대부분 사람들은 푹 쉬고, 수분을 많이 섭취하고, 아세트아미노펜/타이레놀 같은 진통제를 복용하면 1주일 안에 낫는다. 증상이 일어난 지 48시간이 넘지 않았다면 병원에 가서 오셀타미비르/타미플루 같은 항바이러스제를 처방 받을 수도 있다. 독감은 폐렴 같이 생명을 위협하는 심각한 합병증을 불러올 수도 있으므로, 열이 높고 기침이 멈추지 않는 등 증상이 정말로 심하고 당일에 병원에서 진료를 받을 수 없다면 응급실로 간다.

장 질환과 관절 통증의 관계

셀리악병(알레르기성 질환)이나 염증성 장질환(궤양성 대장염과 크론병 포함) 같은 자가면역 질환이 장과 관절 모두에 영향을 미치는 상황일 수도 있다. 셀리악 병인 경우 대개 글루텐(빵 등 밀가루 음식에 존재)이 없는 식습관을 유지하면 관절통은 사라진다. 염증성 장질환이라면 면역계를 억제하는 약을 복용해서 통증을 가라앉힐 수 있다.

50세가 넘었고 아침에 일어나면 양쪽 어깨나 골반이 아프고 뻣뻣하다

'류머티스성 다발근통'일 가능성이 있다. 대부분 70대부터 나타나며 50세 이전에 발병하는 경우는 극히 드물고, 여성에게 더 흔하다. 류머티스성 다발근통이 있으면 몸의 면역체계가 어깨와 골반의 관절과 근육을 공격하여 통증과 강직을 유발한다. 대개는 스테로이드 알약을 저용량으로 복용하면 증상이 크게 호전된다.

류머티스성 다발근통과 측두 동맥염

류머티스성 다발근통 환자 다섯 명 중 한 명은 '측두 동맥염'도 있는 경우가 많다. 측두 동맥염은 말 그대로 얼굴 측면의 동맥에 문제가 생겨 두통이 있으며, 두피를 누르면 통증도 있고, 무엇을 씹으면 턱이 아프고, 시야가 흐릿해지는 질환이다. 측두 동맥염은 고용량 스테로이드로 조기에 치료하지 않으면 시각 장애가 심해져 영구 실명에 이를 수도 있다.

약을 새로 복용하여 콜레스테롤 수치는 좋아졌지만 새로 근육통이 생 겼다

스타틴은 콜레스테롤을 낮추고 심근경색과 뇌졸중을 예방하 는 데 탁월하여 아주 흔히 쓰이는 약 성분으로, 아토바스타틴/ 리피토/ 로수바스타틴가 가장 유명하다. 스타틴이 근육통을 일 으킨다는 보고가 많기는 하지만, 스타틴을 반대하는 사람들이 주장하는 빈도보다는 훨씬 적다. 스타틴 때문에 근육통을 겪는 사람들은 대개 의자에서 일어날 때, 계단을 오를 때, 또는 팔을 머리 위로 들어 올릴 때 고통을 느낀다. 이런 통증은 갑상선 질 환이나 비타민 D 부족 같은 다른 질환 때문일 수도 있고, 스타 틴과 다른 약의 상호작용, 가령 통풍 치료제인 콜히친, 또 다른 콜레스테롤 치료제인 나이아신(니코틴산)과 피브레이트, 면역 계를 억제하는 시클로스포린, 스테로이드 등과 스타틴의 상호 작용 때문에 발생하는 것일 수도 있다. 자몽 주스도 혈중 스타 틴 농도를 높여서 근육통을 유발할 수 있으나, 다만 하루에 250 밀리미터 이상 꾸준히 마셔야만 그런 효과가 나타난다. 근육통 이 스타틴을 복용하기 때문에 생긴 것 같다면 담당의와 상의해 서 다른 스타틴제로 바꾸어 보는 것도 좋다. 스타틴이 코엔자임 Q10의 농도를 낮추는 것은 사실이지만, 코엔자임Q10 보충제 섭 취를 늘린다고 해서 스타틴과 관련해서 발생하는 근육통을 예방 한다는 결정적인 증거는 아직 없다.

요로 감염이나 설사 때문에 항생제를 복용하고 있는데 갑자기 한쪽 관절이 아프고 부었다

요로 감염과 설사에 흔히 처방되는 '시프로플록사신'이라는 항생제는 근육 힘줄을 자극하거나 심지어 파열시키기도 한다. 운동하는 도중에 일어날 가능성이 가장 크므로 약을 복용하는 동안에는 운동 강도를 평소보다 낮춘다. 이 항생제를 복용하는 동안 관절이나 관절 부근이 갑자기 아파오면 당장 담당의에게 알려야 한다.

최근에 숲 속이나 키 큰 숲 풀을 거닐다 왔는데 갑자기 관절통이 생겼다

라임병은 진드기 중 특히 사슴진드기가 옮기는 보렐리아 부르그도르페리(Borrelia burgdorferi)라는 박테리아에 감염되어 생긴다. 라임병에 걸리면 처음에는 붉은 원 주변을 커다란 붉은 반점이 감싸는 식으로 마치 과녁판 같이 생긴 발진이 돋아나고, 열과 오한과 더불어 온몸이 쑤시는 증상이 뒤따른다. 몇 주에서 몇 달이 지나면 관절통이 다른 관절로 옮아간다. 병원에 가면 혈액 검사로 라임병 여부를 진단하고, 항생제를 처방해줄 것이다. 라임병이 완전히 나으려면 항생제를 몇 주는 복용해야 한다.

피임을 하지 않고 성 관계를 한 지 며칠, 또는 몇 주가 지났는데 관절 몇 군데가 아프고 피부에 뭐가 돋아났다

임질은 성기 부위를 넘어 관절과 피부로 번져나갈 수 있다. 피부에는 팔과 다리에 걸쳐 작은 여드름 같은 것이 점점이 나고,

한 번에 관절 여러 군데가 아프다. 아랫도리에서 분비물이 나오는 등, 일반적인 성병의 증상과 다르게 나타날 수도 있다. 병원에 가면 소변, 혈액, 관절액 등에 임질이 있는지를 검사한 후 항생제를 처방해줄 것이다. (그리고 성행위 파트너에게 치료가 필요하다는 사실을 알리도록 한다.)

근육을 누르면 쑤시고 아픈 증상이 계속되고, 심지어 푹 쉰 후에도 나아지지 않는다

섬유근통 증후군일 가능성이 있다. 몸 여러 군데의 근육이 아프고 스트레스를 받거나, 몸을 쓰는 일을 하거나, 잠을 제대로 못 자거나, 추위에 노출되면 통증이 심해진다. 근육이 아픈 것 외에도 피로감, 저리고 얼얼함, 두통, 불면증, 집중력 감퇴, 우울감이 찾아온다. 규칙적으로 운동하고, 명상처럼 긴장을 이완시키는 방법을 자주 쓰면 증상이 한결 나아질 수 있다. 그래도 차도가 없다면 병원에서 약을 처방 받는다. 둘록세틴, 아미트립틸린 같은 몇몇 항우울제와 가바펜틴, 프레가발린 같은 신경성 통증 완화제가 특히 효과가 있다.

엄지발가락이 갑자기 아프고, 붓고, 벌겋게 변했다

통풍일 가능성이 있다. 요산이 아주 작은 결정체가 되어 관절에 쌓이면서 면역계를 자극하는 것이 통풍이다. 주로 엄지발가락에 발병하지만 무릎, 발목, 손목, 팔꿈치에도 생긴다. 가능하다면 오늘 당장 병원에서 진료를 받아보자. 이런 증상을 처음 겪는 것이라면, 의사가 관절에서 체액을 약간 채취하여 통풍 여부를 진단할 것이다.

통풍 발작은 진통제로 치료하며, 스테로이드를 쓰는 경우도 있다. 통풍 발작이 더 이상 일어나지 않도록 병원에서 콜히친, 알로퓨리놀, 페북소스타트 같은 약을 처방해 주기도 한다. 혈압을 낮추려고 이뇨제를 복용하는 중이라면 이뇨제가 통풍 발작 가능성을 높일 수 있으므로 의사와 상의해서 다른 약으로 바꾸는 방법도 있다.

통풍이 있으면 통풍 발작 위험을 높이는 식품 섭취를 줄여야 한다. 이런 식품으로는 고기류, 해산물, 과일 주스, (지방을 제거하지 않은 우유, 아이스크림 같은) 고지방 유제품, 다이어트용이 아닌 청량음료, 사탕 등이 있다. 또한 수분을 항상 충분히 섭취하고 가능하면 체중을 줄이는 것도 필요하다. 신선한 베리류 과일을 꾸준히 섭취하면 통풍 발작 가능성을 낮출 수 있다.

응급실에 갈 것

관절 한쪽이 얼마 전부터 붓고, 벌겋게 변했고, 만져보면 열이 나며, 통증이 있다

(바로 앞에서 설명한) 통풍 발작일 수도 있으나, 해당 관절 안쪽이 박테리아에 감염되었을지도 모른다. 후자의 경우 빨리 박테리아를 없애고 항생제로 치료하지 않으면 관절이 크게 손상될 수 있다. 올바른 진단을 위해서 바늘을 해당 관절에 찔러 체액

을 뽑아내야 할 수 있다.

**허벅지나 어깨가 아프고, 소변이 짙은 붉은색, 또는 갈색으로 변했다(횡
문근 융해증)**

횡문근 융해증이라고 하는, 근육이 광범위하게 파괴된 상태일
수 있다. 근육이 붓고 통증이 있으며, 근육 섬유가 부서진 조각
들이 소변에 섞여 소변색을 갈색으로 만들 뿐 아니라 신장을 막
아버려 신부전이 일어난다. 횡문근 융해증의 원인은 여러 가지
가 있는데, 충돌로 입은 부상이나, 오랫동안 몸을 움직이지 못
했다든가(걸을 수가 없어 오랜 시간 특정 자세로 있어야 하는
사람), 과도한 운동, 발작, 열사병에 걸렸거나, (스타틴, 콜히친
같은) 특정 약품, 술, 마약(코카인, 헤로인, 암페타민) 복용이 원
인일 수 있다.

제8장
피부와 체모

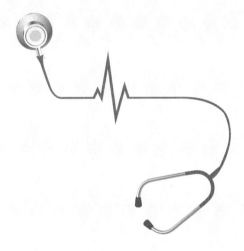

땀이 너무 많이 난다

———

머리 위로 손을 들어 올리기가 겁나는가? 소개팅 날인데 마치 방금 운동을 끝낸 사람처럼 온 몸에 땀이 나고, 몸에서 방학 내내 사물함에 처박아 두었던 체육복 냄새가 나는가?

땀이 증발하면 체온을 낮출 수 있으므로 우리 몸 구석구석에는 땀을 만들어내는 땀샘 수백만 개가 퍼져 있으며 특히 이마, 손바닥, 발바닥에 많다. 쉬지 않고 운동을 한다면 우리 몸은 매일 몇 리터씩이나 되는 땀을 배출한다.(그러니 다음에 헬스클럽에 갈 때는 물병을 꼭 챙겨가자.)

이마와 손바닥에 나는 땀은 민망한 상황을 연출하기도 하고 악수할 때 상대방에게 미안하지만, 냄새는 심하지 않다. 반면 겨드랑이와 사타구니에 있는 땀샘들은 독특한 체취의 원인이 된다.(서양인들은 사향노루 향 냄새가 난다.) 여기 있는 땀샘들은 다른 곳에 있는 땀샘들이 만드는 물 같은 땀보다 더 걸쭉하고 희뿌연한, 특수한 땀을 만들어낸다. 피부에 사는 박테리아가 이 질척한 영양분을 포식하면 냄새를 내뿜는데, 이 냄새가 사람마다 다른 체취가 된다. 지금보다 모든 것이 더 단순하던 시대에는 이 체취가 이성을 끌어당기는 매력으로 작용했다. 이 부위의 체모는 스펀지처럼 체취를 흡수하여 보존하는 역할을 한다.

땀은 체온을 조절하는 역할을 하지만 이따금 체온을 조절하는 것과 그다지 관련이 없는 상황에서 과하게 나면 불안과 당혹감을 불러일으켜 삶의 질을 낮춘다. 스무 명 중 한 명은 땀이 과도하게 나는 다한증을 겪고 있다.

그렇다면 땀이 너무 많이 날 때를 대비해서 출퇴근용 가방에 여벌의 셔츠를 챙겨 넣는 정도면 충분할까? 아니면 병원에 가봐야 할까.

당장 병원에 갈 것까진 없다

가족들이 다 땀 쟁이다

손바닥, 발바닥, 겨드랑이에 유난히 땀이 많이 난다면 유전이 원인인 원발성(1차성) 다한증일 가능성이 있다.(다음 명절 때 가족들이 모이면 몇 명이나 겨드랑이 땀 자국이 있는지 한 번 살펴보시라.) 원발성 다한증은 대개 25세 이전부터 시작되며 잠잘 때는 땀이 과도하게 나지 않는다. 남들보다 피부 감염이 일어날 가능성은 높지만 위험한 증세는 아니다. 그렇더라도 담당의에게 말해 땀이 나는 다른 원인이 있는지 알아보는 것도 좋다. 원발성 다한증은 주로 알루미늄 소재의 땀 억제제로 치료하는데, 밤에 복용해야 최대 효과를 볼 수 있다.(우리 몸이 물이 닿지 않은 상태로 편안히 쉬고 있을 때 알루미늄이 땀샘 속으로 들어가 일종의 봉인 역할을 하고, 다음 날 아침 샤워를 해도 씻겨 내려가지 않는다.) 신경이 안정되도록 각종 이완법을 쓰는 것도 좋다. 상황이 정말로 절박하다면 땀이 많이 나서 신경 쓰이는 부위에 보톡스 주사를 맞는 방법도 있다. 보톡스는 땀샘을 마비시켜서 땀을 만들어내지 못하게 한다.

피부가 화끈화끈거린다(폐경기 열감)

폐경기에 흔한 증상 가운데 하나가 피부가 화끈거리는 느낌이 드는 '열감'이다. 얼굴과 가슴 피부에 순간적으로 열이 올라오면서 붉어진다. 불행히도 열감은 몇 년 동안이나 계속되면서 삶에 지장을 줄 수 있다. 기본적인 원인은 에스트로겐이 감소하면서 체온을 조절하는 중추가 혼란을 겪기 때문이다. 제일 간단한 해결책은 평소에 얇은 옷을 여러 겹 입고 있다가 열이 올라오면 빠르게 벗는 것이다. 증상이 자주 오거나, 너무 심하다면, 병원에서 호르몬 대체요법으로 에스트로겐 농도를 정상으로 복구하면 열감을 가라앉히는 데 도움이 된다. 호르몬 치료가 싫다면 각종 항우울제 중에 열감을 없애는 효능이 있는 약품이 있다.

감기나 독감이 심하게 들었다

감염이 되면 몸은 체온을 더 높게 유지하려 든다. 그래서 몸을 움츠리고 덜덜 떠는 것으로 체온을 높여 그 목표를 달성하는데, 이를 '열'이라고 한다. 이런 현상은 체온이 높아져 열이 나면 감염과 싸우는데 도움이 되기 때문인 것으로 생각된다. 감염이 사라지면 우리 몸은 체온 목표를 다시 정상으로 돌리고, 열이 내릴 때까지 땀을 쏟아낸다.(그래서 열을 내리려고 아세트아미노펜/타이레놀 같은 해열진통제 약을 복용하면 감염이 없어지기 전에 땀이 나서 열이 내려갈 수 있다.) 하지만 하루 또는 이틀이 넘게 땀이 계속 난다면 감염이 사라지지 않았거나 더 심각한 상황이라는 신호일 수 있다(다음 항목을 참조할 것).

이럴 때 병원에 가야 한다

땀이 많이 나면서 살도 빠지고 있다

전반적인 신진대사가 증가하면 체중이 감소하고 땀이 과도하게 난다. 사실 땀이 자주 나고 (운동을 꾸준히 하지도 않는데) 체중이 감소한다면 갑상선 기능 항진, (림프종 같은) 특정 유형의 암, HIV/AIDS 또는 결핵 같은 감염, 보편적인 불안장애가 있다는 신호일 수 있다. 병원에 가면 혈액 검사를 통해 원인을 찾아낼 것이다.

밤에 잘 때 땀을 많이 흘린다

야간에 땀이 많이 나는 것을 '야한증'이라고 하며, 심하면 자다가 잠옷을 갈아입거나 침대 시트를 바꿔야 할 정도다. 야한증은 생명을 위협하는 중병이 있다는 신호일 수도 있고, 반면에 아무것도 아닐 수도 있다. 일단 기본적인 것부터 챙겨 보자. 침실이 밤에 너무 더운 것은 아닌지, 이불에 짓눌린다는 표현이 옳을 정도로 두꺼운 이불을 덮고 자는 것은 아닌지? 다음으로, 당뇨병이 있다면 한밤중에 혈당을 재 본다. 자는 동안 혈당이 내려가면 온몸에 땀이 날 수 있다. 아침에 일어났을 때 입 안에 쓰디쓴 맛이 느껴진다면 위액이 역류하는 것인지도 모른다. 위액이 역류하면 잘 때 땀을 많이 흘리기도 한다. 이런 경우는 베개를 높이 베고 위액을 중화시키는 약을 복용하면 도움이 된다. 아무것도 효과가 없다면, 병원에 가자. 갑상선 질환, 감염, 암 같이 신진대사를 높이는 질환이 있는지 검사를 받아볼 필요가 있다.

인슐린을 투여하고 있다

당뇨병이 있어서 혈당을 낮추기 위해 인슐린 주사를 맞고 있다면, 부디 정기적으로 혈당을 재 보기 바란다. 땀을 자주 흘리는 것은 혈당이 낮다는(즉, 저혈당) 신호일 수 있다. 혈당측정기를 가지고 다니다가 다음 번에 땀이 흐르기 시작하면 바로 혈당을 재 본다. 혈당이 60보다 낮다면 바로 주스를 마셔서 혈당을 정상치로 돌려놓은 다음, 곧장 담당의에게 연락하여 인슐린 용량을 조절해야 한다.

땀 흘림 때문에 처음엔 걱정했는데 가만 생각하니 약 때문인 것 같다

우리가 복용하는 약 중에 땀 흘림, 홍조, 야한증을 일으키는 것이 많다. 가장 유력한 범인은 항우울제로, 항우울제를 복용하는 사람들 중 약 15퍼센트가 과다하게 땀이 나는 증상을 겪는다. 또 다른 범인으로는 아세트아미노펜/타이레놀 같은 해열진통제와 비 스테로이드성 항염증제가 있다. 열을 내리기 위해 이

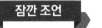

열이 계속 난다면?

열이 가시지 않아서 신경이 쓰이는가? 열이 있다면 대개는 이 책의 여러 항목에서 언급했던 여타 증상도 나타나지만, 가끔은 아무런 다른 증상 없이 열만 나는 경우도 있다. 그렇다면 그냥 약 몇 알 삼키고 휴가를 낸 다음 집에 누워서 열이 가시기만을 기다리는 것이 좋을까? 아니면 우리 몸이 뭔가 심각한 일이 일어나고 있다고 경고하는 신호로 받아들여야 할까?

먼저 기본적인 사항부터 정리해 보자. 우리의 뇌는 평소에는 체온을 좁은 범위 내에서 오르락내리락 유지하고 있다. 정상적인 신진대사를 통해, 또는 운동을 하면 칼로리를 태워 열이 나고, 이 열은 우리가 입은 옷 덕분에 빠져나가지 못한다. 체온이 너무 높아지면 우리의 뇌는 겉옷을 벗어 피부에서 열이 날아가게 만든다. 피부 표면에서 액체가 증발하면 피부의 열이 식기 때문에 땀을 흘린다. 이외에도 호흡을 통해서도 어느 정도 열이 빠져나간다. 반대로 체온이 너무 낮아지면, 우리의 뇌는 옷을 다시 껴입으라고 우리에게 명령하고, 몸을 부르르 떨어 칼로리를 태움으로써 다시 열을 발생시켜 몸을 따뜻하게 한다.

체온이 섭씨 38도가 넘으면 열이 난다고 정의한다. 열이 있다는 것은 우리의 몸이 목표 체온을 높게 잡았다는 의미로, 대개는 감염과 싸우기 위해서다. 체온이 높으면 우리의 몸이 외부 침입자에게 보다 적대적인 환경이 된다. 하지만 때로는 감염이 아닌 이유로 열이 나기도 하는데, 암, 자가면역 질환, 혈전, 뇌 손상, 심각한 신체적 스트레스 등이다.

다른 증상 없이 열만 있다면, 열이 너무 높지 않은 이상은 딱히 위험하지는 않다. 하지만 섭씨 40도가 넘으면 당장 응급실로 가야 한다. 대개는 하루나 이틀 정도 기다려 보면 무엇 때문에 열이 나는지 원인이 밝혀지게 된다. 그동안 아세트아미노펜/타이레놀 같은 해열제를 먹어도 괜찮다. 그러나 감기(코막힘, 콧물, 부비강 통증), 독감 및 코로나 바이러스(온몸이 쑤심, 두통, 피로, 기침), 또는 여타 감염이 있다는 증상 없이 열이 이틀 또는 그 이상 계속된다면 병원에 가야 한다. 장기 내부(가령 심장 안쪽)가 감염되었을 수도 있고, 앞에서 설명한 다른 질환이 있는 것인지도 모른다. 열이 얼마나 오래 났는지, 그리고 혈액 검사 결과가 어떤지에 따라, 정확한 진단을 하려면 CT 검사가 필요할 수도 있다.

런 약을 먹는다면 혐의는 더욱 확실해진다. 그 외에도 나이아신, 칼슘 통로 차단제(고혈압 치료제), 니트로글리세린 같은 심장병 치료제, 전립선암과 유방암 치료에 쓰이는 호르몬성 제제, 실데나필/비아그라가 범인으로 꼽힌다. 그렇다고 멋대로 약 복용을 중단하지 말고, 반드시 담당의와 상의하기 바란다.

술을 끊자 금단 증상이 있다

술을 마시면 얼굴이 붉어지고 땀을 흘리는 사람이 있고, 특정 유전 변이 때문에 신진대사가 느리면 그런 증상이 더욱 뚜렷하다(아시아인에게 가장 흔하다). 그리고 하루에 4~6잔 이상으로 술을 많이 마시던 사람이 갑자기 술을 끊으면 금단 때문에 땀을 많이 흘리고, 구역질, 구토, 불면증, 심계 항진(가슴 두근거림), 떨림, 불안감이 뒤따를 수 있다. 이런 심한 금단 증상을 빨리 치료하지 않으면 발작 같이 생명을 위협하는 합병증이 나타날 수도 있다. 금단에 따르는 증상은 대개 술을 끊은 지 하루나 이틀 후부터 시작된다. 지금 겪는 증상이 알코올 금단 때문인 것 같고 오늘 당장 담당의를 만나 진료를 받을 수 없다면, 가까운 의료 센터나 응급실로 간다.

응급실에 갈 것

땀이 나고 열이 섭씨 40도가 넘는다

몸이 감염이나 뇌 부위의 질환 같은 극심한 스트레스에 반응하여 땀을 쏟아 내고 체온을 낮추기 위해 땀을 흘릴 수 있다. 지금 당장 의사의 진료를 받아야 한다. 기저 질환이 무엇인지 알아내어 치료하는 것도 중요할 뿐 아니라, 체온이 41도가 넘으면 몸 내부 장기가 심하게 손상될 수 있기 때문이다. 고열이 나는 또 다른 이유이자 이에 못지않게 위험한 것이 바로 열사병이다. 열사병은 뜨겁도록 더운 환경에 장시간 노출되어 몸의 체온을 조절할 수 없을 때 생긴다.

피부가 가렵고 발진이 난다

글: 린지 보돈 (의학박사)

지금의 피부에 만족하는가? 물론 불만족스럽다고 옷처럼 훌렁 벗어버리고 다른 피부로 갈아입을 수는 없지만, 그러니까, 다른 말로 표현하자면, 딱히 피부에 신경을 쓰지 않고 살아가고 있는 지. 피부가 몸 전체를 편안하게 감싸주고 있고, 불필요한 자국, 흉터 등 흠결이 거의 없는지…

피부는 인간의 몸에서 단연 가장 큰 기관이다. (그래서 이 항목도 이 책에서 가장 긴 편에 속한다.) 만약 우리가 피부를 전부 벗겨낸다면—의사 입장에서는 절대 권하지 않지만—그 무게만도 9~13킬로그램에 달한다. 인간의 피부는 표피(가장 바깥쪽이며 방수 기능이 있다), 진피(땀샘과 모낭), 하피(결합 조직과 지방), 이렇게 세 가지 층으로 구성된다.

피부는 아름다워 보이고, 장기에 물이 닿지 않게 해 주고, 여름 휴가를 뜨거운 햇살이 내리쬐는 해변가에서 보냈음을 증명하는 역할만 하는 것이 아니다. 우리의 피부는 감염에서 몸을 보호하고, 체온을 조절하고, 체액이 빠져나가는 것을 방지하고, 비타민 D 같은 중요한 화학물질을 만들어낸다.

하지만 유감스럽게도 우리의 피부는 건조, 발진, 감염 때문에 손상을 입어 보기 흉하게 변하고 삶을 불편하게 만들기도 한다. 그렇다면 피부에 발진이 났을 경우, 인터넷에서 찾아본 대로 욕조에 오트밀을 가득 채우고 목욕을 하면서 발진이 사라지기를 기다려야 할까? 아니면 지금이야말로 피부과에 가야 할 때일까?

당장 병원에 갈 것까진 없다

눈에 띄는 발진이 나지는 않았지만 피부가 가렵거나, 각질이 벗겨지거나, 마구 당기는 느낌이다

그냥 피부가 건조해서일 가능성이 크다. 원인은 날씨가 추워지거나(공기의 습도가 낮아 건조해 짐), 나이가 들기 때문이다. 보습제가 들어 있는 비누나 바디워시를 쓰고, 샤워나 목욕을 한 후 수건으로 몸을 박박 문지르지 말고 톡톡 치듯이 하여 물기를 제거한다. 그렇게 몸을 말린 직후를 포함하여 하루에 두 번 보습제를 바른다. 손이 특히 건조하다면 손을 너무 자주 씻거나, 설거지 같이 손이 젖는 일을 자주 하기 때문일 수 있다. 손이 젖는 일을 하고 난 직후 손에 보습제를 바르고, 가능하면 장갑을 껴서 손이 젖지 않게 한다. 피부가 너무나 건조하다면 (바셀린처럼) 광유가 들어간 제품을 써본다. 피부가 건조하면 가렵고 갈라지기 때문에 감염이 되기 쉽다. 그러니 시판되는 화장품이나 제품으로 증상이 낫지 않는다면 병원에 가는 것이 좋다.

비누, 또는 세탁 세제를 바꾼 직후부터 피부가 벌겋고 가렵다

비누와 세제에 들어가는 화학물질에 피부가 반응을 일으키는 사람들이 많다. 첨가물을 넣지 않았거나 성분이 순하고, 강한 향이나 형광 발광제가 들어가지 않은 제품으로 바꾼다.

하루 종일 햇볕에 있었더니 피부가 타서 벌겋게 되었고 따갑다

햇볕에 심하게 탄 피부는 여름 휴가가 남긴 달갑잖은 기념품 이상의 의미가 있다. 이것은 노년기에 피부암이 발생할 가능성을 크게 높이기 때문이다. 실제로 청소년기에 햇빛 화상을 다섯 번 입으면 피부암의 일종인 흑색종이 생길 가능성이 80%나 높아진다. 그러니 예방은 필수다. 햇빛 아래 하루 종일 있을 예정이라면, 손바닥 크기 정도의 용량에 UVB 보호 기능이 있고 SPF가 30 이상인 자외선 차단제를 가져가서 바르고, 두 시간마다 덧바른다. 수영을 하게 된다면 몸을 말리고 나서 다시 바른다.(설명서에 물에 닿아도 씻겨 내려가지 않는다고 적혀 있더라도 말이다.) 햇볕에 잠깐만 나가 있을 예정이라 하더라도 최소한 얼굴에는 자외선 차단제를 바른다. 햇볕에 타서 화상을 입었다면 수분을 많이 섭취하고, 화상을 입은 피부에 칼라민 로션이나 알로에 베라를 바른다. 통증이 심하다면 이부프로펜을 복용한다. 작은 물집이 생겼다면 터뜨리지 말고 놔둔다. 하지만 물집이 저절로 터졌다면 비누와 물로 살살 씻어내고 처방전 없이 살 수 있는 항생제 연고를 바른 다음 붕대로 감는다. 화상 범위가 넓고, 물집이 크고, 두통이 있거나 통증이 심하다면 당장 병원에 가야 한다.

자궁 안에 또 하나의 피부가 생겼다

임신을 하면 호르몬 수치가 급격히 변하면서 피부에도 영향을 미치기 때문에 피부가 가렵고 건조하기 마련이다. 습진이 있었던 여성이라면 임신기에 증상이 더 심해질 수 있다. 흔하지는 않으나 임신소양증이라고 하는 증상을 겪는 임산부도 있다. 임신소양증이 생기면 복부에 (특히 임신선에) 빨간 두드러기가 올라오고 가렵다. 위험한 증세는 아니고 대개는 몇 주 안에 사라지며, 스테로이드 크림을 바르면 호전된다. 임산부가 겪는 이보다 위험한 증세로는 '임신성 간내 담즙정체'가 있다. 피부와 눈이 노랗게 되고 특히 손바닥과 발바닥이 심하게 가려워진다. 임신성 간내 담즙정체는 심한 간 질환으로 진행될 수 있으므로 당장 진료를 받아야 한다.

피부에 고리 모양의 붉은 발진이 나고 가렵다

백선(버짐의 일종)이라고 하는 곰팡이 감염일 가능성이 있다. 백선을 일으키는 곰팡이는 전염성이 강하고, 심지어 반려동물에게서 옮을 수도 있다. 처방전 없이 살 수 있는 클로트리마졸 같은 항진균성 크림을 매일 2주 정도 소량 바르면 치료가 된다.

무좀이 있다

무좀을 뜻하는 영어 표현을 직역하면 '운동선수의 발(athlete's

foot)이다. 무좀은 곰팡이에 감염되어 발, 특히 발가락 사이가 가렵고, 각질이 벗겨지고, 붉은 발진이 돋는 질환이다. 발진은 손바닥, 사타구니(완선), 안쪽 허벅지, 엉덩이까지 번지기도 한다. 무좀 발진은 '테르비나핀'이나 라미실 같은 항진균성 크림을 1주에서 4주 정도 바르면 치료가 되고, 효과가 없으면 병원에서 먹는 항진균제를 처방 받아야 할 수도 있다. 무좀 재발을 막으려면, 무좀 곰팡이가 많이 도사리고 있는 공동 샤워장이나 공중목욕탕에서는 슬리퍼를 착용한다. 그리고 발이 뜨거워지고 땀이 많이 나는 활동을 하기 전에 항진균성 발 파우더를 발라 곰팡이가 자라기에 최적의 환경을 미리 차단한다.

코 또는 양 뺨이 항상 벌겋고, 혈관이 보인다

주사비(코 끝이나 뺨이 빨갛게 되는 증상)라고 하는 만성 질환일 가능성이 있다. 30세 이상의 흡연자와 피부가 흰 여성에게 주로 나타나며, 술을 마시거나, 매운 음식을 먹거나, 햇빛에 오래 노출되거나, 운동을 할 때, 그리고 아주 춥거나 아주 더운 환경에 노출되면 붉은 기가 더 심해진다. 주사비가 있으면 얼굴에 여드름 비슷한 발진이 돋아나고, 코와 뺨의 피부가 두꺼워지고, 눈이 건조해지는 증상도 뒤따른다. 유감스럽게도 주사비를 완치하는 방법은 없다. 하지만 보습제나 자외선 차단제를 꾸준히 바르고 앞에서 언급한 주사비를 촉발하는 상황을 피하면 증상이 개선될 수 있다. 주사비가 심하다면 피부과에 가서 항생제(메트로니다졸) 투여 같은 다른 치료법을 써볼 수도 있다.

빈대에게 물린 것 같다

아침에 일어났는데 몸에 벌건 작은 발진이 있고 가려운가? 침대에 빈대가 있는 것 같은가? 빈대를 물리치기 위해서라면 집을 다 태워버릴 각오도 되어 있는가? 빈대는 몸집은 작지만 많은 사람들이 골치 아파하고 두려워하는 벌레로 우리가 깔고 자는 침대 매트리스 아래에, 가구 뒤에 숨어 산다. 이웃 아파트에서 옮아 왔거나, 중고 가구, 여행가방, 그 외 빈대가 있는 방에 있었던 물건에 묻어서 오는 경우가 많다.(그러니 여행을 할 때 여행가방을 침대나 바닥에 놓지 말고 선반에 올려놓자.) 빈대는 사람의 피를 빠는 것을 좋아하지만 밝은 것은 싫어하므로 밤에만 나타나서 노출된 피부, 즉 얼굴, 목, 팔, 손을 물어뜯는다. 빈대에게 뜯기면 약 1주일 동안 빨간 발진이 돋아나 몹시 가렵다. 스테로이드 크림과 경구용 항히스타민제(디펜히드라민)로 가려움증을 가라앉힐 수 있다. 정말로 빈대가 원인인지를 알아보려면 방역업체를 불러 집 안을 확인한다. 빈대가 발견되면 방역업체에게 맡겨 구제하고, 빈대가 발견되지 않는다면 병원에 가서 다른 원인 때문에 발진이 난 것인지 진단을 받는다.

이럴 때 병원에 가야 한다

온몸이 가려운데 보습제를 발라도 소용이 없고, 증상이 2주일 넘게 지속되고 있다

드물기는 하지만 신장, 간, 갑상선, 신경, 또는 혈구에 질환이

생기면 피부가 가려울 수 있다. 병원에 가면 혈액 검사를 통해 좀더 흔한 원인에서 비롯된 것은 아닌지 판별할 것이다.

팔꿈치, 무릎, 또는 두피가 가렵고, 각질이 벗겨진다(건선)

건선(마른버짐)일 가능성이 있다. 주변의 정상적인 피부와 확연히 구분되는 은빛 각질이 생기고, 물에 젖거나 로션을 발라 문지르면 사라진다. 등허리, 손, 발, 귀에 생기기도 한다. 건선은 자가면역 질환이기 때문에 대개 스테로이드 크림으로 치료하고, 심한 경우에는 면역 억제제를 복용한다.

어릴 때부터 목, 팔꿈치, 그리고 무릎이 접히는 부분이 건조하고 발진이 일어나 가렵다

아토피성 피부염이라고도 하는 습진일 가능성이 있다. 아토피성 피부염은 대개 어릴 때 나타났다가 사라지지만 성인기까지 계속되는 경우도 있다. 아토피성 피부염이 있으면 천식과 식품 알레르기도 있는 사람이 많다. 피부 발진을 피하려면 보습제를 바르거나, 샤워를 길게 하지 않고, (뜨거운 물 대신) 미지근한 물로 목욕이나 샤워를 한다. 그리고 발진을 촉발하는 원인(특정한 비누, 식품, 스트레스, 땀)을 가까이하지 않는다. 가벼운 발진은 보습제와 처방전 없이도 살 수 있는 저용량 스테로이드 크림으로도 치료가 된다. 가려움증이 심하다면 디펜히드라민 같은 항히스타민제를 복용한다. 증상이 좀더 심하다면 처방전이 있어야 살 수 있는 크림류나, 피부를 자외선에 노출시키는 광선 치료가 필요할 수 있다. 가렵더라도 피부를 너무 많이, 너무 세게 긁는 것은 피한다. 피부가 찢어지면 감염의 위험이 높아지기 때문이다.

손가락 사이사이, 손목, 겨드랑이, 생식기, 무릎, 발에 발진이 났고 엄청나게 아프다(옴)

유감스럽지만 그런 증상은 옴이다. 옴을 일으키는 옴벌레는 아주 작은 진드기류로 옴벌레가 있는 가족이나 룸메이트와 직접, 그리고 길게 피부 접촉을 하면 옮는다. 옴벌레는 피부 밑으로 굴을 파기 때문에 피부에 벌겋고 작은 반점이 생기고 아주 심하게 가려워진다. 반점은 몸의 여러 부위(특히 위에서 말한 부위들)로 퍼져나가지만 머리나 등에 생기는 경우는 거의 없다. 가려움증은 밤에 더 심해진다. 병원에서 옴으로 진단을 받으면 특수한 크림을 피부에 발라 약 12시간 그대로 두는 방식으로 치료한다.(그래서 대개 자기 전에 바른다.) 그리고 지난 3~4일 동안 피부가 닿았던 침대시트, 소파 쿠션까지를 포함하여 모든 천을 세탁해야 한다.

피부 위로 살짝 돋아나 있는 검은 점이 있는데 점점 커지거나, 점점 색이 어두워진다(흑색종)

대수롭지 않은 검은 점이 시간이 흐르면 흑색종이라는 피부암으로 발전할 수 있다. 그리고 이전에 없던 검은 점이 생겼다면 그냥 점이 아니라 흑색종인지도 모른다. 병원에 가면 몸 전체를 검사하여 수상해 보이는 점이 있는지를 찾아낼 것이다. 그렇다면 어떤 점을 수상하다고 보는가? 미국의 경우 ABCDE 체크리스트를 쓰는 의사들이 있다. 즉 점이 비대칭(Asymmetry)이거나, 가장자리(Border)가 울퉁불퉁하거나, 색(Coloring)이 변하거나, 직경(Diameter)이 6mm를 넘거나, 새로 생겼거나 모양이 바뀌는 등 진화했다면(Evolution) 안 좋은 신호로 보는 것이다. 점이 피부 위로 돋아나 있고 두툼한 것도 안 좋은 신호이다. 흑색종은 미국에서 여섯 번째로 흔한 암이며 치료가 늦어지면 생존율이 뚝 떨어지기 때문에, 조기에 발견하여 치료하는 것이 무엇보다 중요하다.

양쪽 팔이 가렵고, 몹시 신경이 쓰인다

피부 질환 때문이 아니라 신경에 문제가 있어서 가려운 '위팔노근 가려움증'일 가능성이 있다. 이 질환은 아직 원인이 정확히 밝혀지지 않았지만 신경이 눌려서 목, 어깨, 위팔(팔꿈치에서 어깨까지), 또는 이마가 심하게 가려워지는 것으로 추정된다. 가려운 부분에 얼음 찜질을 하면 증상이 나아지고, 햇빛에 노출되면 증상이 심해진다. 처방전 없이 살 수 있는 캡사이신 크림이나 패치를 붙여 보고, 효과가 없으면 병원에서 신경 자극을 줄여주는 가바펜틴/ 프레가발린 같은 약을 처방 받는다.

오랜 세월 태양이 내리쬐는 환경에서 일했다. 지금 보니 주변보다 피부색이 좀 진한 부분이 있고 만져 보면 까칠까칠하고 딱딱하다

광선 각화증일 가능성이 있다. 특히 얼굴, 귀, 목, 두피, 손등과 같이 햇빛에 많이 노출되는 부위가 두껍고 딱딱해지고 결이 마치 사포처럼 느껴지는 질환이다. 광선 각화증은 주로 붉은 갈색 계통을 띠는데 편평세포암이라는 피부암으로 발전할 수 있으므로 병원에 가봐야 한다. 액체 질소로 피부를 얼려서 제거하는 방법으로 치료한다.

피부에 갈색으로 살짝 돋아난 것이 생겼는데 밀랍 같은 감촉이고 피부에 들러붙었다는 느낌이다(검버섯)

주로 중년이나 노년에 생기는 지루성 각화증일 가능성이 있다. 표면은 울퉁불퉁하고 사마귀 같은 느낌이다. 지루성 각화증은 한국어에서는 검버섯(일명 '저승 꽃')이라고 하지만 영어에서는 '인간 따개비(human barnacles)'라고 하는데, 표면에 들러붙어 있으면서 별다른 해를 끼치지 않기 때문이다. 그래도 일단 의사에게 보이는 것이 좋다. 지루성 각화증은 흑색종과 비슷하기도 하고, 실제로 흑색종일 수도 있기 때문이다. 지루성 각화증은 치료가 필요하지는 않으나 신경이 쓰인다면 제거할 수 있다.

피부 아래에 고무공 같은 멍울이 만져지고, 손가락으로 누르면 이리저리 움직인다(지방종)

지방종일 가능성이 있다. 피부 가장 아래층에 지방이 모여서 생긴 양성 종양 조직으로, 유전되는 성향이 있다. 지방종은 별다른 해는 없지만 보기 흉하다면 병원에 가서 절개하여 제거할 수 있다. 드물지만 지방육종이라는 악성 종양으로 변형될 수 있으므로, 병원에서 주기적으로 검사를 받아보아야 한다.

응급실에 갈 것

온몸에 붉고 얼룩덜룩한 두드러기가 돋아났고, 혀나 목구멍이 따끔거리고 부어 올랐거나, 구역질이 나거나, 숨을 쉬기가 어렵다(아나필락시스) 아나필락시스라고 하는, 전신 알레르기 반응일 수 있다. 음식이나 약품 때문에 일어나며, 땅콩, 달걀, 생선, 조개, (아몬드나 호두 같은) 나무에서 나는 견과류가 주범이다. 디펜히드라민 같은 항히스타민제로 두드러기를 가라앉힐 수 있지만, 호흡 곤란이 동반되는 심한 경우는 스테로이드와 함께 에피네프린 응급 주사를 놓아야 한다.

탈모가 있다

―――――

글: 린지 보돈 (의학박사)

남성의 경우 탈모는 참으로 잔인한 자연의 장난이다. 머리에 난 털은 후두둑 빠지면서도 수염, 겨드랑이 그리고 음모에 난 털은 그대로 있으니 말이다. 아무리 생각해도 말이 안 된다. 두피에 햇볕을 쬐어 화상이나 입으라고 그렇게 진화한 것인가? 그럼 자외선 차단제를 민머리에도 바르란 말인가? (이 의문에 대한 답은 '그렇다'이다.)

머리가 빠지는 현상, 즉 탈모는 아주 흔한 증상으로 남성과 여성 모두에 나타난다. 남성은 대개 30대 후반부터 머리를 빗으면 브러시에 끼어 있는 머리카락의 수가 증가하기 시작한다. 탈모 유전은 부모 양쪽에게서 올 수 있다. 어머니의 아버지에게서 탈모를 물려받는다는 것은 속설일 뿐이다.

정상적인 모발 성장은 세 단계를 거친다. 지금 우리 두피에 나 있는 머리털의 90퍼센트는 성장 단계에 있으며, 이는 수년간 지속될 수 있고 개인마다 최대 길이가 다르게 결정 된다. 나머지 머리털은 이미 모낭이 느슨해진 퇴행기이거나, 샤워 물줄기에 떨어져 나갈 때까지 자기 모낭에 머물러 있을 뿐인 휴지기 상태이다.

탈모는 대부분 나이가 들면서 생기는 정상적인 현상으로 기저질환이 있다는 신호는 아니다. 하지만 정서적 스트레스, 질환, 호르몬 변화 때문에 탈모가 일어나기도 한다. 그렇다면 택시를 잡아타고 병원으로 가야 할까, 아니면 미장원으로 가야 할까? 탈모의 궁금증에 대해 알아 보자.

당장 병원에 갈 것까진 없다

털은 빠지면 새로 난다

정상적이라면 매일 약 100가닥의 머리카락이 빠진다.(그렇다고 매일 세어보지는 말기 바란다.) 좋은 소식은, 빠지는 머리카락과 만들어지는 머리카락이 이렇게 균형이 맞는 한, 여러분의 두피에는 약 10만에서 15만 가닥의 머리카락이 계속 존재한다.

아버지도 탈모고 나도 탈모다 (더 나쁜 건, 어머니가 탈모고 나도 탈모다)

공식 용어로 남성 또는 여성의 가장 흔한 대머리를 '안드로겐성 탈모증'이라고 한다. 백인에게 가장 흔해서 백인의 거의 반이 50세가 되면 탈모가 생긴다. 여성은 이보다는 약간 더 오래 모발이 유지되지만 그래도 백인 여성의 3분의 1이 70세가 되면 탈모를 겪는다. 남성 대부분은 정수리와 이마 부분의 머리가 빠지고 옆쪽 머리는 남는다. 여성은 전체적으로 숱이 적어진다. 탈모를 치료한다는 약품과 방법이 수없이 쏟아져 나오지만 그 효과에 대한 평가는 엇갈린다. 두피의 한쪽(혹은 필요하다면 체모가 있는 부위)에서 건강한 모낭을 가져와 머리가 빠진 부분에 심는 모발 이식 수술도 시도해 볼 수 있다. 이 방법을 택하겠다면 해당 병원에서 과거 수술을 받은 환자들의 (가공되지 않은 진짜)사진을 반드시 확인하고 어떤 결과를 기대할 수 있을지 알아보아야 한다.

머리카락을 마구 학대한다

실제로 머리카락을 계속 잡아당기거나, 격렬하게 흔들거나, 포니테일 스타일이나 여러 가닥으로 단단하게 땋아 머리에 붙이는 등 긴 시간 두피를 단단히 잡아당기는 헤어스타일을 고수하면 머리가 빠질 수 있다. 이를 견인성 탈모증이라고 하며, 잡아당긴 부위의 두피에만 생긴다. 이제 머리카락을 놓아주고 편히 쉬게 하자.

이럴 때 병원에 가야 한다

항상 피곤하다 (머리 빠지는 것 때문에 걱정이 되어 밤에 잠이 안 오지만, 그것 때문은 아니다)

머리가 빠지고 체력도 줄어든다면 갑상선 질환이나 철 결핍성 빈혈일 수 있다. 갑상선 기능이 저하되면 지속적인 피로감을 유발하는 반면, 빈혈이 있으면 호흡이 가빠지고 평상시 몸을 움직이는 능력이 저하된다. 간단한 혈액 검사로 진단을 내린 뒤 진단에 맞는 치료를 하면 회복된다.

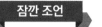

다시 머리가 자라날 수 있을까?

숱이 적어지거나 이미 대머리가 되어 버린 사람도 머리카락 성장을 촉진하는 약품으로 어느 정도 숱을 되찾을 수 있다. 하지만 이런 약품들은 안드로겐성 탈모증으로 머리카락이 빠진 경우에만 효과가 있다. 게다가 인터넷에 넘쳐나는 각종 방법들은 여러분의 머리카락을 풍성하게 만들어주기보다는 여러분의 지갑을 얇게 만들어줄 가능성이 훨씬 높다. 그러니 우리 의사들로서는 탈모약은 반드시 담당의와 상의하여 사용할 것을 권장한다.

남성의 경우 가장 좋은 선택은 (미녹시딜 성분이 들어간) 두피 크림과 (피나스테라이드 성분의 프로페시아) 알약이다. 피나스테라이드는 젊은 남성에게 가장 효과가 좋다. 게다가 전립선 크기를 줄여 소변이 더 힘차게 나오게 하는 보너스 효과도 있다. 하지만 불행히도 백 명 중 한 명에게는 성기능장애를 일으키기도 한다. 즉, 머리카락이 다시 자라나도록 하기 위해 상당 부분을 잃게 되는 비용인 셈이다.

여성의 경우는 미녹시딜 크림과 스피로놀락톤 알약을 주로 쓴다. 스피로놀락톤은 폐경기 이전의 여성에게만 효과가 있다. 또한 이뇨제이기도 하기 때문에 이 약을 복용하면 평소보다 좀더 자주 화장실로 달려가야 한다. 또한 칼륨 농도를 높이고 유방 확장과 압통(눌렀을 때 통증)을 일으키기도 한다. 중요한 사실은, 임산부는 복용해서는 안 된다는 것이다.

심한 스트레스에서 벗어난 지 얼마 되지 않았는데⋯ 머리가 빠지고 있다!

수술, 체중 감소, 출산, 여타 강렬한 정서적 경험 때문에 극심한 스트레스를 겪으면 모발 대부분이 휴지기로 전환된다. 모발 휴지기는 평균 약 3개월 정도 지속되므로, 대개는 그렇게 엄청난 스트레스를 벗어난 시점부터 머리가 빠지기 시작한다. 이를 휴지기 탈모증이라고 하지만, '아픈 것도 서러운데 머리까지'라고 표현해야 하지 않을까 싶다. 다행히도 이렇게 빠진 머리는 다시 자라난다. 그리고 불행히도 머리가 다시 자라나는 시간을 단축하는 방법은 없다. 그러니 티 안 나는 가발을 하나 장만하는 방법을 생각해 봄 직하다. 그리고 병원을 찾아 정말로 휴지기 탈모증이 맞는지 확인해 보는 것도 좋다.

아무래도 약 때문에 머리가 빠지는 것 같다

화학요법제, 와파린(혈액응고 억제제), 스테로이드, 피임약, 리튬, 암페타민제, 비타민 A 보충제는 탈모를 유발할 수 있다. 대개는 원인이 되는 약을 복용하지 않으면 몇 달 안에 머리가 다시 자라난다. 물론 어떤 약이든 복용을 중단하기 전에 담당의와 상의해야 한다.

두피 일부분이 동그랗게 탈모가 일어나고 만져보면 매끈하다(원형탈모증)

원형 탈모증일 가능성이 있다. 몸의 면역체계가 잘못해서 모낭을 공격하는 질환으로, 대개 30세 이전의 사람들 50명 중 1명 꼴로 발생한다. 두피에 동전만 한 크기로 탈모가 일어나고, 만져보면 매끈하며 가장자리는 짧은 모발이 나 있다. 드물기는 하지만 수염이 모조리 빠지거나(모낭염성 탈모), 두피 전체 머리카락이 빠지거나(전두 탈모), 몸 전체의 털이 빠지기도 한다(전신 탈모). 환자자의 거의 절반은 1년 안에 다시 털이 나지만, 탈모가 재발할 가능성이 있다. 탈모가 일어난 부위에 스테로이드를 주사하여 면역체계를 차단하는 방법으로 치료할 수 있다. 다행히도, 원형 탈모증이 있다고 해서 더 광범위한 자가면역 질환이 있다는 의미는 아니다.

두피 군데군데 작게 탈모가 있고 그 부위가 가렵고 불에 타는 듯 화끈거린다

흉터 탈모증, 또는 반흔 탈모증이라고 하는 질환일 수 있다. 모낭이 파괴되어 생기는 심각한 유형의 탈모이다. 결론부터 말하면, 이 질환으로 빠진 머리는 다시 자라나지 않는다. 머리가 빠진 부위는 가장자리가 들쑥날쑥하고, 가렵고 화끈거리기도 한다. 조기에 진단하여 탈모 부위가 더 이상 커지지 않게 하는 것을 목표로 잡고, 스테로이드 크림 또는 주사로 치료한다. 피부과 병원에 가면 진단을 확인하기 위해 피부를 작게 떼어내어 조직검사를 할 것이다(그렇게 아프지는 않다). 흉터 탈모증은 여러 가지 유형이 있는데, 그 중에 흑인 여성에게 주로 발생하는 중앙 원심 이완 탈모증은 정수리 부분에서 시작하여 바깥쪽으로 점점 퍼져나간다. 그 외에도 영구 탈모 유형에는 '모낭성 편평 태선'과 '전두엽 섬유화 탈모증'도 아주 흔하다.

탈모에다 나비 발진이 있다

젊은 여성이라면 자가면역질환인 루푸스(낭창)가 탈모의 원인이 될 수도 있다. 머리가 빠질 뿐 아니라 '나비' 모양으로 코와 뺨에 붉은 발진이 일어난다. 모발이 가늘어지거나 건성이 되는 정도로 그치기도 하지만 심하면 영구 탈모가 일어나고 탈모 두피가 색이 옅어지거나 짙어지기도 한다. 루푸스는 심장, 신장, 관절에 심각한 질환을 일으킬 수도 있으므로, 루푸스라는 의심이 들면 병원에서 철저한 검진을 받아봐야 한다.

낯선 사람과 성 관계 후 탈모가 왔다

그렇다. 성병에 감염되면 탈모가 올 수 있다. 이 때문에라도 성행위 시 피임기구를 쓰는 것이 중요하다. 어쩌면 다 나을 때까지 당신의 성적 매력을 떨어뜨리겠다는 자연의 의지인지도 모른다. 탈모를 일으키는 성병으로는 매독이 있다. 매독이라고 하면 먼 옛날에나 유행했던 병이라고 생각하기 쉽지만 지금도 의외로 드물지 않다. 매독에 걸리면 두피 여기저기에 듬성듬성 탈모가 일어나서 마치 '좀먹은 듯한' 모양새가 된다. 또한 HIV(인체 면역결핍 바이러스)도 탈모와 관련이 있다. HIV 질환 자체가 탈모를 일으키기도 하고, HIV를 치료하기 위해 사용하는 약(라미브딘) 때문이기도 하다. 이유는 밝혀지지 않았지만 HIV에 감염된 흑인은 곱슬머리가 직모로 변하는 경우가 많다.

머리가 빠진 부분이 가렵고 각질이 일어난다(두부 백선)

탈모 부위가 가렵고 각질이 일어난다면 곰팡이 감염의 일종인 두부 백선일 가능성이 있다. 두부 백선 곰팡이는 모낭에서 머리카락이 떨어져나가게 하는 것이 아니라 머리카락을 끊어버린다. 그래서 감염된 두피를 보면 조그마한 점으로 뒤덮여 있는데, 끊어져나간 머리털의 남은 부분이 그렇게 보이는 것이다. 두부 백선은 전염성이 강하므로 듬성듬성 머리가 빠져나간 사람에게서 모자를 빌려 쓸 생각은 안 하는 게 좋다. 이외에도 듬성듬성 탈모가 일어나고 그 부위가 가렵다면 건선(마름버짐)이 원인일 수도 있다. 머리 외에 팔꿈치나 무릎도 가렵고 각질이 있다면 더더욱 가능성이 높다. 피부과에 가서 진단을 확정하고 효과적인 치료를 받아야 한다.

응급실로 갈 것

탈모 때문에 약을 먹고 있는데 머리가 심하게 어지럽고, 혼돈이 오고, 의식을 잃었다

미녹시딜, 피나스테라이드, 스피로놀락톤 등의 탈모 치료제는 모두 어지럼증을 일으킬 수 있지만, 미녹시딜과 스피로놀락톤은 고혈압 치료에도 쓰이므로 정상적인 혈압을 크게 낮춰버리기도 한다. 또한 스피로놀락톤은 칼륨 농도를 높이므로 부정맥을 유발할 수도 있다. 이들 약 가운데 하나를 복용 중인데 머리가 심하게 어지럽고, 심장 박동이 빨라지거나, 의식을 잃었다면 당장 치료를 받아야 한다.

출혈이 많거나 멍이 들었다

———

성인은 보통 몸 속에 5리터의 피를 보유하고 있다. 그러니까 흔한 500밀리리터짜리 생수통 10개를 거뜬히 채울 수 있는 양이다.(이 말이 사실인지 직접 확인해 보지는 말기 바란다.)

피는 산소를 각 장기로 전달하고, 몸 속에 들어온 감염균과 싸우며, 노폐물을 신장과 간으로 운반하고, 그 외에도 많은 일을 한다. 하지만 몸에 구멍이라도 생겨 피가 밖으로 흘러나와 버린다면 이런 좋은 일들을 많이 하지 못하게 된다. 그런 상황이 일어나는 것을 막기 위해, 우리의 몸은 피를 엉기게(응고) 하여 혈액의 두꺼운 덩어리, 즉 혈전을 만들어 구멍을 막는다.

하지만 혈전이 때맞춰 재빨리 생성되지 못한다면 조그만 상처가 나도 피가 많이 흐르거나 멍이 들게 된다. 그 결과는 당황할 정도로 계속 코피가 나와 데이트 상대나 직장 동료들을 놀라게 하는 정도에서 그칠 수도 있지만, 심하면 어지간한 강심장인 사람 조차도 겁을 집어먹을 정도로 출혈이 심해 생명이 위험할 수도 있다.

몸에서 피가 모두 흘러나가면 당연히 사망에 이르지만, 실제로 마지막 몇 방울까지 피가 빠져나가는 경우는 상당히 드물다. 그보다는 뇌 주변에 출혈이 생기면 압력이 높아져 뇌가 으깨질 수도 있고, 또한 혈액 공급이 줄어들면 심장에 산소가 제대로 공급되지 않아 심장이 멈춰버리기 때문에 그만큼 출혈이 위험하다고 할 수 있다. 의대생들이 일찍부터 배우는 사실은 바로 모든 출혈은… 언젠가는 멈춘다는 것이다.

살다 보면 팔이나 다리에 평소보다 더 쉽게 멍이 들기도 한다. 아니면 코피가 계속 나거나, 생리 혈이 갑자기 많아지기도 한다. 그래도 정상인 걸까? 걱정거리에 출혈을 추가해야 할까? 피를 많이 흘렸으니 철분 보충제를 먹어야 할까, 아니면 구급차를 불러야 할까?

당장 병원에 갈 것까진 없다

가끔 코피를 흘린다

일 년에 서너 번 정도 코피를 흘린다면 걱정하지 않아도 된다. 그 정도로 코피를 흘린다면 원인은 코를 파는 행동 (특히 손톱의 날카로운 모서리로 긁음)이나 감기 (코를 자주 풀고 문지름) 때문일 것이다. 또한 코피는 겨울에 더 흘린다. 건조한 공기가 콧구멍 내벽을 자극하기 때문이므로, 침실에 가습기를 들여놓으면 도움이 된다. 통설과는 반대로, 고혈압이 있다고 코피를 자주 흘리는 것은 아니다.(코피를 자주 흘리면 짜증이 나서 혈압이 올라갈 수는 있겠다.) 양쪽 코를 눌러서 막고 20분 정도 있으면 대개는 코피가 멎는다. 그래도 계속 코피가 나온다면 응급실로 가야 할 수도 있다. 일주일에도 몇 번씩 코피가 나거나, 이미 출혈을 감당할 수 없어 응급실에 여러 번 간 적이 있다면, 혈액 응고 장애가 있는 것인지 병원에서 검사를 받아본다.

항우울제를 복용하고 있다

가장 널리 쓰이는 항우울제인 '선택적 세로토닌 재흡수 억제제'는 세로토닌이라는 화학물질의 양을 좌우하는 뇌의 신호를 변형시킨다. 불행히도 핏속에서 혈전을 만드는 세포, 즉 혈소판도 혈전을 만들 때 세로토닌을 써서 소통을 한다. 그래서 선택적 세로토닌 재흡수 억제제를 복용하다 보면 피가 나거나 멍이 드는 경우가 좀 많아진다고 느끼게 된다. 피가 나는 경우가 훨씬 더 많아졌다면 다른 문제가 생겼을지도 모른다.

매일 아스피린이나 진통제를 복용하고 있다

이부프로펜과 나프록센 같이 진통제로 많이 쓰이는 비 스테로이드성 항염증제는 혈소판의 정상적인 기능을 차단하여 출혈 위험을 약간 높일 수 있다. 가끔은 이런 효과를 일부러 활용할 수도 있다. 가령 심근경색과 뇌졸중을 유발하는 혈전을 예방하기 위해 의사가 저용량의 아스피린('베이비 아스피린'이라고도 함)을 처방하기도 한다. 하지만 통증을 줄이기 위해 비 스테로이드성 항염증제를 고용량으로 복용하면 성가신 부작용으로 출혈이 따라올 수 있다. 심근경색이나 뇌졸중을 예방하기 위해 아스피린을 복용하고 있다면, 복용 중단 여부를 의사와 상의해야 한다. 통증 때문에 비 스테로이드성 항염증제를 복용하고 있다면,

아세트아미노펜이나 타이레놀로 바꾸는 방법이 있다.

노년기에 접어들었는데 팔과 다리에 작은 멍이 자주 생기기 시작했다

나이가 들면 허리선은 두터워지지만 피부는 얇아진다. 혈관이 피부 표면에 더 가까워지므로 일상 생활에서 팔다리가 여기저기 부딪힐 때 자잘한 상처가 나면 멍이 들 가능성이 더 커진다. 햇빛에 노출된 시간이 많았거나 스테로이드 크림을 꾸준히 썼다면 남들보다 일찍 멍이 많이 들기 시작한다. 유감스럽게도 긴 팔 상의와 긴 바지를 입는 것 외에는 효과적인 치료법이 없다.

이럴 때 병원에 가야 한다

다른 사람들에 비해 피 또는 멍이 자주 든다

일단 다음 중에서 본인에게 해당하는 사항이 있다면 병원에서 출혈 장애가 있는지 검사를 받아봐야 한다.

- 최근에 크게 다치거나 한 적이 없었음에도 몸 전체에 자주 커다란 멍이 든다.
- 일 주일에 여러 번 코피를 흘렸거나, 코피 때문에 병원에 여러 번 갔다.
- 생리 혈의 양이 심하게 많지만 산부인과에서 자궁에는 이상이 없다고 했다.
- 경미한 부상에도 관절이 붓고 멍이 든다.
- 치과에서 이를 뽑았는데 피가 많이 나온다는 말을 들었다.

최초 검사에서 이상이 없다고 나온다면 폰빌레브란트병이 아닌지 다시 검사를 받아봐야 한다. 폰빌레브란트병은 백 명 중 한 명에게 발생하는 출혈 관련 질환이지만 일반적인 검사에서는 드러나지 않는다 (그래서 발견하기가 힘들다). 폰빌레브란트병 환자는 출혈이 있거나 수술을 받을 때 특수한 약품이 필요할 수 있다.

생리를 너무 심하게 해서 결석을 해야 하거나 출근을 못할 지경이다

질 출혈에 대해서는 208~215페이지에 설명해 놓았다. 결론을 말하자면 생리 혈이 지나치게 많은 것은 섬유증이나 폴립 같은, 자궁 벽의 이상 물질로 인해 발생하는 경우가 대부분이다. 하지만 그런 이상 물질이 없다면 혈액응고 장애를 의심해볼 수 있다.

혈액 항응고제를 복용하고 있다

그렇다면 당연한 결과 아니겠는가?! 혈액 항응고제(희석제)는 혈액이 응고되는 것을 막아주므로, 어쩔 수 없이 출혈이 증가한다는 부작용이 뒤따른다. 혈액이 응고하는 위험과 출혈 위험 중에 어느 쪽을 택할지는 의사와 계속해서 상의를 해야 한다. 늘 하는 조언이지만, 약 복용을 멋대로 중단하지 말고 반드시 의사와 상의해야 한다.

임신을 한 것은 좋지만 피가 난다

당장 산부인과로 간다. 질 출혈은 대개 임신 관련해서 문제가 있다는 의미이기 때문이다. 출혈이 심하거나 다른 곳에 멍이 들었다면 혈액응고 장애가 있다는 의미일 수 있다. 그 중의 하나인 'HELLP 증후군'은 혈전을 만드는 혈액 세포인 혈소판이 임신 후반기에 비정상적으로 파괴되면서 출혈을 유발하는 질환이다. 이름조차도 hell과 help를 아무렇게나 섞어 만든 듯 불길하다. HELLP에서 LP는 낮은(low) 혈소판(platelet) 수치를 의미한다. H는 용혈(hemolysis), 즉 적혈구 파괴를 의미하고, EL은 간효소 수치 증가(elevated liver enzymes), 즉 간이 손상되어 특정 화학물질이 대량 핏속으로 들어왔음을 뜻한다.

신장 질환 또는 간 질환이 있다.

신장 질환이 진행되면 신장이 더 이상 피를 제대로 거르지 못하기 때문에 여러 가지 화학물질이 핏속에 남아 혈소판을 괴롭힌다. 간 질환이 진행되면 혈소판과 함께 피를 응고시키는 화학물질을 간이 충분히 만들어내지 못한다. 출혈이나 멍이 많아졌다면 담당의에게 알려야 한다. 간이나 신장의 능력을 회복하기는 쉽지 않은 일이지만, 출혈이 일어나는 원인 중에 복구할 만한 것이 있는지 여부를 점검해볼 수는 있다.

지난 몇 주, 또는 몇 달 동안 설사를 많이 했다

먼저, 왜 그렇게 설사가 나는데도 아무 조치를 취하지 않는지 묻고 싶다. 당장 265페이지로 가서 내용을 읽어보고 적절한 방법을 택하기 바란다. 어떤 원인에서든 설사가 오래 지속되면 식품에서 얻는 비타민 K와 같은 특정 비타민을 제대로 흡수하지 못하게 된다. **비타민 K는 간이 피를 응고시키는 화학물질을 만드는 데 필요**하기 때문에, 비타민 K가 부족하면 출혈과 멍이 더 쉽게 생긴다. 장이 정상으로 돌아올 때까지 의사의 조언에 따라 비타민 K 보충제를 섭취하는 것도 좋다.

몸 군데군데 작은 멍이 생겼다.

몸 전체의 가는 혈관들이 파괴되면 자색의 작은 멍이 잔뜩 생길 수 있는데, 이런 현상을 의학용어로 '자반병'이라고 한다. 크기는 작은 정도지만 서로 합쳐서 커다란 멍이 되기도 한다. 혈액 응고 시스템 파괴, 심각한 감염, 혈관 벽의 칼슘 축적(신장 질환이 진전되면 생길 수 있다), 자가면역 질환 등이 주요 원인이다. 되도록 빨리 병원을 찾는다. 멍이 든 부위가 아프거나 열이 높다면 당장 응급실로 간다.

며칠, 또는 몇 주 동안 가끔 출혈이 있었고, 자주 피로하고 호흡이 가쁘다.

빈혈일 가능성이 높다. 전신의 혈액 공급이 위험할 정도로 나쁘다는 뜻이다. 장기와 근육이 산소를 제대로 공급받지 못해 조금만 몸을 움직여도 피로해진다. 되도록 빨리 병원을 찾아 출혈의 원인을 파악하고 치료해야 한다. 빈혈이 심하면 수혈을 해야 하지만, 철분 보충제를 섭취하는 정도로 충분할 수도 있다. (철분은 혈구를 만드는 데 필요하기 때문에 출혈을 많이 하면 철분 수치가 내려간다.)

관절이 이중으로 된 것처럼 이리저리 꺾인다.

희귀한 질환인 '엘러스-단로스' 증후군일 수 있다. 관절, 피부, 혈관 등을 이어주는 결합 조직에 영향을 미치는 질환으로, 이 질환이 있으면 다른 사람들보다 몸이 훨씬 유연해진다. 가령 손바닥을 아래로 하여 팔을 탁자 위에 놓은 상태에서 새끼손가락만 위로 올려 탁자와 직각이 되게 들어올릴 수 있다. 온몸이 고무 인형 수준으로 움직이는데다 피부를 남들보다 훨씬 길게 잡아당길 수 있고 멍이 자주 든다면(이는 혈관이 약하기 때문이다), 엘러스-단로스 증후군일 가능성이 높다. (워낙 희귀한 질환이기 때문에 의사에게 이 용어를 말하면 잠시 동안 눈을 깜빡이며 멍하니 당신을 바라보다가 구글에 검색을 해볼지도 모른다.)

채소와 과일을 멀리하는 중이다(비타민 C 부족)

현대에는 괴혈병에 걸릴 가능성이 무척 낮지만, 그래도 멍이 자주 든다면 의심해봐야 한다. 괴혈병은 몇 주 동안 비타민 C를 섭취하지 않으면 생길 수 있으며, 과거에는 선원들과 탐험가들에게 아주 흔한 질환이었다. 비타민 C가 많이 든 식품은 레몬, 라임, 딸기, 방울양배추, 브로콜리, 컬리플라워 등이다. 비타민 C는 우리 몸에서 혈관과 관절 등을 이어주는 결합 조직을 만들 때 필요하기 때문에 비타민 C가 부족하면 멍이 자주 든다. 현대에는 심각하게 영양실조인 경우에 발생하는 질환이다.

혈전이 너무 쉽게 생긴다

혈전은 혈관이 손상되었을 때 구멍을 틀어막을 수 있는 유용한 수단이지만, 있지 말아야 할 곳에 혈전이 있으면 그 결과는 재앙이 될 수 있다. 예를 들어 심장 근육에 피를 공급하는 동맥에 작은 혈전들이 생기면 심근경색이 온다. 또한 혈전이 뇌에 피를 공급하는 동맥을 막아버리면 뇌졸중이 온다. 다리나 골반에 생긴 혈전이 핏줄을 타고 올라가 뇌에 들어가면 심장으로 돌아가는 피의 흐름을 막아버려 폐색전증(폐 혈관을 막음)이 온다.

심근경색이나 뇌졸중을 겪은 적이 있다면 혈소판의 혈액 응고 기능을 차단하기 위해 아마도 병원에서 아스피린을 처방 받았을 것이다. 심근경색을 겪은 적이 있다면 혈소판 기능을 낮추기 위해 클로피도그렐, 프라수그렐, 또는 티카그렐로 같은 약도 복용하고 있을 것이다.

다리나 폐에 커다란 혈전이 있다면 그 혈전이 더 커지는 것을 막고 더 나아가 시간이 흐르면 용해될 수 있도록 강력한 혈액 항응고제를 처방 받게 될 것이다. 아스피린과 위에서 언급한 여타 약과는 달리, 진짜 혈액 항응고제는 혈소판이 아니라 혈액응고 인자로 알려진 화학물질을 목표로 삼는다. 또한 심방세동, 즉 심장 박동이 불규칙한 사람들도 혈액 항응고제를 복용하는 경우가 많다. 심방세동이 있으면 심장 안에 혈전이 생길 위험이 커지기 때문이다.(이 혈전이 뇌로 들어가 뇌졸중을 일으키기도 한다.) 기계 심장판막을 단 환자들도 혈전이 생기는 것을 방지하기 위해 혈액 항응고제(희석제)를 복용해야 한다.

오랫동안 유일하게 효과가 있는 혈액 항응고제는 와파린 이다. 이 약은 혈전 예방에는 아주 효과적이지만 환자마다 어느 정도가 정확한 용량인지를 예측하기가 몹시 어렵다. 게다가 비타민 K가 많은 식품(초록잎 채소, 브로콜리, 양배추)을 먹고 나면 효과가 떨어진다. 그래서 와파린을 복용하는 사람들은 혈액응고 기능을 정기적으로 점검하여 용량을 조절해야 한다.

최근에는 여러 질환에 와파린 만큼 효과가 있으면서도 모니터링이 필요하지 않고 일상적으로 먹는 식품과 상호작용을 일으키지 않는 약이라는 홈쇼핑 광고를 많이 보았을 것이다. 그런 광고는 제약회사들을 고소하려는 변호사의 관심을 듬뿍 받기도 한다. 왜냐하면 혈액 항응고제(희석제)는 (앞에서 설명했듯이) 출혈을 유발하기 때문이다. 많이 사용되는 혈액 항응고제로는 리바록사반, 다비가트란, 아픽사반가 있다. 이들 약품의 단 한 가지 한계라면, 혈액 항응고 효과로 인해 심각한 출혈이 생긴다면 그 효과를 돌이키기가 쉽지 않다는 점이다. 게다가 기계 심장판막 때문에 혈액 항응고제를 복용해야 하는 사람들에게는 그 효과가 충분하지 않다.

응급실에 갈 것

칼에 심하게 베였는데 무슨 공포영화에 나오는 한 장면처럼 피가 콸콸 난다

술병 마개를 칼로 따려다가 손을 벨 수도 있다(이러면 보기보다 깊은 상처가 생긴다). 원인이야 어찌되었든 칼에 심하게 베여 피가 철철 나는데 어찌할 바를 모르겠다면, 먼저 피를 최대한 닦아내고 상처를 살펴본다. 그런 다음에는 상처를 깨끗한 물로 씻고 세게 눌러서 지혈을 한다.

상처가 아주 깊어서 근육이나 지방조직이 드러났거나 5센티미터 정도로 길다면 응급실로 간다. 가는 동안 상처를 세게 누르고 있어야 한다. 상처가 그렇게 크지 않다면 20분이나 30분 정도 상처를 세게 누르면서 출혈이 멎는지 지켜본다. (일상적인 수준에서 몸을 움직였는데) 상처가 벌어지거나, 피가 다시 나기 시작한다면, 응급 의료 센터에 가서 상처를 꿰매야 한다. 상처가 벌어지지 않고 피부가 서로 붙어 있고 피도 다시 나지 않는다면 상처에 항균성 연고를 바르고 붕대를 감는 것으로도 충분할 것이다.

코피가 계속 나고, 20분 넘게 코를 눌렀는데도 출혈이 멎지 않는다

코피는 거의 언제나 20분 정도 콧날 양쪽을 계속 세게 눌러 콧구멍을 막으면 멈춘다.('계속'이라는 것은 중간에 슬쩍 손을 떼고 코피가 그쳤나 안 그쳤나 확인해 보지 말라는 뜻이다.) 그래도 코피가 계속 흐른다면 응급실로 가서 좀 더 확실한 방법으로 치료해야 한다. 비강 스프레이로 혈관을 좁히거나, 비강 탐폰 또는 비강 풍선(콧구멍 안에서 풍선을 부풀려 혈관을 압박한다)을 사용하는 방법이 있다.

대변에 선명한 붉은색 피가 섞여 있다

장에 출혈이 있으면 생명을 잃을 수도 있다. 대변의 거의 전부가 피라면 당장 응급실로 가야 한다. 대변에 피가 한두 방울 정도 섞여 있거나 화장지에 빨간 줄이 하나 묻어나는 정도라면 그렇게 위급한 상황은 아니다.(자세한 내용은 279~284페이지를 참조할 것.)

피를 많이 쏟았고 머리가 어지럽거나 전신에 힘이 없다

출혈이 느리다면 우리의 몸은 새로운 피를 만들고 출혈의 충격을 최소화할 방법을 찾아낼 수 있다. 하지만 출혈이 많고 속도가 빠르다면 몸이 감당을 하지 못해 혈압이 떨어지기 시작한다. 그러면 머리가 어지럽고, 현기증이 느껴지거나, 온몸에 힘이 빠지며, 특히 앉았다가 일어설 때 이런 증상이 심해진다. 완전히 의식을 잃기 전에 주변의 도움을 청해야 한다.

추신
별다른 이상은 없다

———

자, 여기까지 이 책을 읽었는데 여러분의 증상과 일치하는 내용이 없었는가? 그렇다면 축하 드린다! 되도록 오랫동안 건강을 즐기시기 바란다. 하지만 그래도 1년에 한 번씩은 병원에 가봐야 할지 궁금증이 들 수도 있다. 어쨌거나 이런 종류의 책은 신체 검사를 하거나 여러분의 피를 뽑아 살펴보지는 않으니까 말이다. 어쩌면 몸 속에서 어떤 질환이 이미 진행되고 있는데 아직 증상이 나타나지 않았을지도 모른다.

나이가 65세 미만이다

그렇다면 처방약을 먹고 있지 않는 한 매년, 또는 정기적으로 검진을 받을 필요는 없을 수 있다. 하지만 성인이라면(즉, 18세 이상이라면) 정기적인 선별검사를 통해 흔히 발생하는 질환이 없는지 여부를 확인하고 때맞춰 백신을 접종하는 것이 중요하다.

예를 들어, 최소한 3년에 한 번 주치의(1차 진료 의사)를 찾아가 노년기에 심근경색과 뇌졸중으로 이어질 수 있는 상태, 즉 고혈압, 고콜레스테롤, 당뇨병이 있는지를 점검해야 한다. 이런 상태들은 대개 아무런 증상을 일으키지 않고 선별검사를 통해서 만 드러나는 경우가 많다. 남들과 경쟁해야 하는 스포츠 종목을 시작했거나 격렬한 운동으로 다이어트를 하기로 했다면, 선별검사 외에도 의사가 몇 가지 질문을 하여 심장에 문제가 있는지 를 점검할 수도 있다. 식습관, 안전성, 우울증, 물질 중독, 가정 폭력과 같은 문제를 주기적으로 의사와 상담하는 것도 좋다. 마지막으로 HIV(인체면역결핍바이러스)에 감염될 만한 환경이나 위험 요소에 노출된 적이 없더라도, 평생에 최소한 한 번은 HIV 감염 여부를 검사해 봐야 한다.

여성이라면 몇 년에 한 번 정도는 산부인과를 찾아야 한다. 성행위를 활발하게 즐기고 있다면 클라미디아와 임질 같은 성병 감염 여부를 주기적으로 확인해야 한다(이런 질환은 증상이 없을 수도 있다). 주치의(일차 진료 의사)에게서는 제공받을 수 없는 피임법, 가령 자궁 내 피임 기구(IUD)를 산부인과에서는 처방 받을 수도 있다. 마지막으로 정기적으로 자궁 경부 세포진 검사를 받아 자궁경부암이 있는지 여부를 확인해야 한다.(암 관련 검사 목록은 다음 페이지에 나와 있다.)

특정 집단의 경우 그 집단에게 특히 흔한 질환이 있는지 여부를 주기적으로 확인해야 한다. 예를 들어 같은 남성과 성행위를 하는 남성은 HIV 및 다양한 성병에 감염될 가능성이 더 높으므로 좀더 자주 검사를 받아야 한다. 또한 HIV 감염 가능성이 아주 높은 집단(예: 성행위 파트너가 HIV 양성인 사람, 남성과 성행위를 하면서 콘돔을 늘 쓰지는 않는 남성, 정맥에 주사하는 마약을 사용하는 사람 등)은 항HIV 약을 복용하면 감염을 (치료하지는 못해도) 예방하는 데 도움이 될 수 있다.

나이가 들면 여러 가지 유형의 암을 찾아내는 선별검사를 정기적으로 받아야 한다. 이런 검사의 목적은 암을 조기에 발견하여 치료 효과를 높이는 것이다. 물론 조기 단계의 암은 증상이 없으므로, 건강에 이상이 없다고 해서 검사를 받을 필요가 없는 것이 아니다.

자궁 경부암: 여성은 21세부터 적어도 3년에 한 번은 자궁 경부 세포진 검사를 받아야 한다. 30세부터는 인간유두종바이러스(HPV−성행위를 통해 상피에 감염되는 바이러스로 자궁 경부암의 원인이 됨)) 검사와 병행하고 결과가 모두 정상이라면 5년에 한 번 받아도 좋다. 대부분의 여성은 65세부터는 자궁 경부 세포진 검사를 받지 않아도 된다.

유방암: 여성은 40세 또는 50세부터 1년~2년에 한 번 유방 조영술을 받아야 한다.

대장암: 50세가 된 직후부터 대장내시경 검사를 시작하고, 5년마다 한 번씩 받아보아야 한다. 40세부터 대장내시경 검사를 받으라고 권고하기도 한다. 가족 중에 대장암에 걸린 사람이 있다면 좀더 일찍 시작해야 할 수도 있다.

폐암: 55세가 넘었고 (지금은 끊었든 아니든) 담배를 많이 피웠다면 폐암 선별검사를 받을지 의사와 상의해 보아야 한다. 폐암 검사는 비교적 최근에 도입되었으나 점점 보편화되고 있다.

전립선암: 남성은 전립선암 선별검사를 받을지 의사와 상의해야 한다. 전립선암 검사의 이점은 명확히 확인되지 않았지만, 발병 위험 인자가 있다면 검사를 받아보는 것이 좋다.

피부암: 피부색이 연하거나 사마귀가 많다면 30대나 40대부터 전신의 피부를 검사하여 피부암의 일종인 흑색종이 있는지 확인해야 하고, 1년~3년 간격으로 같은 검사를 받아야 한다.

마지막으로, 40세 이상이라면 변호사와 상의하여 사전 의료지시서를 작성할 것을 강력히 권고한다. 사전 의료지시서는 어떤 이유로 본인의 의사를 표현하지 못하게 되었을 때 본인이 받을 의학 치료에 대해 희망하는 바를 밝혀두는 문서다. 심하게 아프거나 다쳐서 의미 있는 회복 가능성이 낮을 경우(병원에서 흔히 발생하는, 까다롭고 복잡한 상황이다), 생명유지 장치를 계속 사용할지 여부에 대해 본인의 견해를 명확히 표현해야 한다. 그리고 '생명 유지' '가능성이 낮음' '의미 있는'이란 표현을 명확히 정의할 필요가 있다. 정답이란 없지만, 본인의 견해를 사랑하는 사람들과 미리 의논하여 나중에 그 사람들에게 충격과 놀라움을 주지 않게 한다. 또한 대리인을 지명하여 지시서에 나와 있지 않은 문제가 생기면 여러분의 입장에서 결정을 내릴 법적 권한을 부여해야 한다. 대리인을 명시하지 않으면 배우자, 성인 자녀, 부모, 형제자매, 여타 다른 친척이 대리인이 된다(대개는 이 순서대로이다).

나이가 65세를 넘었다

전반적으로 건강에 이상이 없다 하더라도 최소한 1년에 한 번은 병원을 찾아 기본적인 점검을 해보아야 한다. 앞에서 언급한 선별검사를 거의 다 계속하는 것은 물론이고, 노년기와 관련된 검사(청력 및 시력 검사, 기억력 검사, 골밀도 검사, 낙상 위험 검사 등)를 몇 개 추가해야 한다. 또한 앞에서 설명한 대로 사전 의료지시서를 만들고 대리인을 지명하는 일도 반드시 해야 한다. 사랑하는 가족이 생명이 위독한 상황에서 더 이상 자신의 의사를 표현하지 못하게 되었을 때 어떤 의료 처치를 원하는지 미리 명확히 해놓지 않아 가족 구성원들끼리 심각한 갈등을 일으키는 경우를 병원에서 너무나 많이 보고 있다.

이 나이가 되면 심각한 건강 문제를 겪을 위험이 더 커지기 때문에 집 근처 어디에 어떤 보건 시설이 있는지도 알아두어야 한다. 좋은 병원에서 좋은 진료를 받아야 할 시간이 왔을 때 주사위를 굴려서 갈 곳을 정할 수는 없지 않은가. 인터넷을 찾아보면 여러 병원의 서비스 품질과 안전성에 대한 정보를 종합적으로 제공하는 사이트가 많다.

더 많은 정보를 원한다면

―――――

우리가 이 책에서 여러분의 간절한 질문에 전부 답하지 못했거나, 여러분이 우리가 다루지 않았던 기이한 증상을 겪고 있다면, 또는 환자인 것은 알겠는데 다른 소견도 들어보고 싶다면, 이제는 어떡해야 할지 궁금할 수도 있을 것이다. 그에 대한 답은 물론… 여러분의 담당의를 만나 진료를 받는 것이다. 당연하지 않은가! 하지만 지금이 새벽 2시이고 답을 알고 싶어서 미칠 지경이라면, 믿을 만하다고 생각하는 온라인 사이트를 몇 군데 소개한다.

질병관리청 국가건강정보포털 health.cdc.go.kr/
국민건강보험 http://www.nhis.or.kr

감사 인사

———

캐시 존스, 리즈 파커, (같이 초밥을 먹다가 "재미있는 책을 써야 해."라고 말해준) 스테이시 레이더, 앤드리어 로젠, 셸비 메이즐릭, 앨런 슈워츠 (의사), 슈니치 호마 (의사), 도널드 랜드리 (의사), 르로리 라바니 (의사), 메흐메트 오즈 (의사), 그렉 스톤 (의사), 스티븐 막스 (의사)를 비롯한 친구와 동료, 멘토들, 그리고 객원편집자들 모두에게 감사를 드린다. 또한 남성 생식기 관련한 장(chapter)들을 검토해 준 데이빗 와이너 (의사)에게도 감사를 표한다.

또한 우리 저자들이 의사로서 경력을 쌓도록 영감을 불어넣어 주고 지원해주고, 우리가 이 책을 쓰고 검토하는 데 많은 시간을 보낼 수 있게 배려해준 가족들에게 감사한다.

부록

편집위원들 소개

앤카 디누 아스카나스 (M.D., 공중위생의M.P.H.) : 뉴욕 장로교 병원/컬럼비아 대학교 메디컬 센터의 류머티스병 전문의이다. 컬럼비아 루푸스 센터의 창설자이자 센터장이며 류머티스학 임상 시험을 담당하고 있다. 뉴욕 대학에서 류머티스 전문의로 수련을 받았으며 15년 이상 교수로 지내면서 임상 시험을 감독하고, 전임의와 레지던트를 수련시키고, 까다로운 자가면역 질환 환자들을 치료했다. 삶의 질을 파괴하는 자가면역 질환으로 고통받는 환자들에게 보다 나은 치료를 제공하기 위해 환자와 의사 양쪽의 관점에서 질환의 결과를 파악하는 일에 연구력을 집중시키고 있다.

에이미 앳커슨 (M.D.) : 뉴욕 장로교 병원/컬럼비아 대학교 메디컬 센터의 심폐 수면 및 호흡 장애 센터에서 임상의학 부교수로 일하고 있다. 생물학 전공으로 예일 칼리지를 졸업했고, 그후 예일에서 석사 학위를 받고 뉴욕 장로교 병원/컬럼비아 대학교 메디컬 센터에서 인턴, 레지던트, 치프 레지던트를 지낸 다음 컬럼비아에 계속 남아 폐, 중환자 관리, 수면 의학 분야의 펠로우십을 거쳤다. 임상에서는 수면 중 호흡 장애를 전문으로 맡고 있으며 신경근육장애가 있는 환자에게 비 침습성 환기법을 적용하는 연구에 집중하고 있다. 아들 네 명의 어머니이자 여행 광으로, 지금까지 아들들을 끌고 6개 대륙 곳곳을 돌아다녔다. 시차 적응이 안 될 때에는 달리고, 드라이브를 하고, 스키를 탄다. (물론 이세 가지를 한꺼번에 하는 것은 아니다.)

린지 보돈 (M.D.) : 뉴욕 장로교 병원/컬럼비아 대학교 메디컬 센터의 피부과 부교수이다. 의공학 전공으로 컬럼비아 공과-응용과학 대학교를 졸업했고 럿

거스 대학교 로버트 우드 존슨 메디컬 스쿨에서 M.D.를 받았다. 컬럼비아 대학교 메디컬 센터의 피부과에서 흑색종 연구 전임의로 있었고 성 누가-루즈벨트 병원에서 2년 동안 내과 레지던트와 3년 동안 피부과 레지던트를 지냈다.

알렌 첸 (M.D., 공중위생의M.P.H.) : 뉴욕 장로교 알렌 병원의 대니얼 앤드 제인 오크 척추 병원에서 재활의학을 담당하고 있으며 컬럼비아 대학교 메디컬 센터의 재활 및 재생 의학 임상 부교수이기도 하다. 물리요법학과 재활 및 통증 의학의 자격면허를 가지고 있다. 하버드를 졸업하고 캘리포니아 대학교 로스앤젤레스에서 공중보건 석사 학위를, 뉴욕 대학에서 M.D.를 받았다. 〈뉴 잉글랜드 저널 오브 메디슨〉을 비롯한 각종 동료 심사 학술지에 연구 결과를 발표했고, 〈뉴욕 타임스〉, 〈보스턴 글로브〉, 〈허핑턴 포스트〉 등 여러 미디어에 연구 관련 기사가 실렸다. 로스앤젤레스와 뉴욕 시 마라톤을 완주했고, 아타카마, 고비, 타클라마칸, 나미비아 사막에서 열리는 숱한 마라톤 및 울트라마라톤 대회에 의료혜택을 제공했다. 서핑, 등산, 스노보드도 즐기기에, 알렌이 맨해튼에 없다는 것은 전 세계의 바다와 산 어딘가에 있다는 의미이다.

벤자민 레브월 (M.D.) : 뉴욕 장로교 병원/컬럼비아 대학교 메디컬 센터의 위장병 학과의 의학 및 역학 부교수이다. 하버드 칼리지를 졸업하고 2003년 컬럼비아 대학교 의과대학에서 M.D.를 받았으며, 컬럼비아에서 인턴, 레지던트, 치프 레지던트, 펠로우십을 거쳤다. 컬럼비아 대학교 공중보건대학원에서 생물통계학으로 석사 학위를 받았다. 컬럼비아 대학교 셀리악병 센터에서 미국과 해외 각지의 기관과 협업하여 셀리악병의 역학, 치료, 자연사를 연구하고 있다. 미국위장병협회 연구원상을 단골로 받았고(2014-2017), 스웨덴 스톡홀름의 카롤린스카 대학에서 모집단 기반 셀리악병 연구를 수행하고 있다. 대장내시경을 들여다보지 않을 때에는 뉴욕 마마로넥의 성 토머스 오케스트라에서 첼로를 연주한다.

제이슨 A. 모츠 (M.D., 외과대학 연구원F.A.C.S.) : 머리 및 목 수술뿐 아니라 안면 성형 및 재건 수술의 자격면허를 보유하고 있다. 워싱턴 대학에서 응급 기도 절차를 위한 수술 시뮬레이션 플랫폼을 공동 개발했고 동 대학을 우등으로 졸업했다. 마운트 싸이나이 의과 대학을 우등으로 졸업하며 M.D.를 받았고, 메릴랜드 대학 쇼크 외상 센터에서 머리 및 목 수술 분야에서 인턴과 레지던트를 지냈다. 그후에는 성 누가-루즈벨트 병원 센터에서 두 개 안면 성형 및 재건 수술 펠로우십을 마쳤다. 전국 규모의 수많은 컨퍼런스에 참석했고, 수많은 기고문과 논문을 발표했으며, 교과서 집필에도 참여했다. 안면 성형 및 재건술, 내시경 부비동 및 두개저수술, 전반적인 귀, 코, 목구멍 상태의 모든 측면에서 전문성을 보유하고 있다.

니콜라스 모리세이 (M.D., F.A.C.S.) : 컬럼비아 대학교 메디컬 센터에서 수술/혈관외과 부교수로 일하고 있다. 말초동맥질환의 모든 측면을 관리하는 방법에 집중하면서 임상 활동을 하는 한편, 임상 연구와 의대생과 레지던트들을 가르치는 일에도 힘을 쏟고 있다. 컬럼비아 외과의 수석 준법감시인으로서 다른 의사들에게 환자 중심의 커뮤니케이션을 가르치고 있기도 하다. 달리기 찬양자로서 뉴욕 시 마라톤을 세 번 완주했다. 미 육군 예비군 의무대에서 복무했고 중령으로 제대했다. ESPN 라디오, ABC, NBC, CBS, 〈뉴욕 타임스〉를 비롯한 각종 미디어에 이름을 올리기도 했다.

티모시 린츠 (M.D., 미국 산부인과 연구원F.A.C.O.G) : 컬럼비아 대학교 메디컬 센터의 산과 및 부인과 부교수이자, 산부인과 전문 외과 내에서 월경장애 프로그램을 이끌고 있다. 복강경 및 로봇 수술의 권위자이며 외래 수술의 경계를 꾸준히 넓혀가고 있다. 소외집단에 관심이 많아 가족계획과 트랜스젠더 의학에 많은 시간을 할애하고, 뉴욕 시 플랜드 페런트후드(Planned Parenthood)에서 봉사하고 있다. 여가 시간이 나면 격렬한 운동을 하고 한가롭게 거리를 걸으면서 브로드웨이를 빛내는 무대배우들을 보는 것을 좋아한다.

브라이언 J. 윈 (M.D.) : 컬럼비아 대학교 메디컬 센터의 안과 부교수이자 눈 성형 및 안와 수술 서비스를 담당하고 있다. 애머스트 칼리지를 화학 전공으로 최 우등 졸업하고 컬럼비아 대학교 의과대학을 졸업했다. 보스턴의 브리검 앤 드 위민스 병원에서 인턴을, 캘리포니아 대학교 샌프란시스코에서 레지던트를, 시애틀에서 (눈 성형술) 펠로우십을 지냈다. 레지던트 프로그램 디렉터, 의대생 교육 디렉터, 안과학을 위한 의료의 질과 환자 안전 담당관을 역임했다. 눈꺼 풀, 눈물샘, 안와 장애뿐 아니라 얼굴의 미적 재건 관리가 전문이다. 장내 미생 물총과 안와 염증의 연관성을 밝히는 데 연구를 집중하고 있다.

나 죽을 병에 걸린 건가?!

Am I dying?!

초판1쇄 인쇄 | 2020년 12월 5일
초판1쇄 발행 | 2020년 12월 10일

펴낸곳 | 에포케

펴낸이 | 정영국

지은이 | 크리스토퍼 켈리 · 마크 아이젠버그(공저)

옮긴이 | 최세민

편집 디자인 | 오즈 커뮤니케이션

제작·마케팅 | 박용일

원색분해·출력 | 거호 프로세스

인쇄 | OK P&C

주소 | 서울시 구로구 디지털로 288, 대륭포스트타워1차

전화 | 02)-2106-3800 ~ 1

팩스 | 02)-584-9306

등록번호 | 제25100-2015-000022호

ISBN | 978-89-19-20592-1

www.hakwonsa.com

학원문화사 건강 베스트도서

막힌 몸 확 뚫리는
최신판 쉬운 경락 맛사지

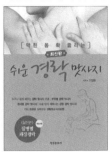

경락 맛사지는 동양 전통 치료의 핵심인 경락을 맛사지에 적용한 신 개념의 맛사지이다.
* 쉽게 배우는 경락맛사지 기초
* 수술없이 예뻐지는 성형 경락 맛사지
* 기의 흐름을 살려주는 생활법&식이요법

288쪽 / 값 15,000원

뇌와 장을 살리는
힐링마사지

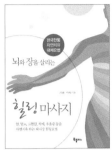

오장육부 살리는 약손약발식 대체의학 혁명!
* 뇌와 장을 살리는 한국전통 자연치유 대체요법
* 암, 당뇨, 고혈압, 치매, 우울증 등을 자연치유 하는 쾌뇌장 힐링요법
* 세계가 주목하는 한국식 맨손 대체의학

284쪽 / 값 15,000원

김수자의
증세별 3분 발마사지

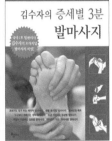

국내1호 발관리사 김수자의 오리지널 발마사지 비법!
* 초보자를 위한 기본 발마사지
* 생활 속 건강 발마사지
* 예뻐지는 뷰티 발마사지
* 증상별, 질병별 발마사지
* 아이사랑 발마사지

266쪽 / 값 15,800원

약이 되고 궁합 맞는
최신판 음식동의보감

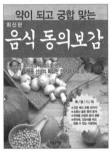

동의보감 처방에 따라 약효를 최대로 살려 만든 신재용 한의사의 최신판 음식 동의보감!!
손수 가루 내고, 달이고, 즙을 내어 병을 다스린다
* 병을 다스리는 동의보감 음식
* 여성에게, 아이들 몸에 좋은 동의보감 음식
* 예방에 도움이 되는 야채
* 약이 되는 산야초
* 생선에만 들어 있는 특수 성분

416쪽 / 값 18,500원

신재용의
新동의보감

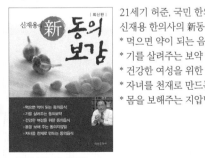

21세기 허준, 국민 한의사 신재용 한의사의 新동의보감!!
* 먹으면 약이 되는 음식
* 기를 살려주는 보약
* 건강한 여성을 위한 음식
* 자녀를 천재로 만드는 음식
* 몸을 보해주는 지압법

520쪽 / 값 15,000원

신재용의
TV동의보감

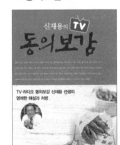

TV.라디오 동의보감 신재용 한의사의 명쾌한 해설과 처방!!
* 증세로 다스리는 동의음식
* 동의보감에 자주 쓰이는 약재 42가지
* 동의보감식 건강체크와 운동요법
* 한약재로 쓰는 산야초 32가지
* 마음부터 다스리는 건강 에세이

532쪽 / 값 12,000원